陈国权 编著

陈国权经方临证要旨

妇科 五官科 男科 辨治经验

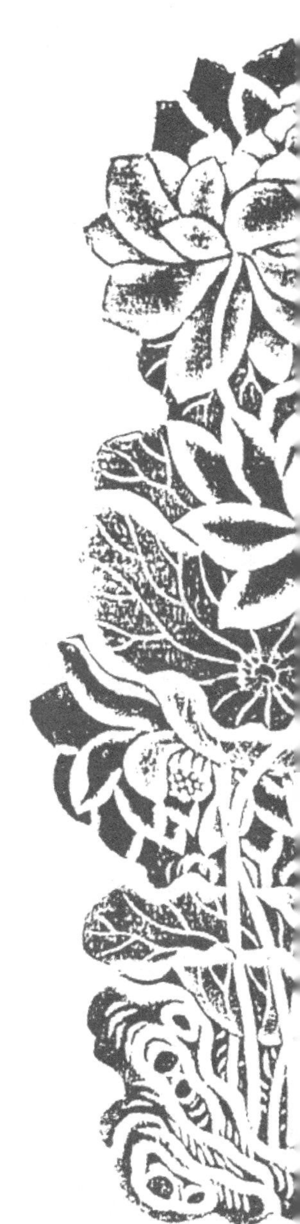

中国科学技术出版社

·北 京·

图书在版编目（CIP）数据

陈国权经方临证要旨：妇科五官科男科辨治经验 / 陈国权编著 . — 北京：中国科学技术出版社，2019.8（2024.6 重印）

ISBN 978-7-5046-8303-8

Ⅰ . ①陈… Ⅱ . ①陈… Ⅲ . ①中医妇科学—中医临床—经验—中国—现代 ②中医五官科学—中医临床—经验—中国—现代 ③中医男科学—中医临床—经验—中国—现代 Ⅳ . ① R249.7

中国版本图书馆 CIP 数据核字 (2019) 第 113480 号

策划编辑 王久红 焦健姿
责任编辑 王久红
装帧设计 长天印艺
责任校对 龚利霞
责任印制 徐 飞

出 版 中国科学技术出版社
发 行 中国科学技术出版社有限公司
地 址 北京市海淀区中关村南大街 16 号
邮 编 100081
发行电话 010-62173865
传 真 010-62179148
网 址 http://www.cspbooks.com.cn

开 本 710mm×1000mm 1/16
字 数 261 千字
印 张 16.5
版 次 2019 年 8 月第 1 版
版 次 2024 年 6 月第 2 次印刷
印 刷 河北环京美印刷有限公司
书 号 ISBN 978-7-5046-8303-8 / R · 2417
定 价 58.00 元

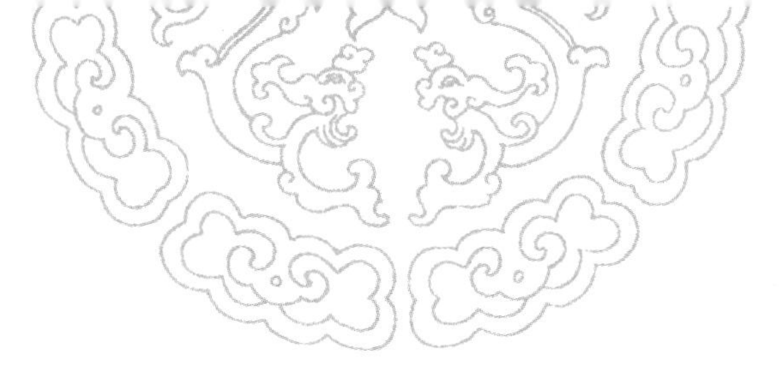

编著者名单

编　　著　陈国权（湖北中医药大学）

协　　编　李云海

编　　者（以姓氏笔画为序）

王思琪　李云海　余　潇　汪　帅

陈国权　陈炜炜　曾　兰　曾　晨

戴征浩

学术秘书　张　勇　陈丽霄

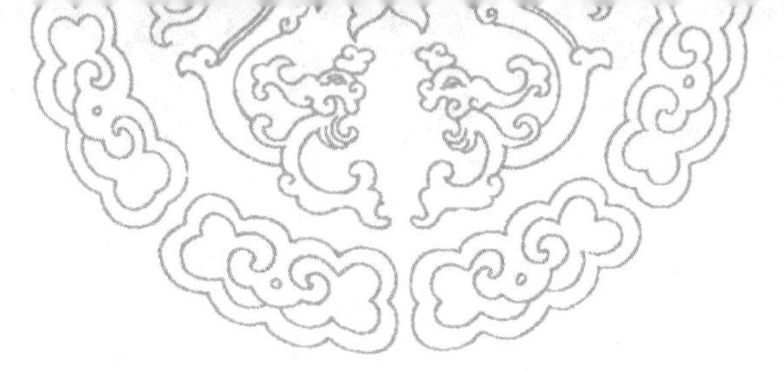

内容提要

本书选载妇科、五官科及男科病证的辨证论治，就其中某些病证的病因、病机与治疗方面为广大中医临床工作者提供了新思路，如经行先期、月经量少、漏证、阴痒、经行后期、带下病、耳病等。著者在各种疾病的脏腑辨证方面思维独到，收效每佳，如经闭、不孕、乳房病、口腔病、耳病、鼻病、咽喉病、男科病等。本书既利杏林学子、中青年中医师学业精进，亦可予长期从事临床工作的中医专家以启发、借鉴和裨益，适合中医院校的各级各专业各层次的学子、中医医院的中青年中医师、中医药科研院所从事中医药研究者参考阅读。

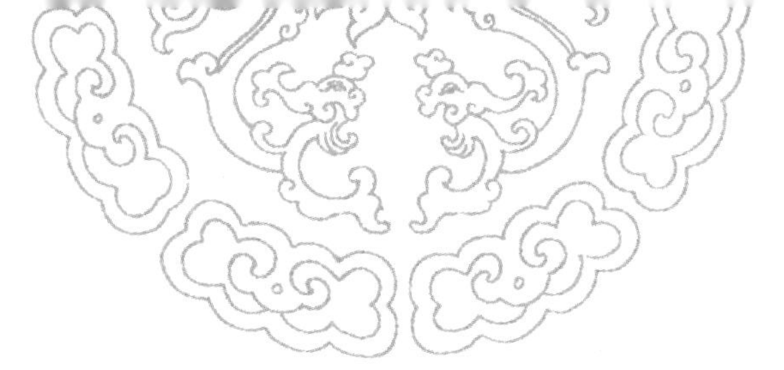

自　序

本书是继《经方临证要旨：内科病证验案析》（人民军医出版社，2016 年 1 月）与《陈国权八法验案：经方临证要旨》（中国科学技术出版社，2018 年 5 月）之后，笔者的又一部医案专著。

本书定稿之时正逢首个“中国医师节”（2018 年 8 月 19 日），这是继我国教师节（1985 年 9 月 10 日）、记者节（2000 年 11 月 8 日）及国际护士节（1912 年 5 月 12 日）之后，又一个行业性专属节日。这是党和政府对广大中医医师、西医医师乃至所有医药工作者成年累月甚或呕心沥血地辛勤工作、救死扶伤的肯定、激励、支持和褒奖。在当今社会氛围下，要想成为一名合格的中医师，必须具备过硬的业务素质，即在中医学理论的指导下，通过认真、全面地（而不是重此轻彼）望（“望而知之者谓之神”）、闻（“闻而知之者谓之圣”）、问（“问而知之者谓之工”）、切（“切而知之者谓之巧”），按照中医的思维模式和方法（同时尽可能了解患者已有的相关检验结果），予以准确地辨证论治。同时更要注意参考检验结果而非盲目依靠检验结果，如西医学常见的感染性炎症，从中医的角度审视，或有寒、有热、因虚、因实，故中医辨治此类炎症，或用温、用清、补虚、泻实，并非一见炎症就不分青红皂白地清热解毒、活血化瘀，若长此以往，中医辨证论治的灵魂将荡然无存。只有拥有了过硬的中医本领，才能获得强大的诊治疾病的能力，否则，皮之不存，毛将附焉？！

事实证明，要想成为一名合格的中医师乃至名医、名师、大师，除了“读经典、做临床、跟名师”以外，还必须“勤写作”，此四者正如望、闻、问、切一样，缺一不可。本书虽涵盖妇科、五官科及男科疾病，但重点是妇科。希望本书能对中医同仁特别是对刚从中医院校走进医院的青年中医工作者的临床有所裨益。

陈国权

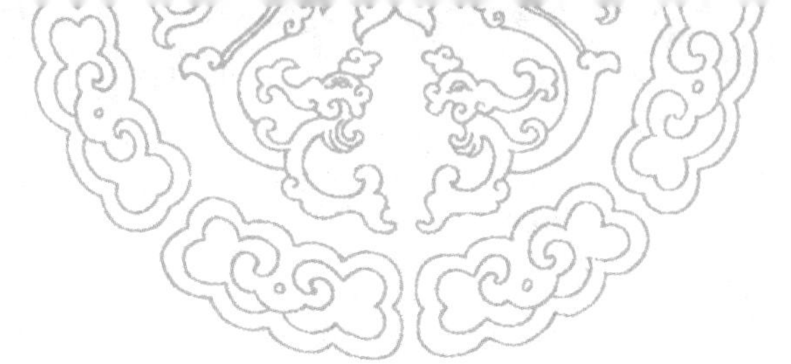

编著说明

1. 本书所载近250个医案主要是从2010年10月至2015年10月保存比较完整的约4000个医案中挑选出来的，包括妇科、五官科、口腔科及男科四类病证。已公开发表的少数医案，在纳入本书时为了保持体例一致，故在格式和具体内容上都做了必要的修润。

2. 本书的病证名绝大多数出自中医学，其间只有少数是西医学病名，如属口疮范畴的口腔溃疡、属眩晕范畴的梅尼埃病等。每个病证均按“从肝（胆）论治”“从心论治”“从脾论治”“从肺论治”“从肾论治”及“从多脏腑论治”之序排列。

3. 每个医案之首均用一句话，即7个字来概括该医案主证的治法特点（其中有部分兼顾了次证的治法），如“和解养阴兼祛邪”“疏肝养阴兼止血”“养心泻脾理气血”等，虽不尽严谨，但在一定程度上能达到提纲挈领的目的。

4. 使用协定处方（简称“协”）是中医界的传统做法，本书所载的77个是编著者所常用的，非经方即时方，除极少数药味的用量维持了原比例（如桂枝茯苓丸、当归贝母苦参丸及四物汤均等量，肾气丸的8味药维系8∶4∶4∶3∶3∶3∶1∶1）外，其余“协”的药物用量全系本人逐渐摸索出来的，但仅在武汉乃至湖北地区适用，其他地域同道请勿照搬，还是因地、因人、因时制宜为好。

5. 凡所用主方（多指医案中两方或两方以上合用的首方）相同而次方及加味药不同者，均被选择性地纳入，并依次集中排列，以方便杏林学子及中青年医师等同中见异（即同方治异病，主治方同而所加之方、之药有异）。

6. 依然沿袭前作的惯例，将医案之末传统的“按语”改为“赏析”（弟子所书）与“解析”（本人所写）。极少数“赏析”中所穿插的“解析”则均系我所写。凡两案或两案以上需要作比较者则在医案之末设“又”之栏目，以便读者同中知异。

7.《黄帝内经》中的“藏府”、《金匮要略》中的“臟腑”等一律保持原貌，而不作“脏腑”。《金匮要略》中的“栝蒌”在处方中一律作“瓜蒌”，但在引用其原文时则维护原貌。所引《黄帝内经》原文以人民卫生出版社 1963 年出版的《黄帝内经素问》《灵枢经》为依据。少数文字及标点疑惑者则参阅人民卫生出版社 1982 年出版的《黄帝内经校释》及人民卫生出版社 2016 年出版的《灵枢经校释》修改。鉴于《金匮要略》对前阴下血的表述分别为经行"漏下""经水断绝""漏下黑不解"，半产"因续下血都不绝"，妊娠"下血"，癥病"血不止"，特别是大产后有"恶露不尽"之表述，不言及洁净污秽，只谈有无，故用"尽"表述月经，而不用"净"。

8. 为了节约版面，每个医案中药物的煎服法一律省略（极个别者例外）。凡外感病，药物加冷水浸泡 30 分钟，用武火煮沸后改用文火煮 15 ～ 20 分钟；凡内伤病，药物加水后同样浸泡 30 分钟，用武火煮沸后改用文火煮 30 ～ 40 分钟，将药汁滤出后再加冷水，武火煮沸后改用文火煮 20 ～ 30 分钟。然后将 2 次所得药液混合，再煮至 500ml，成人每日分 3 次、儿童 1 ～ 5 天内分 3 ～ 15 次，于饭前 1 小时（内伤、在下病证）或饭后 1 小时（外感、在上病证）温服。制附片、制川乌、制草乌等有毒药一般都无须先煎（个别体质特虚者例外）。服法：蜜丸或水泛丸每次 10 ～ 12g，每日 3 次。膏剂每次 15 ～ 20ml，每日 3 次。均用温开水吞服或冲服。凡处方中有制乳香、制没药者，每次必须兑入红糖约 10g 于汤药中合服。

9. 本书各章节编纂者包括：第 1 章第一至第四节陈国权、张勇、陈丽霄、张瑞新，第五节曾晨、陈国权，第六节陈炜炜、陈国权，第七节汪帅、陈国权，第八至第十节戴征浩、陈国权，第十一至第十四节王思琪、陈国权；第 2 章第一节余潇、陈国权；第二至第四节李云海、张雪荣；第 3 章第一至第四节曾兰、陈国权；第 4 章第一至第六节陈国权、张勇、温志歌、黄晓宇、陈旭。署名在一节或数节之末，或在章末，有极个别在某案之末插入的署名，只代表所署名的案例。

10. 湖北中医药大学的马博平、王博康、闵辉、张瑞新、温志歌、黄晓宇、陈旭等协助本书做了大量工作，特一并致谢。

书中如有疏漏，敬请中医同道、杏林学子等不吝教正，以便再版时酌情纳入，以光篇幅。

编著者

己亥年仲春

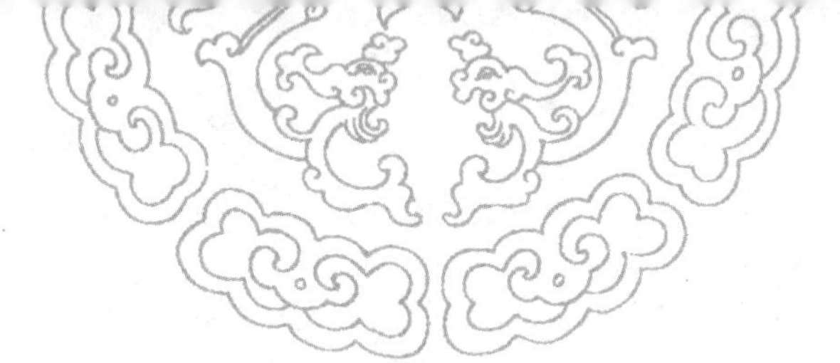

目　录

第1章　妇科病

第2章　眼科病与耳鼻咽喉病

第3章　口腔病

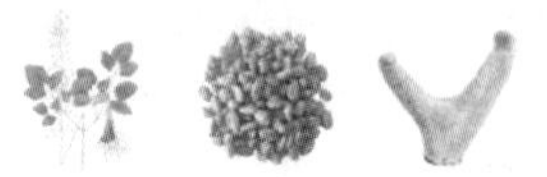

第4章 男性病

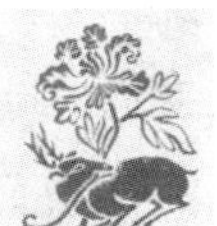

第1章 妇科病

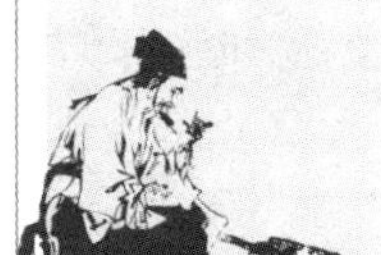

本章妇科病验案涉及经前病、经行先期、月经量少、漏证、痛经、经行后期、经闭（闭经）、带下、前阴病、不孕病、产后病、乳房病、癥瘕及妇人杂症。

月经及胎孕，大而言之关乎带脉（属督脉）、五脏及胃，小而言之尚关乎冲脉、任脉、督脉、胞宫及龈交穴。《素问·奇病论》云："胞脉者系于肾。"心主血、肾藏精，若心血、肾精充足，能源源不断地通汇于胞宫，则月经、胎孕正常。任脉，主一身之阴，连属于胞宫。冲脉，起于胞中，被《灵枢·海论》称为"十二经之海""血海"，与任脉交汇于咽喉，下行为月经。督脉，主一身之阳，与任脉至唇口而会于龈交穴。督、任二脉循环往复，平衡阴阳，维护正常的月经周期及其血量，促使孕育。带脉约束冲、任、督三脉。肝所藏之阴血除营养周身外，皆藏蓄于肝，其有余部分下注血海——冲脉而为月经。脾所生、所统之血，肾所生之精为月经之本。胃

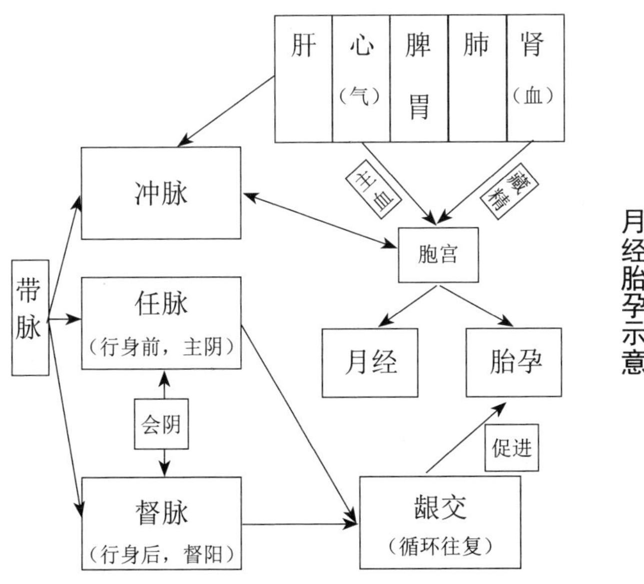

月经胎孕示意

主受纳腐熟，有“水谷之海”的美誉，与脾相表里，多气多血。胃足阳明之脉下行，与冲脉汇于气街，“冲脉隶属于阳明”便由此而生。胃中水谷之气盛，则冲脉也盛，血海满盈而月经按时来潮。肝肾、脾胃交互滋生，则精充血足，汇于冲、任二脉，下达胞宫，满而后溢，经以时下。

第一节　经前病

女人的一生约有 40 年与月经相伴，有关资料表明，有 20% 的女性 58 岁乃至 60 岁，即“八七”至“九七”间“天癸”方竭。经前病证屡屡发生，而历来的《中医妇科学》教材均未将经前病证独立成章，实践证明，若注重经前诸证（感冒、头痛、发热、颈痛、红疹、风疹块、带状疱疹、吐血、衄血、口糜、牙痛、恶心、浮肿、鼻塞、泄泻、情志异常、乳胀、乳痒、乳痛、腰酸、腰胀、腰痛、脚痛、大便频、小便不利等）的调治，对于保证月经的准点、通畅乃至维护正常的家庭生活与本职工作至关重要。但患者就诊时多数均非以经前症状为主诉，故本节主要涉及经前水肿及盗汗的辨治。在本章“第十二节　乳房病”中有的即发生于经前，可合参。本节共 3 案，初诊用方计 7 首，按使用频率多少依次为：协 20（本书协定处方见书末，共 77 则）（2 次），协 2、协 4、协 15、协 19、协 37 及协 47（各 1 次）。主要立足于胆、肝，其次是脾、心、肺。

一、从胆论治

和解养阴兼祛邪

【病案】古某，女，27 岁。2012-04-14 初诊。

经前 1 周盗汗近 2 年。

患者近 2 年来每经前 1 周即盗汗，易发怒。月经量少，2～3 天即尽，首日伴胸、腹、腰俱痛，经色黯，呈块状。或两目干涩。2009 年曾饭后胃胀，平卧则剧，食冷饮后反而略减轻，后有所减缓，至今依然。大便 2～3 日 1 行，尿微黄。脉微弦，舌红，尖偏甚，苔白略厚。证属疏泄不利，血虚有热。治宜和利枢机，养阴除湿。方投协 20+ 协 15+ 协 19+ 杏仁 10g，白蔻仁 8g，薏苡仁 20g，川厚朴 10g，佩兰 10g，制何首乌 15g。7 剂。

2012-04-22 二诊。发怒减少，5 天前又复盗汗，但程度较前有所减轻。脉微弦，舌红，苔少而白。守上方，加百合 10g。7 剂。

2012-04-28 三诊。月经如期而至，持续 5 天，腰痛不显，块状亦减。经前汗减。口干，但饮水少。脉弦，舌红，苔薄黄。改投协 4+ 协 20+ 协 56+ 延胡索 10g，制香附 10g，郁金 10g，炒莱菔子 10g，益母草 10g。7 剂。

2012-05-09 四诊。曾呕吐清水 1 次，口稍干。大便时稀，或尿黄。脉弦，舌红，苔白。守上方，加白术 10g，茯苓 15g。7 剂。

2012-05-18 五诊。月经将于 3 日后来潮，现无明显盗汗迹象，偶觉躁热，但并未出汗。近几天刷牙时牙龈出血。脉微弦，舌红，苔白。守上方，加白茅根 20g。7 剂。

解析： 每经前 1 周即盗汗且易发怒，属于"发作有时"之辈，故首选协 20（小柴胡汤）和解少阳，以有利于肝的正常疏泄，使其怒自消。月经量少且 2～3 天即尽，首日伴胸、腹、腰俱痛，经色黯且呈块状，或两目干涩，为肝血亏虚，气机阻滞之象，故次选协 15（四物汤）加制何首乌养肝血以畅肝气，使其能与胆相表里。尿微黄、舌红尖偏甚、苔白略厚，乃心阴虚有热兼脾湿之征，故后选协 19（导赤散）养心清热，不致使胆病及子（心）。3 方合化，以治本为主，加杏仁、白蔻仁、薏苡仁即浓缩之三仁汤合川厚朴、佩兰以化湿理气治其标。故初诊即效，直至五诊盗汗仍未复发。

利胆滋阴养心肺

【病案】 钟某，女，39 岁。2016-03-21 初诊。

经前 10～15 天盗汗 2 年。

患者 2 年前每月经前 10～15 天即盗汗，上月复发。尾椎部自汗 10 年。肛周及外阴或痒、潮。口干思水，咽干、唇干。或便秘，近尚可。脉沉，舌红，苔白。证属胆经不利，阴虚有热。治宜疏利胆经，养阴祛邪。方投协 20+ 协 4+ 协 37+ 苦参 10g，薏苡仁 20g，蛇床子 10g，天花粉 20g，桃仁 10g。10 剂。

2016-04-02 二诊。本次月经前盗汗仅持续 2 天，月经提前 5 天，无血块。尾椎部自汗好转，口、咽、唇干俱减。但肛周及外阴瘙痒，潮湿依然。既往过敏性鼻炎

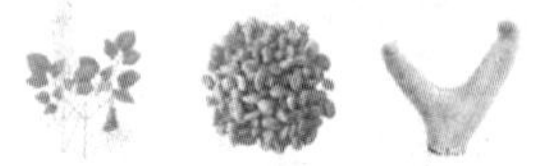

20～30年，每至春季必发，喷嚏、流涕、流泪。脉弦，舌红，苔白。守上方，加协59+黄芪20g，防风10g，蝉蜕6g。7剂。

2016-04-07三诊。上症俱减。或便稀，或尿黄，夜尿1～2次。脉细，舌红，苔白。守上方。10剂。

解析：本案同属“发作有时”之辈，且盗汗时间更长，其基本病机同属少阳胆经疏泄不利，所不同者，除肝肾阴虚以外，本案尚兼心肺阴虚内热，多系木病侮肺、及心所致。木病累母则肛周及外阴瘙痒、潮湿，传脾致输运不及则便秘，不输津于上则咽干、唇干、口干思水。故在用协20（小柴胡汤）和解少阳胆经的同时，加协4（一贯煎）合协19（导赤散）养阴清热治其心肺，加苦参、薏苡仁、蛇床子、天花粉、桃仁等以化湿、解毒、养阴、活血。

二、从脾论治

健脾疏肝祛水湿

【病案】胡某，女，30岁。1993-06-02初诊。

月经来潮之前眼面及四肢浮肿1年。

患者每次月经来潮之前眼、面及四肢即浮肿，经后自行消退，已1年有余。现经期将至，特来求治。每次行经7天左右，经色淡且量多，伴两胁微胀、肢软、梦多。食欲可，二便调。脉弦缓，舌淡红，苔薄白而腻，边有齿痕。证属脾虚湿困，反侮于肝。治宜健脾祛湿，疏肝行气。方投协2+协47+陈皮10g，川芎10g，制香附10g，益母草12g，炒酸枣仁12g，丹参20g，薏苡仁20g，桂枝3g。5剂。

1993-06-28二诊。月经已潮3天。上药尽剂，自觉眼面及四肢浮肿较前明显减轻，余无异常。守上方。5剂。嘱尽剂及月经干尽后再自服健脾精。

1993-07-25三诊。月经来潮，未见浮肿。嘱继服健脾精月余。随访1年，未再复发。

赏析：经前诸症虽与肝最为密切，但亦不能忽视脾、肾。本病乃脾虚湿困，运化失常，水湿泛溢，导致肝失疏泄所致。因眼胞属脾、目下为胃脉所过，土壅则木郁。脉弦缓、舌淡红、苔薄白而腻、边有齿印系肝郁气滞、脾虚湿盛之象。故以协 2（五苓散）健脾祛湿，以防继续侮肝，佐协 47（四逆散）疏理肝气，使脾健湿去、肝舒气顺、津液输化正常则浮肿自除。

第二节　经行先期

月经周期提前 7 ～ 10 天甚或“一月再见”者称为经行先期，又称“月经先期”“经期超前”或简称“经早”。一般认为气虚或血热是本病的常见病因，从现今临床看尚有阴虚、阳虚、气滞、血瘀及湿热、寒湿等。本节经行先期计 11 案，初诊用方 13 首，按使用频率多少依次为：协 4（7 次），协 33（4 次），协 2、协 7、协 15、协 19 及协 25（各 2 次），协 1、协 11、协 13、协 21、协 39 及协 49（各 1 次）。可见肝肾阴虚及血络瘀阻者为最多。

一、从肝论治

养血活络扶阳气

【病案】赵某，女，43 岁。2016-03-23 初诊。

月经先期 2 年余。

患者 2014 年卵巢囊肿再次手术（2013 年右卵巢摘除）后即月经每先期 1 周，7 天方尽，经前 7 天胸胀，经至则失。患抑郁症 20 余年，每发作则胸闷、心慌、上肢冷麻、头重。晨起口苦，视力下降，两目发酸，久坐则臀部不适。饮食及二便均可。脉细，舌淡红，苔白。证属血虚而郁，阳虚湿阻。治宜养血活络，温阳除湿。方投协 15+ 协 33+ 协 39+ 吴茱萸 6g，牡蛎 30g，苦参 10g，杜仲 15g，川续断 15g，红参 6g，小茴香 6g，黄芪 20g，玄参 10g。20 剂。

2016-05-04 二诊。昨微信示：月经准时来潮，经前胀痛大减。药毕 1 周精神略差，睡眠欠安，情绪低落，易疲劳，或躁热。食毕腹泻则舒，口流涎。脉未见，舌红，苔白。守上方，加协 37+ 黄精 10g，炒莱菔子 10g，白茅根 15g，制香附 10g，神曲 15g，阿胶（另烊）15g，红参加至 10g。20 剂。蜜丸。

解析：经前胸胀是本案辨证的关键所在。一般而论，经前的胸、腹、腰等部位的胀或痛多半属实，而本条属例外，即属虚，至少是以虚为主，故脉细、舌淡红，肝血亏虚之征也，况肝经循经胸中。正因如此，故上肢冷麻、头重、视力下降、两目发酸。肝病出胆则晨起口苦。肝胆俱病，藏血、调控血量及疏泄功能紊乱，故月经先期。肝病及心、侮肺则胸闷、心慌乃至于抑郁。肝病传脾，湿邪内生则苔白。肝病累母则久坐而臀部不适。故首选协 15（四物汤）合协 33（桂枝茯苓丸）滋养肝血，活血通络。次选协 39（瓜蒌薤白半夏汤）振奋胸阳，既能除胸闷、心慌，又可防止肺病传肝、心病累肝。所加之味，以益气养阴、暖肝补肾兼以除湿，故二诊时即述月经准时来潮。所述食毕腹泻则舒、口流涎，皆湿邪下泄、上出之征，不必疑惧，故守方稍作加味，蜜丸缓图。

疏肝养阴兼止血

【病案】叶某，女，46 岁。2012–11–20 初诊。

月经“一月再见”。

患者上次月经淋漓不尽达 1 个月之久，经色黯，11–05 方尽。11–18 又潮。手足心热，或睡眠不安。脉弦略濡，舌红，苔白。证属肝郁气滞，阴虚兼湿。治宜疏肝理气，养阴除湿。方投协 1+ 协 19+ 墨旱莲 30g，川续断 15g，制何首乌 15g，制香附 10g，郁金 10g，地骨皮 15g，胡黄连 10g，炒谷芽、炒麦芽各 15g，炒莱菔子 10g。7 剂。

2012–11–29 二诊。月经于 11–24 干尽。脉弦滑，舌红，苔白。守上方，去协 19、墨旱莲、川续断，加协 4+ 黄芪 20g。7 剂。

2012–12–06 三诊。药后大便 2 日 1 行，余可。脉舌同上。守上方。7 剂。

2012–12–18 四诊。月经于 2012–12–13 来潮，5 天干尽。脉弦，舌红，苔白。守上方，加黄精 10g。7 剂。

2012–12–26 五诊。上证俱失。本次月经干净利落，口中异味及自觉“上火感”亦消失（每年秋冬均然）。口干，咽痛，欲咳。睡眠可。脉舌同上。守上方。7 剂。

解析：“带下经水不利，少腹满痛，经一月再见者”（《金匮要略·妇人杂病》），用土瓜根散活血化瘀、调和营卫。很显然其月经一月两潮乃瘀血停留少腹，肝经不利且营卫不和所致。本案从脉弦看，尽管不具备少腹满痛之症，但同样责之于肝，即肝郁气滞、传脾生湿，以致肝疏太过而先期。脾湿化热加之心阴虚内热故手足心热、睡眠不安。脉濡乃脾湿之征。故投协 1（逍遥散加赤芍）加制香附、郁金、炒莱菔子疏肝理气，健脾除湿。辅以协 19（导赤散）加地骨皮、胡黄连清热养心，使子（心）能令母实，且能促使睡眠安稳。制何首乌、墨旱莲、川续断养血止血，标本兼顾。故二诊时述上次月经 7 天即尽。又经过 4 次调治，逍遥散加赤芍一以贯之，月经周期不日恢复正常。

理木健脾兼祛风

【病案】何某，女，34 岁。2016-01-28 初诊。

月经 2 个月 3 潮已 2 个周期。

患者近 9 个月来每 2 个月即月经 3 潮，有血块，伴两太阳穴附近疼痛、腰酸，7 ～ 10 天方尽。白带偏多。面斑多年，小腹或隐痛，大便 3 日 1 行。脉细，舌红，苔少而黄。证属阴虚气滞，脾虚兼风。治宜养疏肝胆，健脾祛风。方投协 4+ 协 2+ 川芎 10g，黄芩 10g，制何首乌 15g，川续断 15g，小茴香 6g，防风 10g，桑叶 10g，紫苏叶 6g。10 剂。

2016-02-26 二诊。本次月经已 4 天，仍有血块，伴腹痛、头痛。大关节处皮肤瘙痒。近轻微咳嗽，流黄涕，时轻度鼻塞。口干，近几日口腔溃疡。大便日 1 行，质稀。脉细，微数，舌红，苔白。咽略红。守上方，去防风、紫苏叶，加浙贝母 10g，桔梗 10g，车前子（布包）10g，桑白皮 20g。7 剂。

2016-03-24 三诊。经行第 3 天，基本对月，量稍少，块状小而少。腰酸，四肢、腘窝处痒，眼胞亦痒。脉细，舌红，苔微黄。咽红。改投协 2+ 协 4+ 玄参 10g，防风 10g，菊花 10g，茵陈蒿 20g，苦参 10g，桑叶 10g，赤芍 10g，桑椹 20g。7 剂。

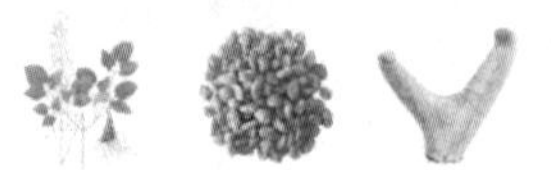

解析：从经行伴两太阳穴附近疼痛及脉细、舌红、苔少而黄看，本案月经先期不仅责之肝肾阴虚，尚责胆经不利。肝胆俱病，疏泄太过，而致月经先期。小腹隐痛，责之于肝经不利。肝胆病累母则腰酸、白带偏多。肝胆病传脾，脾运不及则便秘。首选协 4（一贯煎）加制何首乌、黄芩、川芎养肝肾之阴，清畅胆经，以治其根本。次选协 2（五苓散）加防风、桑叶、紫苏叶以体现肝胆病实脾，且可治其多年的面斑。川续断、小茴香以壮腰暖肝。断续服药 17 剂，时间跨度达两月余，月经周期基本正常。

养阴理气兼通络

【病案】唐某，女，23 岁。2013-07-12 初诊。

月经先期约 5 年。

患者大约从 18 岁开始即月经先期，今年以来或 1 个月 2 潮，首日伴腰痛，呈块状，经色偏黯淡，或头昏，或耳鸣。偶胸闷、心慌。经检查确诊为子宫内膜异位症、巧克力囊肿。有沙眼、散光，畏强光。有慢性胃炎，偶饭后胃痛，波及胃俞穴附近不适。大便 1 ～ 2 日 1 行，尿微黄。脉细，舌红，苔薄白。证属阴虚气滞，血络瘀阻。治宜养阴理气，活血通络。方投协 4+ 协 33+ 协 49+ 丹参 15g，夏枯草 15g，牡蛎 30g，黄芪 20g，川续断 15g，砂仁 8g。7 剂。

2013-08-21 二诊。此次月经后期 5 天，腹痛减，未曾胃痛。但近 1 周身热、指麻，口干思水。梦多，睡眠欠深。纳可。二便尚调。脉细，舌红，苔中微黄。守上方，去砂仁，加干姜 6g，川黄连 6g，地骨皮 15g。7 剂。

2013-09-06 三诊。药后无特殊不适。自诉胃脘有胀感，矢气较多，饮食虽较前改善，但总体仍差。余可。脉细数，舌体胖大，苔中根部稍厚略腻。守上方，加炒白术 15g，枳实 10g，鸡内金 15g。7 剂。

解析：合参月经先期伴腰痛、经色偏黯淡、呈块状、头昏、有沙眼及散光、畏强光乃至脉细、舌红、苔薄白，知肝肾阴虚、血络瘀阻是本案的基本病机。肝病传胃肠，降通不能，故偶饭后胃痛且波及胃俞穴附近不适、大便 1 ～ 2 日方 1 行。肝病累心、肺则胸闷、心慌。肝病累母则耳鸣、尿黄。故用协 4（一贯煎）加协 49（二至丸加制何首乌）合协 33（桂枝茯苓丸）添黄芪、丹参养阴通络，益气活血。夏枯草、牡蛎以清热利湿，砂仁、川续断以理脾补肾。是以三诊时即全身无明显不适。

养阴润肺除湿热

【病案】王某，女，31 岁。2013–02–06 初诊。

月经先期 2 个月。

患者近 2 个月共行经 3 次，每次均 7 天干尽。经行首日、翌日感胸中刺痛，生气亦刺痛，易怒。白带多。余可。脉细，舌红，苔少，根微黄稍腻。咽红。证属阴虚气滞，下焦湿热。治宜养阴理气，清利湿热。方投协 4+ 协 11+ 协 21+ 玫瑰花 10g，黄芪 20g，栀子 10g，焦山楂 15g，苦参 10g。7 剂。

2013-03-13 二诊。药后脘胀。02-18 经至，刺痛减，发怒少，依然 7 天方尽。白带仍多，入睡难，夜尿 1 次。脉细，舌红，苔中黄腻。守上方，加干姜 6g，川黄连 6g。7 剂。

2013–03–23 三诊。本次月经 03–16 至，经行已 7 天，不伴腹痛，但血量稍减，色鲜红。近来未曾发怒。入睡易，脘胀略减。脉细，舌红，苔微黄。守上方，加茯苓 10g，山药 20g。7 剂。

解析：月经先期，且经行首日、翌日感胸中刺痛，生气亦刺痛，易怒，与舌红、苔少、根微黄稍腻合观，晓肝郁气滞、阴虚湿热是本案的基本病机。正因此故，循经胸中的肝经不利，血气郁滞，生气则加重了肝郁，故经行首日、翌日感胸中刺痛，且容易发怒。舌红、苔少、根微黄稍腻乃至白带多，系肝肾阴虚、下焦湿热之象。正因肝肾俱病，侮肺累母致咽红。首选协 4（一贯煎）合协 21（玄麦甘桔茶加射干）养肝肾肺之阴，清其虚热。加黄芪、玫瑰花益气通络而除其痛。次选协 11（四妙丸）加栀子、苦参清利湿热。焦山楂调肝和胃。从三诊所述看，月经已基本对月。

又：上述 3 案同用协 4，但前者兼脾湿胆郁，故加用协 2、川芎、黄芩以健脾利胆。中者肝肾阴虚较甚兼血络瘀阻，故加用协 49 合协 33 以强养阴及通络之功。后者下焦湿热较重且兼肺阴不足，故加用协 11 合协 21 以除邪养阴。

二、从心论治

养心泻脾理气血

【病案】刘某，女，37岁。2015-05-07初诊。

月经先期3年。

患者3年前即月经先期5～7天，呈块状，色黯，7～9天方尽。经行至第4～7天始胸痛胀。白带多，味腥。或头晕、耳鸣，夏天手足心热，冬则凉。脉稍数，舌红尖尤甚，苔黄厚。证属心阴不足，脾胃湿热。治宜养心泻脾，疏肝活血。方投协19+协13+制香附10g，郁金10g，土茯苓10g，泽泻20g，苦参10g，蒲公英20g，炒谷芽、炒麦芽各15g。10剂。

2015-05-26二诊。经至6天干尽，且血色几乎正常，头晕、耳鸣不显。脉舌同上。守上方。10剂。

解析：前已论及，经前胸或腰的胀或痛多责之邪实，而经后所出现者则多责之正虚，本案的胸部痛胀发生于经行之中，经脉证合参当为虚实夹杂。心阴虚内热，累及其母（肝），致肝的疏泄太过而月经先期。心病及子（脾胃），日久湿热内蕴，夏天自然界的湿热加剧了胃之热，故手足心热，而冬天自然界的寒乃至于湿加剧了脾之湿，故手足心发凉。正因此故，升降失调，清气不生则头晕、耳鸣，浊气传肾则白带多且味腥。首选协19（导赤散）养心清热，次选协13（半夏泻心汤）苦降辛开，加制香附、郁金疏肝活血，泽泻、蒲公英、苦参、土茯苓以强清热利湿之力，炒谷芽、炒麦芽调和肝胃。正邪兼顾，且以祛邪为主，是以初诊即效。

三、从脾论治

补脾除湿兼养阴

【病案】邹某，女，18岁。2016-01-22初诊。

月经先期1年多。

患者1年多前即月经先期（1周左右）。上次月经与这次月经之间仅相隔10余天。经期腰痛、怕冷、脾气大，有血块，色黯红，5 天干尽。白带稠。恶冷、膝盖怕风。梦多，磨牙，易醒 2 ～ 3 次，复睡易，翌日精神不佳，犯困。脱发 5 年，头皮痒，油脂多。晨起咽有黄痰。纳可。大便日 1 行，不成形。小便偏黄。余可。脉细，舌红，苔白，边齿印。证属心脾不足，阴虚兼风。治宜补脾益心，养阴祛风。方投协 25+ 协 4+ 车前子（布包）10g，炒莱菔子 10g，焦山楂 20g，防风 10g，苦参 10g，制何首乌 15g。10 剂。

2016–02–24 二诊。月经仅提前 5 天于前日来潮，首日伴腰腹酸痛、怕冷，以小腹为甚。有血块，色鲜红。服药后前 2 天头痛缓解，第 3 天头痛又有所加剧。药后首日晨起无痰，后复有，色偏白，易咯出。仍梦多（但多为好梦），醒来减少，精神好转。头皮痒缓解，油脂减少。但近来牙龈红肿，刷牙时出血且痛。脸上长痘（药后）。大便较前成形。余可。脉细，舌红，苔白润。守上方，加白茅根 20g，桑叶 10g。10 剂。

解析：经期腰痛、怕冷、恶冷、膝盖怕风，貌似阳虚，实为心脾血虚，湿邪内生，阳无所化。脉细、舌红、苔白、边齿印则是明证。梦多、磨牙、精神不佳、犯困、脱发、头皮痒、油脂多、大便不成形等，皆心脾血虚，湿邪困扰所成。脾湿郁阻阳气，难以伸展则脾气大。反侮于肝，日久致肝肾阴虚亦加剧了其脾气大。脾湿及肺，郁而化热至晨起咽中有黄痰，传肾则白带稠、小便偏黄。故首投协 25（归脾汤）补脾养心以除湿，合协 4（一贯煎）加制何首乌养肝肾之阴，以防脾之继续反侮。车前子、苦参、炒莱菔子以清热燥湿，焦山楂调和脾肝，防风以祛风。是故也初诊即效。

暖脾养肝兼通络

【病案】范某，女，42 岁。2015–08–21 初诊。

月经曾每半月 1 潮，复发月余。

患者去年夏秋之际月经曾经半月 1 潮，连续 2 次。2015–07 中旬复发，至今已 3 潮，呈块状，伴全身不适、轻度心慌。头昏，轻微耳鸣。入睡难，易醒，梦多，或腰痛。纳可，尿微黄，夜尿 1 ～ 2 次。脉略沉，舌淡，苔白，边齿印。证属脾肝俱虚，气虚络阻。治宜暖脾养肝，益气通络。方投协 7+ 协 15+ 协 33+ 黄芪 20g，川续断 15g，炒黄芩 10g，墨旱莲 30g。7 剂。

2015-12-25 二诊。月经周期已正常，停药后每月 1 潮，每次均提前 1 周，血量少，色偏紫，无血块。或有白带，无异味。偶有胸闷，头皮痒，头晕较轻。梦多，但次日精神可。脉舌同上。守上方，去川续断、炒黄芩，加杜仲 20g，黄精 10g，女贞子 30g，吴茱萸 6g。8 剂。

解析：舌淡、苔白、边齿印为肝血虚、脾气虚湿邪内盛之征。气不摄血致月经先期。脾不主肌肉则全身不适，脾湿累心、肝血虚及心则轻度心慌、入睡难、易醒、梦多。脾湿传肾，不仅腰痛，且膀胱摄纳无力而夜尿 1～2 次。脉略沉是轻度肾阳虚之象。经血呈块状为血瘀所成。用协 7（香砂六君子丸）加黄芪益气暖脾，协 15（四物汤）滋养肝血，协 33（桂枝茯苓丸）活血通络，川续断、炒黄芩、墨旱莲等补肾壮腰止血。故 7 剂后即周期正常。

四、从多脏腑论治

健脾养阴兼活血

【病案】李某，女，40 岁。2011-11-13 初诊。

月经先期约 3 个周期。

患者 3 个月前即开始月经先期，7 天方尽，不伴腹痛腹胀。约 4 年前发现面部黄褐斑，1 年前发现子宫肌瘤（1.2cm×1.6cm），睡眠欠深，梦多。脉细，舌红，苔白。证属脾湿阴虚，气血失和。治宜健脾养阴，活血理气。方投协 2+ 协 4+ 协 33+ 紫苏叶 8g，桑叶 10g，黄芪 30g，益母草 10g，防风 10g，牡蛎 30g，川续断 15g，炙远志 6g。7 剂。

2011-11-19 二诊。梦减，余同上，脉舌同上。守上方。7 剂。

2011-11-26 三诊。月经按时来潮，余如上述。脉细，舌红，苔白。守上方，加西洋参 5g，红参 5g，阿胶（另烊）15g，焦山楂 20g。20 剂。熬膏。

解析： 两目之下（含两目），两颊之间，以鼻为核心，为脾胃所主。面部黄褐斑已达 4 年之久，结合主湿的细脉及白苔看，乃脾虚生湿，上应于面而成。正因此故，化源不足，气不摄血，进而侮肝，致肝肾阴虚，疏泄紊乱而月经先期。这与 1 年前发现的属《金匮要略》癥症范畴的子宫肌瘤也不无关联，盖血络瘀阻，加剧了疏泄紊乱也。脾病累心、肝病及子，故睡眠欠深、梦多。投协 2（五苓散）加紫苏叶、桑叶、防风、牡蛎健脾利湿，兼以祛风。协 4（一贯煎）、协 33（桂枝茯苓丸）加黄芪、益母草养阴活络，益气祛瘀。川续断、炙远志交通心肾以改善睡眠。故三诊即述月经已按时来潮。

补养心脾滋肝肾

【病案】杨某，女，33 岁。2014-07-26 初诊。

月经先期 2 年。

患者 2 年前即月经先期（5 ～ 7 天），经行腰痛，热敷则减，量极少。经前 1 周乳房发胀，且经前、后各 1 周腰部酸痛。易醒，复睡难。或头昏、心慌。四肢乏力，或手足心汗出。脉细，舌红，苔白。证属心脾两虚，阴虚气滞。治宜补养心脾，养阴疏肝。方投协 25+ 协 4+ 地骨皮 15g，藿香 10g。7 剂。

2015-01-15 二诊。药后月经正常 1 个月后复如故（23 天 1 潮）。乏力，记忆力差。经前、后各 1 周睡眠差，易醒。无白带。余可。脉舌同上。守上方，加协 2+ 阿胶（另烊）20g，红参 10g，炒莱菔子 10g，黄芪 20g，黄精 10g，郁金 10g，制香附 10g。20 剂。蜜丸。

解析： 四肢乏力，或手足心汗出、睡眠时易醒、复睡难，或头昏及心慌与脉细、苔白合参，知心脾两虚、湿邪内生是基本病机。脾不主肌肉，输化异常则四肢乏力，或手足心汗出。脾湿累心及肺致睡眠时易醒、复睡难、心慌。湿滞于中，清阳不升而头昏。脾病侮肝、心病累母，日久致肝乃至肾阴虚而见舌红。化源不足，冲脉虚弱，气不摄血则月经先期。阴虚气滞，虚中夹实则经前乳胀、腰酸痛，经后腰亦酸痛。药服 7 剂，月经即正常 1 个月，憾未巩固治疗，第 2 个月即反弹，再诊距初诊已达半年之久，病机与初诊无大异，故守方加味，蜜丸以防再次反弹。

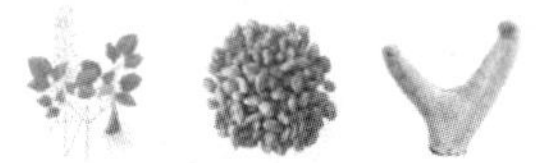

养阴暖脾理肺气

【病案】胡某，女，43岁。2013-11-08初诊。

月经先期10年余。

患者从2002年开始月经先期，血色红，伴轻微腹痛、心慌，7天方尽。白带偏多。经常脱发，且有白发。梦多，易醒。多年以前发现子宫肌瘤（2年前发现为多发性）。有过敏性鼻炎，耳鸣伴头晕。口干、口苦、咽中不适。脉细，舌红，苔少而白。证属阴虚气滞，脾虚肺弱。治宜养阴暖脾，理肺活血。方投协4+协7+防风10g，黄芪20g，玄参10g，制香附10g，郁金10g，夏枯草15g，牡蛎20g。7剂。

2016-11-27二诊。专程面告，本次月经11-05来潮，仅先期2天，6天干尽。

解析：舌红、苔少而白、脉细为肝肾阴虚，传脾生湿所致。肝阴不足，气机阻滞则经行伴轻微腹痛、耳鸣伴头晕、脱发、生白发以致日久而成癥——子宫肌瘤。肝病出胆而口苦，及子则心慌、梦多、易醒，侮肺则津液不布而口干、咽中不适甚或为过敏性鼻炎创造条件。脾湿传肾，加之肾阴不足而见白带多。用协4（一贯煎）加制香附、郁金养阴理气，疏肝活络。协7（香砂六君子丸）暖脾除湿以生肺金。黄芪、防风、玄参扶卫润肺，夏枯草、牡蛎清热软坚，以体现辨病(子宫肌瘤)论治。辨证精准，故10年痼疾，7剂即瘳。

第三节　月经量少

月经量少，又称月经过少。凡月经周期正常，而经量减少，行经时间在1～3天，排出量少于往昔者即称为月经量少。一般认为，营阴亏虚，血海不足，或冲任受阻，血行不畅是常见病机，故临床常见血虚、血瘀两种证型。从现今临床看，尚有阴虚、阳虚、气滞、气虚及湿热乃至于风等病因病机。本节共8案，初诊用方计10首，按使用频率多少依次为：协4（4次），协15、协46（各3次），协2、协9、协11（各2次），协1、协13、协21、协35（各1次）。故立足于治肝（其中不乏疏肝、暖肝）者居多，其次是治脾胃，且以清利湿热为主。

一、从肝论治

平调阴阳补脾气

【病案】刘某，女，25岁。2010-11-05初诊。

月经量少逾年，加重约半年。

患者2009年春节后不久，月经量即逐渐减少，甚或不足2天即尽，以近半年为剧，经前轻度乳胀。去年发过敏性鼻炎，现夜晚口干。余尚可。脉细，舌红，苔少。证属阴阳两虚，脾虚兼热。治宜平调阴阳，补脾清热。方投协4+协9+黄芪20g，防风10g，山豆根6g，板蓝根10g，茯苓15g，白术10g。10剂。

2011-02-15二诊。停药观察约3个月，月经量有所增加，但上药尚未尽剂。经行首日腹部及大腿两侧均轻度不适。脉舌同上。守上方，加小茴香6g。10剂。

解析：本案可辨之症不多，除经量少外，就是经前轻度乳胀及夜晚口干。结合脉细、舌红、苔少看，肝肾阴虚，气机阻滞是基本病机。正因此故，且虚中兼实故经前轻度乳胀。夜为阴时，阳气潜藏，无以升津于上故口干。日久血海不足，致经量少。先投协4（一贯煎）养肝肾之阴，疏理气机。后试投协9（温经汤）调肝顾脾，平衡阴阳。加茯苓、白术补脾益气。黄芪、防风、山豆根及板蓝根理肺清热，以兼防其过敏性鼻炎再发。故同样是初诊即效。

主攻睡眠增经量

【病案】熊某，女，27岁。2011-07-05初诊。

月经量少1年。

患者1年前即月经量少，5天干尽。入睡难1年，梦多。有颈椎病，或眩晕。或大便异常。脉细，舌红，苔白。证属肝肾阴虚，气虚兼风。治宜滋养肝肾，益气祛风。方投协4+协46+羌活10g，防风10g，黄芪20g，丹参15g，葛根15g，炒莱菔子10g。20剂。

2011-10-07二诊。上药尽剂后自行观察近3个月，发现月经颜色完全正常，血量稍多，但白带微黄。入睡稍易，或耳背。余可。脉细，舌红，苔白。守上方，加泽泻20g，郁金10g，龟胶15g。20剂。熬膏。

解析：本案的可辨之症除经量少外，只有入睡难、梦多，或眩晕（颈椎病引起），还有或大便异常。合参于脉细、舌红，知肝肾阴虚、气机阻滞是基本病机。肝阴不足，血海空乏致经量少。肝气上冲则或眩晕，因诸风掉眩，皆属于肝。肝病及子是以入睡难、梦多。肝疏紊乱则大便异常。首投协4（一贯煎）合协46（酸枣仁汤）径补肝之阴血以生心火，睡眠正常则令肝实，血海充盈则经量自然增多，筋有所主则颈椎病减轻，黄芪、防风、葛根、羌活、丹参补肺祛风（风气通于肝），养血活血，以兼顾其颈椎病。因补肺益气有助于颈椎病的被控制。炒莱菔子化痰湿祛风。近年来发现颈椎病可导致属中医学消渴病范畴的糖尿病，那么，是否也可导致或至少可加剧月经量少呢？况颈椎病与督脉有关。

患者其所以自行停药观察近3个月，是因为月经量已有所增加，且远期疗效也不错。

养阴理气除湿热

【病案】朱某，女，33岁。2012-10-23初诊。

月经量少约半年。

患者半年前即月经量少，白带偏多。自觉食物不消化半月，或反酸。自觉“火”重。时梦多，易惊醒。大便2～3日1行，小便黄。余可。脉略数，舌红，苔少，苔中微黄略干。证属阴虚气滞，湿热下注。治宜养阴理肺，除湿清热。方投协4+协11+协21+槟榔10g，干姜6g，川黄连6g，炒谷芽、炒麦芽各15g，焦山楂15g，炒酸枣仁15g，炙远志6g。15剂。

2012-11-22二诊。月经量稍多，白带减少，自觉食物稍易消化。或反酸，仍梦多、易醒。大便日1行。尿黄。脉细，舌红，苔白。守上方，加法半夏10g，茯苓15g，白术10g。15剂。

解析：白带偏多、小便黄、大便秘、食物难以腐熟或反酸、自觉火重，结合脉略数、舌红、苔少、苔中微黄略干看，乃肝肾阴虚，一派中下焦湿热之象。下病碍上，脾胃病累心，则时梦多、易惊醒。生化乏源致经量必少。用协4（一贯煎）加炒酸枣仁养肝肾之阴以助湿热之除，干姜、川黄连合协

11（四妙丸）辛开苦降清利中下焦湿热，协 21（玄麦甘桔茶加射干）润开其肺以促使中下焦湿热之除。槟榔、焦山楂、炒谷芽、炒麦芽调和肝胃以助纳腐，炙远志养心安神治其标。标本兼治，是以首诊即初见疗效，故守方再进。

又：以上 3 案同用协 4，前者兼肝阳虚、脾气虚，故合用协 9；中者肝阴虚更甚，故合用协 46；后者兼下焦湿热及肺阴虚，故合用协 11、协 21。

疏肝理气调阴阳

【病案】毕某，女，39 岁，2010-10-26 初诊。

月经量少约 8 年。

患者约 8 年前即月经量少，2 天即尽，经色黯，经前乳头胀，轻微腹胀，白带黏稠。性情急躁，近来口鼻发干，大便秘，2 ～ 3 日 1 行。余尚可。脉略沉微弦，舌暗红，苔白。证属阴阳两虚，湿热相搏。治宜疏肝养肝，清热化湿。方投协 1+ 协 35+ 协 15+ 炙远志 6g，制何首乌 15g，川厚朴 10g，牡丹皮 10g，栀子 10g。7 剂。

2010-11-11 二诊。身体较舒适。本次月经经色稍红，但经行腰部酸痛、坠胀。睡眠较好，口干不显，大便日 1 行。但停药几天后依然便秘。脉舌同上。守上方，加瓜蒌仁 10g。7 剂。

解析：性情急躁、经前乳头发胀、轻微腹胀、白带黏稠、口鼻发干、大便秘结与脉略沉微弦、舌暗红合观，知肝郁而热、阴阳两虚是本案的基本病机。虚实夹杂，疏泄不及，血海空乏，故经量少。用协 1（逍遥散加赤芍）加牡丹皮、栀子即丹栀逍遥散疏肝清热，协 35（吴茱萸汤）合协 15（四物汤）加制何首乌暖肝散寒、径补阴血。川厚朴、炙远志化湿消胀除白带、润燥以去口鼻之干。故 7 剂即初见疗效。

温暖肝脾补阴血

【病案】黄某，女，27 岁。2011-03-19 初诊。

月经量少约 10 个月。

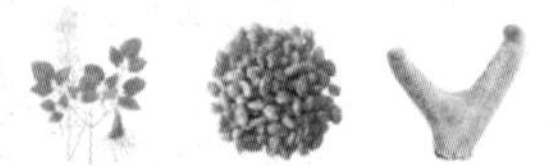

患者2010–06自然流产后即月经量少，由4～5天演变为2～3天即尽，量极少，色黑，腰部隐痛。经前轻度恶心。近来入睡难，易惊醒，看电视时视物稍欠清，易疲劳，偶耳鸣。脉略沉弦，舌红，苔少而白。证属阴阳两虚，脾气不足。治宜调补阴阳，益气健脾。方投协 9+ 协 46+ 焦山楂 15g，黄芪 20g。7 剂。

2011–03–31 二诊。睡眠佳，耳鸣失。但手足心汗出。脉略数，舌红，苔少。守上方，加山药 20g，茵陈蒿 20g。7 剂。

2011–04–12 三诊。月经 2 天即尽，颜色始好转，但经尽后腰部空乏，白带呈豆腐渣状。或耳鸣，尿频。脉细，舌红，苔少。改投协 4+ 协 9+ 苦参 10g，桑椹 20g，茯苓 15g，白术 10g，泽泻 20g，郁金 10g。7 剂。

解析：自然流产若非强烈的精神刺激或跌仆所致，则其本身即意味着气血亏虚，无以固胎，流产之后元气难免受损，致肝血大亏，是以月经量极少。肝病累母则腰隐痛、偶耳鸣，及子则入睡难、易惊醒，传胃则经前轻度恶心、易疲劳，不能开窍于目则视物稍欠清。脉略沉弦、舌红、苔少而白乃阴阳两虚、脾气不足之证。投协 9（温经汤）暖肝补脾，平调阴阳，协 46（酸枣仁汤）以强养肝血之力，黄芪、焦山楂益中和胃。

养阴健脾除风热

【病案】吴某，女，22 **岁。**2012–10–12 **初诊。**

月经量少 1 年余。

患者 1 年前即月经量少，3 ～ 4 天干尽，首日经色黑，伴腰酸。每月经前 1 ～ 3 天面部起红疹。本次月经于昨日来潮，今晨起腹部刺痛。两目干涩，自觉皮肤干燥，手足心发热，伴汗出。入睡难 4 年。口干饮水较多，纳可。大便日 1 行，小便可。脉左濡右微弦，舌红偏淡，苔白。证属肝阴不足，湿邪兼风。治宜养阴理气，健脾祛风。方投协 46+ 协 15+ 协 2+ 桑叶 10g，地骨皮 15g，沙苑子 10g，制香附 10g，郁金 10g。7 剂。

2013–01–04 因他病就诊时述：上药服毕感觉较舒适，月经较正常。

解析：本案主要病在肝脾。肝之阴血不足，无以上荣则两目干涩，累母则腰酸，及子则入睡难。其阴虚所生之热传脾，湿邪内生，肌肉、手足失主，湿邪四溢，则皮肤干燥、手足心汗出，不输津于上则口干饮多。风邪入脾，上应于面，加之轻度气血郁滞则起红疹。脉左濡乃脾湿侮之，右弦乃肝病传之，舌淡红、苔白系血虚有湿所成。诸因相合致月经量少。其腹部刺痛与《金匮要略·妇人杂病》红蓝花酒所主“妇人六十二种风，及腹中血气刺痛”非常相似，即内有血虚，外有风邪，“风血相搏”而成。用协46（酸枣仁汤）合协15（四物汤）补益肝之阴血，制香附、郁金以促肝疏血活，协2（五苓散）加桑叶健脾除湿祛风以退红疹。沙苑子、地骨皮以养阴除虚热。肝脾调和，正邪兼顾，是故首诊即效。

二、从脾论治

治病求本愈诸证

【病案】胡某，女，25岁。2012-05-15初诊。

月经量少1年。

患者1年前即月经量少，2天即尽。近几月月经后期，本次后期已5天。睡眠欠深，或梦多。口腔溃疡复发5天，自觉低热、口干、咽痛。腰酸，尿黄。脉细，舌红，苔中白厚。咽红。证属脾胃湿热，血虚兼风。治宜化湿清热，养血祛风。方投协13+协15+炙甘草7g，五倍子10g，佩兰10g，荆芥10g，防风10g，牛蒡子6g，板蓝根10g，桃仁10g，红花10g。7剂。

2012-05-23二诊。初服上药自觉胸闷、心慌，至第3剂则消失。药至第5剂经潮，血量略多，身体较舒适。口腔溃疡愈合，低热解除，睡眠改善。脉略数，舌红，苔薄黄。改投协4+协21+干姜6g，川黄连6g，黄芪20g，茯苓15g，白术10g，山药20g，丹参15g，薏苡仁20g，炒白扁豆15g。7剂。

2012-05-31三诊。感觉尚好，余可。脉略数，舌红，苔白。再改投协4+协5+玄参10g，黄芪20g，杏仁10g，白蔻仁8g，薏苡仁20g，阿胶（另烊）15g，西洋参15g，焦山楂15g。20剂。熬膏。

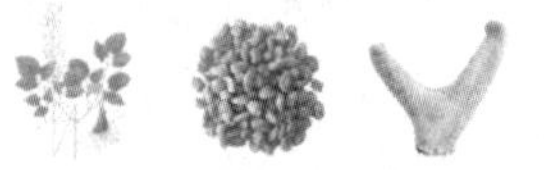

解析：月经量少为痼疾、口腔溃疡乃卒病，从脉细、舌红、苔中白厚看，知肝血不足、脾胃湿热是导致卒病的主要病机。血虚湿邪及子则口干、咽痛、咽红，累心则眠欠深或梦多，传肾则腰酸、尿黄。正邪交争于中焦，营卫郁阻则低热，犹如《金匮要略·百合狐蜮阴阳毒病》甘草泻心汤所主之“状如伤寒”症。脉细、舌红、苔中白厚正血虚湿盛之征。治舍《金匮要略》“当先治其卒病，后乃治其痼疾”之法，而取《伤寒论》“喘家作，桂枝汤加厚朴杏子佳”之则，即治卒病兼顾痼疾。用协 13（半夏泻心汤）加重炙甘草用量即甘草泻心汤，利湿清热，加佩兰以强芳香化湿之力，加五倍子解毒敛疮。协 15（四物汤）加桃仁、红花即桃红四物汤养血活络。荆芥、防风、牛蒡子及板蓝根以祛风解毒，因咽痛可视为风象。故二诊即述血量略多。已初见成效。

三、从多脏腑论治

健脾养阴祛风热

【病案】李某，女，36 岁。2013-07-25 初诊。

月经量少 1 年余。

患者大约 1 年前即月经量少，首日量稍多，色红，有血块，3 天即尽。经前 10 余天即双侧乳房胀痛，且面部红疹较多，可挤出白色分泌物。发现双侧乳腺增生约 5 年，有宫颈糜烂病史，或前阴有黄色分泌物。口干，饮水较多，易口腔溃疡。手足心热。脉略数，左略濡，舌红，苔白中根稍厚。证属脾湿阴虚，风热相搏。治宜健脾养阴，清热祛风。方投协 11+ 协 2+ 协 4+ 金银花 10g，连翘 10g，金钱草 10g，胡黄连 10g，苦参 10g。7 剂。

2013-07-31 二诊。药后咽部较舒适，口干减。月经将于 2013-08 上旬来潮，现胸部略胀。脉略数，左略濡，舌红，苔白。守上方，加土鳖虫 10g。7 剂。

2013-08-15 三诊。经行 6 天，前 3 天量极少，后量增，块状减。经前红疹稍多，咽部舒适，饮水减少。守上方，加玄参 10g。7 剂。

解析：本案主要病在肝、肾、脾。经前 10 余天双侧乳房胀痛、双侧乳腺增生、宫颈糜烂史或前阴出黄色分泌物，结合脉略数、左略濡、苔根部白稍厚观之，乃一派下焦湿热之征。肾开窍于前后二阴，而肝经亦过阴器，若湿热注之，气血腐败而见宫颈糜烂、前阴出黄色分泌物。肝经不利则成乳癖（乳腺增生）、经前乳房胀痛。下焦湿热日久致肝肾阴虚。肾病侮脾，湿邪困之，上应于面，与风热相搏而成红疹。湿热伤阴，手足心失主而热，日久则易发口腔溃疡。脾不输津于上则口干且饮水多。脉左略濡，为脾湿侮肝所成。舌红足证肝肾阴虚。正因肝肾阴虚，脾胃化源不足，故月经量少年余。投协 11（四妙丸）合协 2（五苓散）加苦参清利下焦、健运中焦，以除湿热。协 4（一贯煎）养肝肾之阴以治本，金银花、连翘、金钱草及胡黄连清热（实热、虚热）祛风以治红疹之标。

第四节　漏　　证

漏证，在《金匮要略·妇人妊娠病》称为“漏下”或“下血都不绝者”，多见于癥病、月经不调、“半产后”及妊娠期间即所谓胎漏。其病因病机不外乎血瘀、气滞及冲任脉虚，阴血不能内守。现在认为漏证多源于血热、血瘀、气郁及气虚，其中又以血热、气虚为常见。中医界常将漏证与崩证连称即崩漏。相对而言，发病急剧、出血量多者谓之“崩”，发病缓慢、出血量少者谓之“漏”，故漏证的治疗多养血行气而不轻易固摄。本节所载漏证尚有胆热、肝寒及阴虚者。西医学的排卵期出血本节也有涉及。本节共 14 案，初诊用方计 15 首，按使用频率多少依次为：协 4（5 次），协 2、协 15、协 25（各 4 次），协 49（3 次），协 33、协 47（各 2 次），协 1、协 9、协 22、协 32、协 34、协 35、协 37、协 56（各 1 次）。可见立足于治肝肾者最多，因为肝藏血、调控血量。其次立足于治脾胃，因脾胃乃气血生化之源。再其次立足于治心肺，因心主血、肺主气。

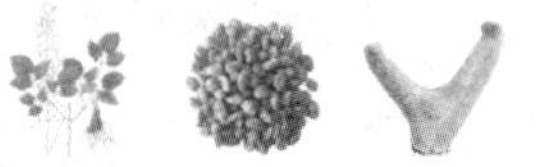

一、从肝论治

疏肝养血兼补肾

【病案】陈某，女，33 岁。2010-12-07 初诊。

月经淋漓不尽已 10 余天。

患者 2010-11-15 月经来潮后，11-25 再潮，至今未尽。或右胸胀痛，易怒，睡眠欠深。饮水较少，余尚可。脉略数，左沉微弦，舌淡红，苔白。证属肝郁脾湿，血虚肾亏。治宜疏肝健脾，养血补肾。方投协 1+ 协 15+ 川续断 15g，杜仲 15g，桑寄生 15g，延胡索 10g，神曲 10g，炙远志 6g。7 剂。

2011-02-27 二诊。上症已愈，2 个多月来月经一直较正常。本次月经干尽已 1 周，但近 3 天前阴又复下血，色黑红，量极少。脉沉弦，舌红，苔少。改投协 1+ 协 4+ 川续断 15g，墨旱莲 30g，芡实 20g。7 剂。

解析：将或右胸胀痛、易怒与脉略数、左沉微弦、舌淡红合而观之，知肝郁血虚是基本病机。肝郁气滞加之肝血不足则右胸胀痛、易怒，肝病及子致眠欠深，传脾，失于健运而生湿，苔白、饮水较少乃湿邪盛无疑。调控血量失其常度，疏泄紊乱，加之脾失统血之力而月经淋漓不尽。用协 1（逍遥散加赤芍）合协 15（四物汤）疏肝养血，健脾除湿，延胡索活血止痛，川续断、杜仲、桑寄生补肾，以防子病累之、脾湿传之。神曲、炙远志以和胃促眠。共奏调补肝脾而止血之功。故初诊告愈。

温暖肝脾兼疏木

【病案】殷某，女，19 岁。2012-02-25 初诊。

月经淋漓不尽 22 天。

患者 7 年前念初一时即月经先后不定期，本次月经 2012-02-04 来潮，至今未尽，现腰酸。天冷时则背部发凉，恶冷，口干苦，嗜饮水。脉微数略弦，舌红，苔白。证属阴阳两虚，气滞脾弱。治宜平调阴阳，疏肝益气。方投协 9+ 协 47+ 黄芪 20g，黄芩炭 10g，川续断 15g。7 剂。

2012-03-02 二诊。药至 2 剂月经即尽，腰酸失，背部适。但手足依冷。脉舌同上。改投协 4+ 协 7+ 协 47+ 炒莱菔子 10g，焦山楂 15g，黄芪 20g，防风 10g。7 剂。

2012-03-09 三诊。手足温。白带多而腥，额头、两太阳穴附近起红疹且瘙痒，可挤出白色分泌物。大便调，小便黄。脉略弦，舌红，苔少。守上方，加竹叶 10g，苦参 10g。7 剂。

2012-03-16 四诊。额头红疹淡化，月经来潮已 2 日，量多，有血块。梦多。大便日 2 ～ 3 行，伴轻微腹胀。余可。脉微数略弦，舌红，苔微黄。守上方。5 剂。

2012-03-24 五诊。月经已尽，前 4 天量多。额头红疹淡化，但微痛。尿黄。脉微弦，舌红，苔白。再改投协 1+ 协 4+ 协 19+ 桑叶 10g，连翘 10g，炒莱菔子 15g，防己 10g，焦山楂 20g。7 剂。

解析：时值孟春，气候寒冷，患者阳虚故背部发凉、恶冷。月经淋漓 22 天，（肝）阴血大亏，累母则腰酸。阴虚生内热，故脉微数。肝病出胆致口苦，肝胆病传脾，不输津于上则嗜饮水。投协 9（温经汤）暖肝补脾，调和阴阳。协 47（四逆散）疏肝畅胆，加黄芪、黄芩炭、川续断益气止血，故药服 2 剂血即止。

疏肝养阴健脾气

【病案】蔡某，女，37 **岁。**2014-01-22 **初诊。**

经行淋漓半月已 7 个周期。

患者自 2013-06-01 经潮始，半月方尽，血色深。头昏，余可。脉弦，舌红，苔白，边齿印。证属肝郁阴虚，脾虚有湿。治宜疏肝养阴，健脾除湿。方投协 47+ 协 2+ 协 4+ 协 49（去制何首乌）。10 剂。

2014-02-20 二诊。月经 8 天即尽，先黯后红。仍轻微头昏。脉舌同上。守上方。7 剂。

解析：本案除月经淋漓半月方尽及头昏外，再无他症可辨，故脉弦、舌红、苔白、边齿印成为重要的辨证切入点，即肝郁阴虚、脾虚有湿。正因此故，肝疏太过加之脾统乏力，致月经淋漓。用协 47（四逆散）疏肝解郁，协 4（一贯煎）养肝肾之阴，协 2（五苓散）健脾除湿。是以初诊后月经 8 天即尽。

养肝活血兼止血

【病案】张某，女，47岁。2014-06-07初诊。

月经淋漓20余天。

患者2013-08开始即月经紊乱，上次月经2014-05-10来潮，至今已27天尚未干尽，色鲜红，但腹不痛。入睡难，或头晕。口干思水，下午手脚心发热。脉微弦，舌红，苔白，边齿印。证属血虚有热，络阻湿聚。治宜养肝活血，清热利湿。方投协15+协33+协49(去制何首乌)+牡蛎30g，夏枯草15g，红花10g，三七粉(另包，分冲)6g，黄芪20g，地骨皮20g，川续断15g，芡实20g，炒酸枣仁20g，焦山楂20g。7剂。

2014-06-14二诊。经行已7天，即将干尽。睡眠佳，口干减，头适，精神振奋，手足心热减。但手足心依然汗出。脉舌同上。改投协25+杏仁10g，白蔻仁10g，薏苡仁20g，川续断15g，杜仲15g，地骨皮15g，胡黄连10g。7剂。

解析：月经淋漓不尽始发于10个月以前，27天前属于再发，结合B超检查，知系属于中医学癥病范畴的子宫肌瘤是其病根之所在，“所以血不止者，其癥不去故也”(《金匮要略》桂枝茯苓丸所主)。究其癥病原因，从脉微弦、舌红、苔白、边齿印看，多系肝血虚而瘀，进而与痰湿相搏而成。肝疏太过，调控血量异常则月经淋漓。肝病及子致入睡难，肝气上逆则头晕，肝病传脾，湿邪内生，郁而化热，而阳明经旺于申酉戌，热得天之助，故每下午手足心发热。苔白、边齿印正脾湿之象。脾不输津于上则口干思水。处协15（四物汤）合协49（去制何首乌）即二至丸加炒酸枣仁平补肝之阴血，协33（桂枝茯苓丸）加红花、三七、牡蛎、夏枯草软坚散结，芡实收敛，以防活血太过。地骨皮退血虚导致的虚热，黄芪、焦山楂补脾和胃，故药至3剂血即止。

养肝畅胆兼通络

【病案】刘某，女，45岁。2015-12-09初诊。

月经淋漓连续发作1年余。

患者既往月经淋漓不尽10～20日不等，前几日有血块，后量少淋漓，可长达20余日。胸部胀痛经前多有、经行必有，以左侧为甚，伴神疲乏力、嗜睡。白带量少。B 超检查示：子宫肌瘤；符合子宫腺肌症；陶氏腔积液（约 2.02cm×1.17cm）。（昨因检查致前阴少量出血）。腰部或胀痛，劳累后尤甚，纳食尚可。大便每日 1 行，小便色黄，夜尿 1 次。脉细，舌红，苔薄白。证属肝胆虚郁，湿热阻络。治宜养肝畅胆，祛邪通络。方投协 4+ 协 33+ 协 56+ 川芎 10g，黄芩 10g，鸡内金 10g，炒莱菔子 10g，牡蛎 30g，炒谷芽、炒麦芽各 15g，川续断 15g，炒黄芩 10g。10 剂。

2015–12–22 二诊。服完首剂即血止，但昨日小便前发现少量咖啡色（微鲜红）血液。梦多。或胸、头、颈、腰俱胀。大便溏，服药期间每夜尿 3 次。脉细，舌红，苔少而白。守上方，加黄芪 20g，防风 10g。10 剂。

解析：经前、经行胸部均胀痛，且以左侧为甚，结合脉细、舌红看，知乃肝肾阴虚、气机阻滞所成。疏泄太过，冲脉不固则月经淋漓。肝病累母、传脾则腰或胀痛、劳累后尤甚、神疲乏力，及子则嗜睡。脉细、苔白为脾湿之象。湿郁化热则尿黄。肝脾肾俱病，气滞、血瘀、湿聚，且互为因果，日久成癥——子宫肌瘤。用协 4（一贯煎）加黄芩、川芎养肝肾之阴，调畅胆经，从根本上杜绝、消化癥病，协 33（桂枝茯苓丸）加牡蛎、炒莱菔子消癥化瘀、软坚化湿，协 56（当归贝母苦参丸）养血活血，解郁燥湿。川续断、炒黄芩补肾止血，鸡内金、炒谷芽、炒麦芽和胃护肝。是以服毕首剂即血止。

养阴健脾兼止血

【病案】王某，女，23 岁。2016–05–03 初诊。

月经淋漓 52 天。

患者 2016–03–12 月经来潮，至今未止，呈块状，血色或红或黯，或伴腰痛。嗜睡，或头晕，目涩，视力减。脉稍弦，舌红，苔少。证属阴虚气滞，脾失统摄。治宜养阴止血，补益心脾。方投协 4+ 协 25+ 炒黄芩 10g，墨旱莲 30g，芡实 20g，川续断 15g，阿胶（另烊）15g。7 剂。

2016-05-10 二诊。药至第 2 剂出血减少，第 4 剂血止。余症俱失。3 天前轻度感冒，或鼻塞，流浊涕，轻微咳嗽，吐少许痰。脉细，舌红，苔白。改投协 4+ 协 25+ 荆芥 10g，防风 10g，牛蒡子 6g，五味子 10g，白芷 6g，辛夷 10g，杏仁 10g。7 剂。

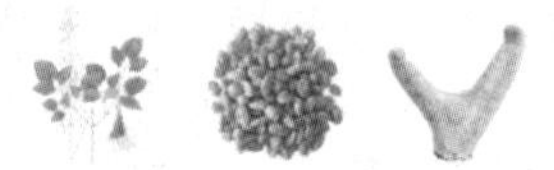

解析：月经淋漓52天、呈块状、血色或红或黯或头晕、目涩、视力减，与脉稍弦、舌红、苔少合参，知肝肾阴虚，气机阻滞，疏泄太过，冲脉空虚是本案的基本病机。肝气横逆，阴血不上濡则或头晕、目涩、视力减。肝病累母则腰痛，及子，加之心脾两虚致嗜睡。用协4（一贯煎）加阿胶、墨旱莲、川续断、炒黄芩养阴止血，合协25（归脾汤）补养心脾，使冲脉充盈阴血有所主、统而经血得止，故药至2剂出血开始减少，4剂即血止。

又：以上两案同属漏证，同用协4，前者气滞血瘀湿聚明显，故加用活血化瘀的协33、理气燥湿的协56，后者阴血偏虚，故加补养心脾的协25。殊途同归，淋漓皆除。

养肝利胆兼止血

【病案】吕某，女，30岁。2013-01-16初诊。

排卵期出血4天。

患者本次月经提前来潮，淋漓不尽达10天之久，干尽3天后前阴下少许黯红色血液，已连续4天，不伴任何不适。入睡难，梦多，晨起疲倦、鼻干。近2天大便略干，尿微黄。余可。脉略濡，舌红，苔白。证属肝肾阴虚，胆经痰热。治宜养肝利胆，理气止血。方投协34+协4+丹参15g，墨旱莲30g，川续断15g，黄芪20g，黄精10g，牡蛎30g，白茅根15g，炒莱菔子10g。7剂。

2013-01-25二诊。鼻干消失，大便略稀。余同上。脉略濡，舌红，苔少而黄。守上方，去川续断，加柏子仁8g，桑椹20g。7剂。

2013-02-01三诊。经行第4天，腹痛约5分钟。入睡特累，夜晚口渴。余同上。脉略数，舌红，苔薄黄。咽红。改投协4+协21+协51+黄芪20g，天花粉15g，桑椹20g，炒酸枣仁20g，栀子10g，茜草10g，炒黄芩10g。15剂。

2013-02-06四诊。经至已6天，血量正常。未见排卵期下血。入睡可。大便稀，或日2行。余同上。脉舌同上。守上方，去茯苓，加山药20g。13剂。

解析：若把月经中期（排卵期）前阴连续下血4天与入睡难、梦多、晨起疲倦合参，多属归脾汤证，但把鼻干、大便略干与脉濡联系，则似属胆经痰热更为妥切。舌红、苔白说明肝肾阴虚，内有湿邪。正因如此，肝胆病及心则入睡难、梦多，侮肺则鼻干，传脾则湿邪内生致便干、苔白。肝胆虚实相兼，疏泄紊乱，调控血量之功异常则月经中期下血。用协 34（温胆汤）加牡蛎、炒莱菔子、白茅根清胆经化痰湿，协 4（一贯煎）加丹参养阴活血，黄芪、黄精、墨旱莲、川续断益气止血。故药服 29 剂后月经再潮时未见月经中期出血。

二、从脾论治

补脾养心理肝肾

【病案】李某，女，21 岁。2014-06-10 初诊。

月经淋漓不尽不间断发作约 9 个月。

患者从 2013-08 开始月经干尽 3 ～ 5 天后，前阴复下血，血色偏黯，量少，伴腹胀、腹痛，白带色黄。近 2 天轻微头昏，两肩乏力。睡眠时易惊醒，手足心汗出，形体渐消瘦，或面部红疹。口干思水。大便日 1 行，尿微黄。余可。脉细，舌红，苔白。证属心脾两虚，阴虚兼风。治宜养心补脾，滋阴祛风。方投协 25+ 协 49（去制何首乌）+ 羌活 10g，防风 10g，川续断 20g，芡实 20g，苦参 10g，黄精 10g，炒谷芽、炒麦芽各 15g。7 剂。

2014-06-17 二诊。药至第 4 剂血止。睡眠稍好，带黄减，两肩乏力亦减。但汗出依然。余同上。脉舌同上。守上方，去芡实，加茵陈蒿 20g，知母 10g。7 剂。

解析：患者近 9 个月来，每月经干尽 3 ～ 5 天后前阴复下血，其色黯、量少，伴腹胀、腹痛。久病多虚，结合睡眠时易惊醒、手足心汗出、形体逐渐消瘦及脉细、苔白看，多系心脾两虚，湿邪内生，统摄无力所成。血虚兼湿，气机阻滞，故腹胀、腹痛。湿郁化热，传病于下则带黄。脾不主四肢、肌肉，湿邪漫溢则手足心汗出、形体逐渐消瘦。脾不输津于上则口干思水。血虚兼湿累心则睡眠时易惊醒。“伤于风者，上先受之”，风邪袭来，则近两天轻微头昏、两肩乏力，或面部红疹。舌红为脾病侮克，轻度肝肾阴虚之象。用协 25（归脾汤）补养心脾，燥湿除带。协 49（去制何首乌）即二至

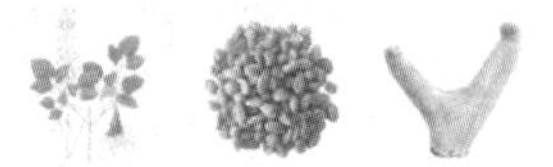

丸，加黄精平补肝肾，芡实、川续断收敛止血，羌活、防风祛风散邪。扶正祛邪，标本兼顾，故药至 4 剂而血止。

理脾养心益气阴

【病案】殷某，女，22 岁。2015-05-21 初诊。

月经淋漓 17 天未尽。

患者 2015-05-04 月经来潮，第 15 日血量方多，伴腰两侧酸痛，上楼乏力。头昏，耳鸣，梦多。咽中有痰。口干，饮多渴不解，不思食。大便调。脉细，舌红，苔白。证属脾虚有湿，气血亏虚。治宜健脾祛湿，补益气血。方投协 25+ 协 2+ 川续断 15g，红参 6g，墨旱莲 30g，黄芩炭 10g。7 剂。

2015-06-13 二诊。上次月经已干尽。本次月经第 4 天，血量少，色黯红，伴腰酸痛、嗜睡。头痛或晕，双目干涩而胀。下肢酸软，昨小腿痉挛。咽中有痰，口干欲饮。大便日 1 行，味臭。脉微数，舌红，苔白。改投协 7+ 协 15+ 协 49（去制何首乌）+ 黄芪 20g，防风 10g，黄精 10g，沙苑子 10g，桑叶 10g，菊花 10g。7 剂。

2015-07-02 三诊。经行 22 天仍未尽，伴腰酸。依然口干欲饮。纳可。尿黄。脉细，舌红，苔白。守 05-21 日方。7 剂。

2015-07-13 四诊。第 2 剂血止。易饥饿，或呵欠，久行则疲倦。近 2 天腰痛，尿黄。余可。脉稍数，舌红，苔白。守 06-13 方加杜仲 15g。7 剂。

解析：月经来潮 15 天后方血量渐多，就诊时已 17 天尚未干尽，从不思食、饮多渴不解、脉细、苔白及梦多看，系脾虚不统血、心虚不主血脉所致。头为清窍，阴血不上奉则头昏、耳鸣，脾不输津于上，湿邪贮肺则口干、饮多渴不解、咽中有痰，脾湿累心加之心血亏虚故梦多，传肾则腰酸痛、上楼乏力。不思食正湿邪困脾之征。用协 25（归脾汤）加红参补养心脾，益气止血，协 2（五苓散）健脾除湿，川续断、墨旱莲、黄芩炭补肾养阴止血。药后虽血止，但并未除根，以至下次行经 22 天尚未干尽，故改弦易辙，以暖脾养肝补肾为治，终于血止迅速。

又：上述两案均具心脾两虚之病机，故同用协25，但前者兼阴虚有风，故合用协49（去制何首乌）即二至丸及羌活、防风等，后者偏脾虚湿盛，故合用协2。

健脾养血开太阳

【病案】何某，女，40岁。2013-05-09初诊。

月经淋漓2个周期。

患者2个多月前曾月经淋漓10余天，干尽2个月后方再潮，量多，至今已7天未尽。经期颈椎病发作，梦多。胃脘不适，反酸，夜口水多，口干喜饮。大便日1～2行，偏稀。脉细，舌红，苔白腻。证属湿盛血虚，经气不利。治宜健脾养血，开泄太阳。方投协2+协15+协22+葛根20g，炙麻黄6g，羌活10g，防风10g，砂仁8g，炒莱菔子10g，槟榔10g，法半夏15g。7剂。

2013-06-01二诊。月经9天方尽，颈椎病减，反酸亦减，口水少、口干轻。脉细，舌红，苔薄白。守上方。7剂。

解析：反酸、夜口水多、大便偏稀、脉细、苔白腻，一派脾虚湿盛之象。脾湿扰心即梦多，脾不输津于上则口干喜饮，脾湿出腑，表里紊乱则胃脘不适。脾胃俱病，化源不足，反侮于肝，肝血亏虚，冲脉不盈，疏泄失职，则月经淋漓。舌红系肝血亏虚之征。正因肝血亏虚，加之经期阴血耗伤，不能濡养筋脉则至颈椎病发作。用协2（五苓散）健脾除湿和胃以使化源充足。协15（四物汤）养肝血以治“克我”之脏，且能濡养筋脉。协22（桂枝汤）加葛根、炙麻黄即新葛根汤，再加羌活、防风以开泄太阳而祛风柔筋。砂仁、槟榔、炒莱菔子、法半夏理气和胃、化湿助脾。故首诊后经期即缩短为9天，且余症多减。

健脾理气调阴阳

【病案】陈某，女，38岁。2012-12-12初诊。

月经淋漓不尽已4个月经周期。

患者4个月前即月经淋漓，9天方尽。或有期前收缩（脉结），轻度头晕（自认为系颈椎病所致），耳鸣。左少腹阵痛。或腰酸，或夜尿。尿常规示：红细胞(+++)。脉濡，舌红，苔白。证属脾湿气滞，阴阳两虚。治宜健脾理气，调理阴阳。

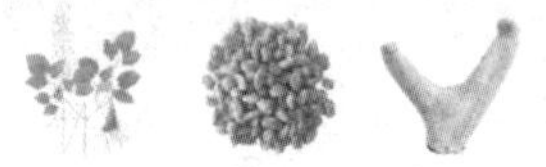

方投协 2+ 协 15+ 协 35+ 炒莱菔子 10g，延胡索 10g，制香附 10g，乌药 6g，小茴香 6g。5 剂。

2012-12-18 二诊。或左少腹痛、胀。矢气少。余同上。守上方，去协 2、协 15，加协 7+ 协 4+ 协 39。7 剂。

2012-12-28 三诊。本次月经“干净利落”（6 天），但脐周发胀波及两少腹。有子宫附件炎。大便溏，或日 2 行，伴腹痛，尿频。脉弦沉，舌红，苔白。守上方，加玫瑰花 10g，佛手 10g。7 剂。

解析：脉濡、苔白及或夜尿或腰酸，若同上案一样，也系脾虚有湿且传肾之象。脾湿侮肝，日久致肝之阴阳两虚则左少腹阵发性痛、耳鸣。正因化源不足、肝之阴阳两虚，统摄、调控血量之功均异常，故月经淋漓不尽。血溢脉外则尿检发现红细胞。用协 2（五苓散）加炒莱菔子健脾除湿，协 15（四物汤）合协 35（吴茱萸汤）养肝血、暖肝阳，延胡索、制香附、乌药及小茴香活血理气、疏肝和胃。二诊无明显变化，多系脾气亏虚兼胸阳不振使然，协 2、协 15 已力不从心，故去之，代之以协 7（香砂六君子丸）、协 4（一贯煎）及协 39（瓜蒌薤白半夏汤）暖脾养肝扶胸阳，故三诊述“本次月经干净利落”。

三、从多脏腑论治

清养心肺理气血

【病案】秦某，女，28 岁。2013-03-28 初诊。

月经淋漓不尽 4 个月。

患者 4 个月前即月经淋漓不尽，直至下月来潮。检查示：子宫内膜增厚，陶氏腔积液。入睡难，梦多，易醒。尿无力。脉细，舌红，苔微黄根稍厚。证属阴虚有热，血虚而郁。治宜清养心肺，补脾理血。方投协 37+ 协 25+ 炒黄芩 10g，川续断 15g，墨旱莲 30g，阿胶（另烊）15g。7 剂。

2013-04-04 二诊。月经未尽，3 天后月经又将至。但睡眠好转，尿稍有力。脉细，舌红，尖尤甚，苔白。守上方，去阿胶：①加西洋参 6g，黄精 10g。20 剂；②再加玫瑰花 70g（另包，从第 4 天开始分开加入）。

2013-05-05 三诊。经行第 4 天，上个月漏证略减。上午血量少，下午 3—7 点血量偏多，但无腹痛。睡眠尚好。脉细，舌红尖偏甚，苔白。改投协 20+ 协 25+ 协 49（去制何首乌）+ 生地黄 15g，川续断 15g。18 剂。

2013-06-05 四诊。上次月经 7 天干尽，5 天后又下粉红或黯红色血液，第 20 天时方全部干尽。本次月经已 4 天，量减，色鲜红。睡眠转佳。脉细，舌红，苔薄白。守上方，加黄精 10g。10 剂。

约 2013 年国庆节期间，患者带同事前来就诊时述：月经周期正常，漏证消失。

赏析：月经淋漓结合入睡难、梦多、易醒、尿无力及苔微黄根部稍厚看，并非纯虚证，但投协 37（甘麦大枣汤）合协 25（归脾丸）加养血止血之品后并无显效，恐扶正之药尚嫌不足，故二诊加益气养阴活血之辈后漏证略减。鉴于患者每下午 3—7 点血量偏多，此近乎“发作有时”之症，是以调整思路与方法，参合脉证，改投协 20（小柴胡汤）和解少阳、疏利气机，依用协 25 补养心脾，加协 49（去制何首乌）即二至丸平补肝肾，患者月经干尽 7 天后复下血 13 天，但 20 天后终于血止。在长达两个半月的时间里服药 55 剂，月经复常。处方用药，有变有守。

养阴开降理气血

【病案】黄某，女，21 岁。2015-06-17 初诊。

经行 3 个月未尽。

患者 3 个月前即月经来潮，至今未尽，伴腰痛。自觉有火。纳差，饮水少。大便或稀或秘，尿黄。脉细，舌红，苔中微黄。证属阴虚气滞，中焦湿热。治宜养阴理气，辛开苦降。方投协 4+ 协 32+ 干姜 6g，川黄连 6g，炒黄芩 10g，川续断 15g，墨旱莲 30g，炒谷芽、炒麦芽各 15g，焦山楂 20g，制香附 10g，郁金 10g。7 剂。

2015-06-24 二诊。初服血量反多，伴腹痛，近 3 天量减，且色黯。近几日右鼻孔结节，或痛，或干、打喷嚏、流清涕。腰部舒适。纳增。昨日饮水多，大便每日 1 行，尿稍清。脉右弦、左细，舌红，苔黄。改投协 4+ 协 13+ 协 38+ 协 49（去制何首乌）+ 炒栀子 10g，炒谷芽、炒麦芽各 15g，焦山楂 20g，川续断 15g。7 剂。

2015-06-30 三诊。鼻部较舒适。但 4 天前轻度感冒，偶有黄涕，喷嚏。月经干尽 1 周，近 2 天前阴有少许褐色分泌物。脉细，舌边红，苔中黄厚。咽红。①守上方，去协 13，加干姜 3g，川黄连 3g，川厚朴 10g，牛蒡子 6g，玄参 15g。7 剂。②守 06–17 方，加制龟甲 30g，西洋参 10g，益母草 10g，黄精 10g，女贞子 30g，茯苓 10g，白术 10g，山药 20g。20 剂。蜜丸。

赏析：患者经行 3 个月尚未尽，从自觉有火、尿黄、纳差、大便或稀或秘及脉细、舌红、苔中微黄看，当属肝胃阴虚、中焦湿热。肝阴不足，调控血量紊乱，胃阴亏虚，脾不生血、统血，是以月经淋漓达 3 个月之久。肝病累母，脾病传肾则经行腰痛。以协 4（一贯煎）合协 32（玉女煎）滋养肝胃，制香附、郁金疏肝活络，加干姜、川黄连辛开苦降脾胃之湿热，炒黄芩、川续断、墨旱莲止血治其标，炒谷芽、炒麦芽及焦山楂调和肝胃。二诊述初服血量反多，乃瘀去之佳兆，其血黯可征。且纳增、饮加、腰适、尿清、大便调。其舌苔由中部微黄变为皆黄，意味热邪偏重，在养阴大法不变的前提下，以协 13（半夏泻心汤）取干姜、黄连而代之，以强开降之力，故三诊述月经已干尽 1 周。

活血止血除湿热

【病案】张某，女，38 岁。2005–09–26 初诊。

月经中期前阴时下血（排卵期出血）5 年。

患者自 2001 年开始，每次月经中期即前阴时有下血，直至下次月经来潮方自行停止。月经每 7 天方尽，量少，伴轻度腹胀，中期白带偏多。口干，或咽部不适。脉数，舌暗红，苔黄腻。证属下焦湿热，血脉瘀滞。治宜清利湿热，活血止血。方投协 11+ 协 33+ 蒲公英 15g，败酱草 15g，苦参 10g，炒栀子 8g，地榆炭 10g，浙贝母 10g，生地黄 10g。6 剂。

2005–10–17 二诊。出血已止。现依然口干且手心发热。脉细微数，舌红，苔少。守上方，加石斛 10g，地骨皮 15g。7 剂。

2005–10–24 三诊。经行第 5 天。经前 4 天复下少许血液，呈咖啡色。现面部有痒疹。脉细，舌红，苔白。守初诊方，去败酱草、炒栀子，加黄芪 20g，茜草 10g。7 剂。

2005–10–31 四诊。月经已于 5 天前干尽。现睡眠较差，大便溏。余可。脉细弱，苔白，边齿印。改投协 25 加味，7 剂善其后。随访半年，其病未再发作。

赏析：经间期是继月经后期由阴转阳、由虚转盛之时期，属西医学的排卵期，一般无特殊证候。但若湿热内蕴或瘀阻胞络，一旦阳气内动太过，阴阳转化失序，损及冲任，血海固藏失职，血溢于外，便见经间期出血。排卵期白带偏多，若晶莹透亮且无异常气味也算正常。脉数、苔黄腻乃下焦湿热之征，经行伴轻度腹胀、舌暗红示其血瘀气滞，口干或咽部不适乃津不上承之象。故首投协11（四妙丸）合蒲公英、败酱草、苦参、炒栀子清热利湿解毒，次投协33（桂枝茯苓丸）合地榆炭活血止血，加浙贝母、生地黄清热利咽。二、三诊守方稍作损益，病情逐渐好转，至四诊得愈，仅睡眠较差、大便溏，故改投协25（归脾汤）加味以扶正善后，防其复发。（戴征浩）

（陈国权　张　勇　陈丽霄　张瑞新）

第五节　痛　　经

痛经，是指经期或经行前后，出现周期性小腹疼痛甚或头痛，或肩颈痛，或大腿两侧不适或痛，或足挛痛，或痛引腰骶，甚至剧痛晕厥者。本节之痛经主要表现在腹，其次是腰、头乃至于下肢。本病在《金匮要略·妇人杂病》中早有记载，如“因虚、积冷、结气”在下焦所致“气冲急痛”、当归芍药散所主“妇人腹中诸疾痛”、小建中汤所主“妇人腹中痛”及土瓜根散所主“少腹满痛”等。其后，历代多有论述。隋代巢元方《诸病源候论·卷三十七·妇人杂病诸候》首立“月水来腹痛候”；宋代陈自明《妇人大全良方》对痛经的病因进行阐释，并创立治疗实寒有瘀之痛经的温经汤（注：非《金匮要略》之温经汤）；明代张介宾《景岳全书·人集·三十八卷·妇人规》进一步详细归纳了痛经之常见病因；清代傅山《傅青主女科》、吴谦《医宗金鉴·妇科心法要诀》等对痛经的病因和治法又进行了补充和完善。

进入现代，人们对痛经的研究走上了一个新的发展层面。临床上，大而言之痛经主要有“不通则痛”与“不荣则痛”2类。具体言之可分气滞血瘀、寒凝血瘀、湿热瘀阻、气血虚弱和肾气亏损5型，并分别采用理气行滞、温经散寒、清热除湿、益气养血、补肾益精的治法，以化瘀调经止痛。此外，情志因素对痛经的影响亦不容忽视，甚至成为一个重要的病因。西医学根据生殖器官有无器质性病变，又将痛经分为原发性痛经和继发性痛经。有学者用自创补肾法调整月经周期理论来治疗原发性痛经，并将整个月经周期分 7 个时期治疗。王艳英认为“目前，对于原发性痛经，西医治疗主要以非甾体抗炎药和避孕药为主”。

陈师在临床中，立足《金匮要略》脏腑相关理论，运用脏腑辨证，结合自身实践经验，在辨治痛经中取得良好的疗效。本节中，痛经的病因病机大致可归为肝肾阴虚、阴阳不调、脾虚湿阻、肝寒血瘀、肝郁气滞、心脾两虚及气血不足等类，既有不荣也有不通所致者，多为虚实夹杂且偏于虚，故治法不外养阴温阳、健脾利湿、暖肝补心、调益气血。本节共 17 案，初诊用方计 43 首，按使用频率多少依次为：协 4（8 次），协 2、协 25（各 5 次），协 9、协 35（各 4 次），协 47（3 次），协 19、协 33、协 39（各 2 次），协 1、协 7、协 13、协 15、协 32、协 49、协 51 及协 70（各 1 次）。可见立足于治肝肾者居多，立足于治脾胃者也不少。

一、从肝论治

温经健脾理气血

【病案】方某，女，38 **岁。**2010-08-25 **初诊。**

痛经约 10 年。

患者 10 年前即经行第 2 ～ 3 天时腹痛或胀，月经呈块状，5 ～ 6 天干尽。近几天轻微感冒，或流涕，面色萎黄。尿微黄。余可。脉略沉，舌红，苔白。证属阴阳失和，脾虚有湿。治宜温阳养阴，健脾利湿。方投协 9+ 协 2+ 乌药 6g，黄芪 20g，丹参 15g。7 剂。

2010-09-02 二诊。感冒已愈。本次月经将于 09-06 来潮，余如上述。脉略沉，舌红，苔白。守上方。7 剂。

2010-09-10 三诊。本次月经 09-04 即潮，昨已干尽，腹痛程度微减，血块略少。面部颜色较前好转。脉细，舌红，苔白。守上方，去协 2，加协 51。7 剂。

2010-09-25 四诊。感觉尚好。脉细，舌红，苔白。守上方。7 剂。

2010-10-10 五诊。本次月经已 5 天，腹痛较上次又减，血块亦减少，热敷血量略减。余可。脉细，舌红，苔白。守上方。7 剂。

赏析：本案之痛经，结合舌红、脉略沉来看，主要责之于肝肾阴阳两虚。肝虚，疏泄不及则气郁而瘀，故经行第2～3天时腹痛或胀、月经呈块状。肝病日久，乘克脾土，虚则运湿不及故面色萎黄、苔白、尿微黄。土（脾）不生金（肺），湿邪上泛，卫外不固则见轻微感冒或流涕。首选协9（温经汤）合乌药暖肝温肾，兼养其阴，加丹参活血养血，肝肾阴阳调和，瘀血得化，则痛经自减。次选协2（五苓散）健脾利湿，加黄芪以强培土生金之力，脾土运化复常，肺气得固，故感冒、流涕自除。二诊时感冒已愈，但余症如上，故守方再进。三诊时诸症皆有改善，但脉细、舌红、苔白，阴虚之象益显，故去利湿之协2（五苓散），以防伤阴，加协51（四君子汤）培补中焦脾土，冀气血生化充足则肺、肝、肾三脏得养而诸症自蠲。四诊、五诊诸症又减，故坚守三诊方，以图巩固。

疏肝健脾理血脉

【病案】孔某，女，31岁。2012-04-17初诊。

痛经2年余。

患者2年前未怀孕时即痛经，2年前生小孩后不久反而加重，主要在首日及翌日，有血块，4天干尽。检查示子宫内膜腺肌症，服西药3个月无明显改善。白带略多。睡眠欠深，梦多。脉微弦，舌红偏暗，苔白。证属肝郁脾虚，血虚而瘀。治宜疏肝健脾，养血活血。方投协1+协15+桃仁10g，红花10g，炙远志8g，炒酸枣仁15g，益母草10g，天花粉15g。7剂。

2012-04-25二诊。白带减，眠稍佳，梦减。肠鸣，矢气多，大便日2行。守上方，加苦参10g。7剂。

2012-05-09三诊。经行第5天，未曾腹痛，经行初、末均色褐。或便秘。脉舌同上。守上方，加肉苁蓉15g。7剂。

2012-05-24四诊。感觉尚好，大便日1行，睡眠亦尚好。脉弦，舌暗红，苔白。守上方。7剂。

2012-06-12五诊。经行又腹痛，且量多，呈块状。脉弦，舌红，苔白。改投协1+协35+佩兰10g，桑椹20g，黄芪20g，益母草10g。7剂。

2012-06-27六诊。月经将于07-04来潮。若饮水则早晨眼胞肿，中午则失。余可。脉舌同上。守上方，加韭子 10g，淫羊藿 10g。7 剂。

2012–07–26 七诊。07–06 经方至，量稍少，无剧痛。白带多，眼肿减。脉弦，舌暗红，苔白。守上方。7 剂。

2012–08–31 八诊。本次月经 08–07 来潮，经前 1 天曾腹胀，无明显腹痛。眼肿不明显，精神稍好。脉微弦略沉，舌红偏暗，苔白。守上方。7 剂。

赏析：患者之痛经，结合脉微弦、月经 4 天干尽、有血块、舌红偏暗且生产完后即疼痛加重来看，为肝郁气滞，加之血虚而瘀所致。苔白正为肝郁乘脾，脾虚生湿之征。脾湿传肾，故白带略多。肝病及子（心），加之血虚心失所养，心神受扰，故睡眠欠深、梦多。首选协 1（逍遥散加赤芍）疏肝解郁，健脾除湿。次选协 15（四物汤）加天花粉、桃仁、红花、益母草养血活血，以补阴血之不足，并除月经之瘀滞。再加炙远志、炒酸枣仁以宁心安神。二诊、三诊、四诊诸症逐渐改善，故守初诊方稍事出入。五诊时，经行又腹痛、血成块状、脉弦、舌红、苔白仍为肝郁阴虚、脾虚血瘀之象，故改投协 1 合协 35（吴茱萸汤）加佩兰、黄芪、桑椹、益母草，在疏肝健脾、养阴活血的基础上，加强暖肝散寒之力，以助痛经之除。六诊、七诊、八诊皆守方略作增益，冀收全功。

疏肝滋阴健脾气

【病案】刘某，女，30 岁。2012–06–06 初诊。

痛经约 8 个月经周期。

患者从 2011 年冬季开始连续食用羊肉 5 天后面部起红疹，现面部仍然可见少许，扪之则略痒。约 2 个月后月经开始紊乱，先后不定期，经行首日腹痛，量极少，5 ～ 6 天干尽。余可。脉微弦，舌红，苔白而少。证属阴虚肝郁，脾湿兼风。治宜养阴疏肝，健脾祛风。方投协 4+ 协 47+ 协 2+ 桑叶 10g，藿香 10g，苦参 10g。7 剂。

2012–06–19 二诊。痛经失，而面红疹稍增，略痒、痛。大便日 2 行，或伴腹胀，尿黄。脉略数，舌红，苔略黄。守上方，去藿香，加连翘 10g，菊花 10g，薄荷 8g，玄参 10g。7 剂。

赏析：虽在冬季，但连续 5 天进食具温补之性的羊肉后，意外面生红疹，结合舌红、苔白而少、月经量少看，则肝肾阴虚，湿热内蕴可知。肝体阴而用阳，肝肾阴虚日久，则用阳受累，郁而疏泄失常，气血不畅，故脉微弦、月经紊乱而见先后不定期、经行首日腹痛。肝木乘克脾土，输运不及，则湿停而苔白，郁而化热加之兼风，故面部仍见少许红疹、扪之略痒。湿注于下，亦可致气机不畅而影响月经之正常排溢。方投协 4（一贯煎）合协 47（四逆散）滋阴疏肝，一者补肝之体，助肝之用，以复月经之常，二者防肝病再乘脾土。再选协 2（五苓散）合苦参健脾利湿于下，加桑叶、藿香解表疏风于上，上下同调，以助红疹之除。二诊时，痛经失，但面部红疹稍增、略痛痒、脉略数、舌红、苔略黄为湿热欲出，病重药轻之征。故守方，去辛温之藿香，加辛凉之连翘、菊花、薄荷，以强祛风清热解表之力，另加玄参以增滋阴清热之功。

滋养肝肾兼活血

【病案】吴某，女，33 岁。2011–09–23 初诊。

痛经年半。

患者自 2010–04 开始痛经，经行首日腹痛，以左少腹为剧，常伴额痛，经行块状，色或黯或红，5 天干尽，经尽则痛失，月经周期紊乱。近觉恶心（2 天前花 2 元钱注射某西药后），常不吃早餐，饥则心慌，口干不欲饮。或耳背，梦多，身体抖动，平素腰痛。大便或日 2～3 行，夜尿 1～2 次。2011–09–19 妇科 B 超示子宫肌瘤。脉细，舌红，苔微黄而干，有裂纹。证属血瘀阴虚，下焦湿热。治宜化瘀养阴，清热利湿。方投协 33+ 协 32+ 协 4+ 黄芪 20g，泽泻 20g，郁金 10g，白术 10g，砂仁 8g，白芷 6g，乌药 8g。7 剂。

2011–10–19 二诊。本次经行 6 天，昨日干尽，经行首日左少腹疼痛大减。余如上述。脉略沉，舌红，苔少而白。守上方，乌药加至 14g，另加天花粉 15g，神曲 10g。7 剂。

2011–11–12 三诊。本次月经于 11–08 来潮，疼痛再减，但经行首日演变为足挛痛，现基本干尽。脉细，舌红，苔白。守上方，加协 70。7 剂。

赏析："腹痛经后气血弱，痛在经前气血凝"（《医宗金鉴·妇科心法要诀》）。脉细、舌红、苔微黄而干、有裂纹为一派的肝阴虚、胃阴虚而热之象。肝病及心则梦多，累母致肾阴不足则耳背，胃阴虚有热，纳腐太过致饥则心慌乃至身体抖动（与肝阴虚生风也有关）。肝经循经少腹，前额分属阳明，经行左少腹痛剧并常伴额痛为肝胃不和、肝胃俱病之典型例证。参照B超所示可知，患者有明显的瘀血阻滞。单从脉、舌看，并无明显湿邪可言，但大便或日2～3行、口干不欲饮及恶心说明，内有相对隐性的湿邪且开始化热。"癥之成，必挟湿热为窠囊。"故首选协33（桂枝茯苓丸）活血化瘀，次选协32（玉女煎）合协4（一贯煎）养胃肝之阴，清胃热。所加黄芪、乌药、砂仁、白芷理气和胃，郁金、泽泻及白术以活血清热燥湿。

养阴疏肝兼活血

【病案】许某，女，48岁。2012-08-05初诊。

痛经30余年。

患者自诉月经初潮即痛经，多在经潮第2天，当血块排出后则消失，常伴恶心、呕吐、汗出。但24岁结婚后痛经大为减轻。白带多，味腥。余可。脉弦，舌红，苔少而白。证属阴虚气滞，血络瘀阻。治宜养阴疏肝，活血通络。方投协47+协4+协49+薏苡仁20g，桃仁10g，红花10g，益母草10g，丹参15g，黄精10g。7剂。

2012-08-26二诊。本次月经昨日来潮，疼痛大减，昨血块较多，今腹痛消失。但大便次数增多。脉微弦，舌红，苔白。守上方，加茯苓15g，白术10g。7剂。

2012-09-08三诊。上次月经持续4天，现无明显不适。脉微弦，舌红，苔白而润。守上方。7剂。

赏析：清代赵濂《医门补要·卷上·病挟气郁宜审》："善怒多思之体，情志每不畅遂，怒则气结于肝，思则气并于脾，一染杂症，则气之升降失度，必加呕恶胸痞胁胀烦冤。"女子以肝为先天，情志不遂可致多种疾病。此案患者月经初潮（值青春期）即痛经，结合脉弦看，当为情志不遂，肝气郁结，久则血行不畅，留而为瘀，故血块排出后痛经即消失。肝病乘脾及胃，脾湿中留、胃失和降故苔白且恶心、呕吐、汗出。传病于肾，加之肝病累母，则白带多且味腥。肝郁日久则易耗伤肝肾之阴，舌红、苔少即为明证。故首投协 47（四逆散）加桃仁、红花、益母草、丹参以疏肝解郁，活血化瘀，血块得出而痛经自消。次投协 4（一贯煎）合协 49（二至丸加制何首乌）加黄精以平补肝肾之阴，补肝体所以助肝用。再加薏苡仁以健脾利湿于下。如此，肝肾得补，肝郁得舒，则自无气滞血瘀、乘克脾土之患。二诊、三诊诸症皆改善，故守初诊方稍作增益以巩固既得之效。此案中，患者痛经自结婚后大为减轻，寓有阴阳和合之理，盖结婚确能治病欤！

健脾理肝愈痛经

【病案】李某，女，33 岁。2011–11–17 初诊。

痛经多年。

患者从月经初潮始即痛经，多在首日，量极少，且 7 天方尽。或月经先期，经行则手足及全身发凉。从去年开始进入秋冬季节后脸部即起红疹。或头晕，右耳鸣，或服中药后脘腹不适。近来轻度口干，口苦，大便 2 日 1 行，或尿黄。脉微数，舌红，苔少。证属阴阳不调，脾湿兼风。治宜调和阴阳，健脾祛风。方投协 9+ 协 2+ 桑叶 10g，薄荷 8g，玄参 10g，百合 10g，砂仁 6g。7 剂。

2011–11–26 二诊。口干不明显，但梦多，余如上述。脉舌同上。守上方，加炙远志 8g。7 剂。

2012–01–24 三诊。月经于昨日来潮，手足略温，痛不显（一直热敷）。脉细，舌红，苔白。守上方，加神曲 10g。7 剂。

赏析：冲为血海，任主胞宫，二者皆起于小腹，寒凝胞宫，血分凝涩，阴阳失调，故小腹疼痛。血得寒则凝，肝血不足，阳气亏虚则瘀血阻滞，血不循经，加之冲任虚损，调理失度，胞宫溢蓄失常，故漏下不止，或月经提前。患者经行手足及全身发凉、偶头晕、耳鸣均为肝虚脾湿，阳气不振之征。脉微数、舌红、口干、口苦、尿黄且秋冬季节面部红疹皆为阴虚有热之兆。用协 9（温经汤）温通经脉，养血祛瘀，协 2（五苓散）健脾利湿。然湿为阴邪而难骤除，复生内热而伤阴，故加桑叶、薄荷、玄参、百合、砂仁等清热祛风，益阴理气。

调和阴阳益气血

【病案】叶某，女，29岁。2016–05–14初诊。

痛经10余年。

患者自13岁月经初潮起即痛经，首日痛甚，冬日若食冷或便秘则痛经加剧，经量少。汗出，畏寒。偶头晕，或胸闷，手麻，腰酸。口干，唇干，纳少。压力大时大便3日1行，小便频。脉沉，舌红，偏淡，苔白。证属阴阳两虚，气血不足。治宜调和阴阳，益气养血。方投协9+协39+协51（去党参）+炒白扁豆15g，制何首乌15g，焦山楂15g，小茴香6g。10剂。

2016–05–30二诊。药至2剂经潮，呈块状，色鲜红，5天尽，期间头晕2次。手麻不显，胸闷失，但气短、肠鸣、矢气、大便欠畅。脉舌同上。守上方，加干姜6g，川黄连6g，红参6g。10剂。

2016–07–16三诊。停药月半，其间月经来潮时首日腹痛，量少，有血块，且伴腰酸、下肢软，4天即尽，周期正常。睡眠浅，梦多。口干剧，食欲欠佳，纳少。大便日1行，紧张时则便秘。饮水则尿，近来夜尿1次。脉细，舌红偏淡，苔白。改投协25+协39+协48+制香附10g，郁金10g，杜仲20g，韭子10g。14剂。

2016–08–13四诊。痛经、经行有块及腰酸皆减，但仍口干引饮、食纳欠佳、眠浅梦多、汗多，平素手脚发凉，尿频。脉濡，舌红，苔中白。守上方，加协63。14剂。

2016–09–01五诊。痛经稍轻，块状少，色正。但依然易醒、口干甚。腰酸减，汗亦减。大便调，尿次减少。余同上。脉舌同上。守上方，加百合15g。14剂。

赏析：本案之痛经，结合月经首日痛甚且量少、脉沉、舌红偏淡、冬日若食冷或便秘则痛经加剧、畏寒、偶头晕、腰酸来看，显系肝肾阴阳两虚，气血不足之征。子（肝）病累母（肾），疏泄失常，故压力大时大便3日1行、小便频。肝病传脾，脾失运化，不能上承津液，则纳少、苔白、口干、唇干，濡养失职，故手麻。母（脾）病及子（肺），湿邪上扰心肺则或胸闷、汗出。口干、唇干或与《金匮要略·妇人杂病》“曾经半产，瘀血在少腹不去。何以知之？其证唇口干燥，故知之”似，为瘀血留内之征。故方投协 9（《金匮要略》温经汤）加制何首乌、小茴香温经散寒，养血活血，阴阳同调，以复月经之常。协 39（瓜蒌薤白半夏汤）化痰理气，以扶心肺之阳，阳升则雾除，故胸闷、汗出自解。协 51（四君子汤去党参），加炒白扁豆、焦山楂健脾化湿，以“釜底抽薪”而不碍邪。二诊时诸症有减，但气短、肠鸣、矢气、大便欠畅，故守方加干姜、川黄连、红参以辛开苦降兼温中益气。三诊时仍痛经，但主要表现为心脾两虚、肾气不足兼气滞血瘀。故改投协 25（归脾汤）、协 39、协 48（缩泉丸）加杜仲、韭子、制香附、郁金以补益心脾，温肾缩泉，活血调经。四诊、五诊时症状改善，故守方略作增益以收全功。

调和阴阳益气阴

【病案】马某，女，23 岁。2015-05-11 初诊。

痛经约 10 年。

患者大约从初中开始即痛经，尤其是经行首日，有血块，色黑。伴腰痛、腹胀、头晕，1 周方尽。且首日饮食不佳，食入则吐酸水，口干喜饮。经前乳房胀痛，平素恶冷，多梦。脉细缓，舌红，苔薄白。证属阴阳失调，气阴两虚。治宜调和阴阳，益气养阴。方投协 9+ 协 39+ 黄芪 30g，防风 10g，白术 10g，炒酸枣仁 15g，炙远志 8g，焦山楂 15g。10 剂。

2015-06-16 二诊。经行第 3 天，至昨日早晨方有腹痛，但程度及持续时间均稍短，经行首日饮食也较前为好，头晕不明显，但心慌。余如上述。尿黄。脉舌同上。守上方，加制何首乌 20g，车前子（布包）10g。10 剂。

2015-07-11 三诊。上月经行 7 天，头晕轻，或心慌，精神委顿，口苦轻，近咽痛。大便日 1 行，尿黄。脉舌同上。守上方，加牛蒡子 6g。10 剂。

赏析：本案之痛经，综观脉细缓、舌红、腰痛、经行有血块且色黑、经前乳房胀痛，知系肝肾阴阳不调，疏泄不及而致气滞血瘀所成。肝病传脾，湿邪久蕴，胃失和降则经行首日饮食不佳、食入则吐酸水、口干喜饮、苔薄白。土（脾）不生金（肺），湿邪上扰，加之母（肝）病及子（心），故平素恶冷、头晕、多梦。投协 9（温经汤）温阳养血，活血调经，以复肝肾阴阳平和之常。协 39（瓜蒌薤白半夏汤）加白术、焦山楂通阳行气、健脾化湿，兼顾上中二焦，以解脾病累心、及肺之患。同时佐以炒酸枣仁、炙远志，共奏养心安神之功。黄芪、防风为固表祛风之经验用药，肺卫表固则恶冷自除。二诊、三诊时痛经及诸症有减，故守初诊方，加补益肝肾之制何首乌以培本益源，并随证加以他药。

又：以上 3 案之痛经虽均属阴阳失调，均用协 9 养阴和阳，但前案兼脾湿夹风之象，故加化湿解表药以利湿祛风，中案则兼有脾肾两虚、气血不足，故以通阳化湿、健脾补肾之品调之，后案兼有脾虚、气阴不足，故加健脾化湿、益气养阴之类。

养阴补血兼祛风

【病案】吕某，女，45 岁。2013-10-30 初诊。

痛经多年。

患者多年前即痛经（腹），热敷可减，血量少，血色黯，呈块状。头顶闷，醒来早，手足麻木。脉稍弦，舌暗红，苔白边齿印。证属阴虚气滞，血虚兼风。治宜养阴理气，补血祛风。方投协 4+ 协 25+ 柴胡 10g，枳实 10g，郁金 10g，蔓荆子 6g。7 剂。

2013-11-09 二诊。痛经略减，醒来稍迟。余同上。脉略沉，舌红，苔白。守上方，加吴茱萸 6g。7 剂。

2013-11-20 三诊。上证俱减。脉细，舌红，苔少。守上方，加黄精 10g。7 剂。

2013-12-11 四诊。月经 11-30 至 12-02 潮，腹痛不显，但血量较少。脉细，舌红，苔白润。改投协 4+ 协 35+ 柴胡 6g，郁金 10g，炙远志 8g，炒酸枣仁 15g。7 剂。

赏析：本案痛经，结合血量少、血色黯、呈块状、脉稍弦、舌暗红来看，为肝肾阴虚，疏泄不及致气滞血瘀之象。气血相搏，阳气不能畅达温煦，则生虚寒，故热敷则痛经可减。肝病乘土，脾虚失运，致苔白、边齿印。子（脾）病累母（心），心脾两虚，血虚生风，故醒来早、手足麻木。头顶闷，为肝血不足、气机阻滞之象。故首投协4（一贯煎）加柴胡、枳实、郁金滋肝肾之阴，疏肝气之滞，以复月经之通调，且能防肝病进一步乘克脾土。次投协25（归脾汤）补益心脾，养血祛风，寓“治风先治血”之意，加蔓荆子清肝以解头顶闷感。二诊、三诊时诸症减，故守方随症增益。至四诊时，腹痛不显，唯月经量少、脉细、舌红、苔白润，故在滋阴疏肝养心之基础上，改加协35（吴茱萸汤）暖肝和胃，肝胃同调，以收全功。

养阴疏肝兼暖脾

【病案】王某，女，19岁。2012-11-11初诊。

痛经约8年。

患者从8年前月经初潮始，经行首日即腹痛剧烈伴汗出，不欲睁眼，或伴呕吐，白带偏多。或感冒。脉微数，略弦，舌红，苔少。证属阴虚肝郁，脾气亏虚。治宜养阴疏肝，暖脾益气。方投协4+协47+协7+土鳖虫10g，炒谷芽、炒麦芽各15g，黄精10g，龟胶15g。7剂。

2012-12-02二诊。痛经消失，自觉乳房发育稍迟缓。脉舌同上。守上方，去龟胶，加鹿角胶20g，西洋参10g，制何首乌15g，太子参10g，肉苁蓉15g，沙苑子10g，焦山楂10g，黄芪20g，防风10g。20剂。熬膏。

赏析：经行首日腹痛伴呕吐或汗出、不欲睁眼且平素白带偏多，为肝脾胃三脏不调，湿热滞气，津液外泄之象。或感冒为脾胃气虚，不生肺金，肺卫不固所致。脉数、舌红、苔少为肝肾阴虚之征。故用协4（一贯煎）合协47（四逆散）滋补肝肾，调畅肝气，再投协7（香砂六君子丸）暖脾祛湿。二诊述痛经消失，但补述乳房发育迟缓。乳头属肝，乳房属胃，若木不疏土，水不涵木，则肝脾肾三脏不和而致乳房发育迟缓，故守上方，加鹿角胶、西洋参、制何首乌、太子参、肉苁蓉、沙苑子、焦山楂、黄芪等益气养阴、滋补肝肾之品，且补中有行，既可防痛经反弹，又可收促进乳房发育之效。

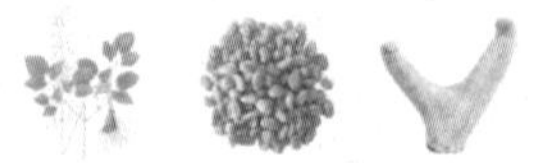

二、从脾论治

补脾养心兼暖肝

【病案】李某，女，26 岁。2014-04-11 初诊。

痛经约 12 年。

患者从念初中开始即痛经（初潮第 2 年），每经前 4 ～ 5 天即小腹疼痛，来潮数小时后疼痛加剧，至第 3 天疼痛方消失，若下蹲则疼痛稍减，伴呕吐、腹泻每日 3 次，且伴冷汗出，或心慌。间隔 1 ～ 2 日后，前阴少量下血，呈块状，色黑。偶尔白带稍多。或左侧头痛。口干，夜尿 1 次。脉细，舌红，苔薄白。证属心脾两虚，肝阳不足。治宜补脾养心，暖肝利胆。方投协 25+ 协 35+ 丹参 15g，延胡索 10g，川芎 10g，黄芩 10g，黄精 10g，白茅根 15g，神曲 10g。10 剂。

2014-05-05 二诊。小腹或痛已 2 天。脉舌同上。守上方。7 剂。

2014-05-16 三诊。05-08 至 05-13 月经来潮，痛稍减，血量少，恶心，但未吐，腹泻日 2 ～ 3 次，汗出不显，未心慌。月经干尽 1 ～ 2 天后前阴无下血。脉舌同上。守上方，加小茴香 6g。10 剂。

赏析：本案之痛经，主责于心、脾、肝。结合或心慌、前阴少量下血、脉细、舌红、偶白带稍多、口干、夜尿 1 次及苔薄白来看，为心血亏虚，脾虚兼湿，不能统血而然。肝木生于肾水，长于脾土，心脾两虚，气血生化不足，肝木失于濡养，加之行经之时肝血下注胞宫，肝血益虚，故经前及经至时腹部失荣而痛。阴血不足，累及肝阳，下焦失煦，气血不行，故前阴下血且色黑。肝病传脾及胃，故痛经伴呕吐、腹泻、冷汗出。或左侧头痛则示胆经不利。故投协 25（归脾汤）补益心脾，加黄精、白茅根、神曲以使心血得养，脾湿得化，并有实脾以养肝之意，再加丹参、延胡索、川芎、黄芩活血止血，则瘀血得去，新血自生。再投协 35（吴茱萸汤）以暖肝和胃，温中下焦之阳。二诊时变化不显，故仍续守原方。三诊时腹痛稍减，诸症改善，但恶心、腹泻，故守方加小茴香，以强暖肝和胃温阳之力。

三、从多脏腑论治

滋养心脾暖肝经

【病案】万某，女，26岁。2012-06-21初诊。

痛经约3个月经周期。

患者近3个月每月经来潮时则小腹或腰部疼痛，5～6天干尽。2个月前即头晕、两太阳穴附近痛。或心慌，手抖。眠浅，梦多。大便2日1行。脉细，舌红，苔白。证属心脾两虚，肝虚胆郁。治宜补养心脾，暖肝畅胆。方投协25+协35+川芎10g，黄芩10g，天麻10g，杜仲20g。7剂。

2012-06-30二诊。经行腰、腹均不痛，余如上述。脉细，舌红，苔白。守上方，加钩藤10g，桑椹20g。7剂。

赏析：患者或心慌、眠浅、梦多、脉细、苔白，为典型心脾两虚之证。脾虚不能养肝，加之月经来潮时肝血下注于胞宫，血虚动风，阴不敛阳则头晕、手抖。“无阴则阳无以生”，日久则肝之阴阳俱虚，故舌红、每月经来潮时小腹疼痛。肝病出胆，胆经不利则两太阳穴附近痛。子（肝）病累母（肾），腰失所养则月经时或腰部疼痛。首投协25（归脾汤）补益心脾兼养肝，三脏同调，以助阴血之复，另加天麻以收滋阴息风之功。次投协35（吴茱萸汤）加川芎暖肝温阳，活血调经，加黄芩引药出胆，肝胆同调，以复气机之常。加杜仲温肾强腰以除腰痛。二诊时述经行腰、腹痛俱失，余如上述。药已中的，故守方加钩藤、桑椹以强息风养肝补肾之功。

滋阴疏肝泻脾胃

【病案】雷某，女，21岁。2011-09-18初诊。

痛经7年。

患者7年前月经初潮即痛经，经行首、翌日皆然，或伴吐泻。本次经行先期约1周，已5天，前2天量多，仅吐，7天方尽。白带多而黄。入睡难，易醒。面红疹半年，口干，饮水多。脉细，舌红尖尤甚，苔黄。证属阴虚气滞，湿热内蕴。治宜养阴理气，辛开苦降。方投协4+协19+协13+苦参10g，茯苓15g，炒酸枣仁15g，天花粉15g，桑叶10g，连翘10g。7剂。

后随访，服上药后月经即通畅，且未痛。

赏析：清代吴谦等《医宗金鉴·妇科心法要诀》："经行泄泻是脾虚，鸭溏清痛乃寒湿，胃弱饮伤多呕饮，食伤必痛吐其食。"从本次月经提前1周、伴吐、经前的白带多而黄、长达半年的面红疹、口干、饮水多及苔黄看，该案既非单纯脾虚、胃弱，亦非单纯寒湿及食伤，而是虚实夹杂、湿热并存。正因湿热盛于中焦脾胃，胃气不降则伴吐，脾气下陷则伴泻，累及其母则入睡难、易醒、舌尖红甚，上应于面部则发红疹，反侮于肝则脉细、舌红，疏泄太过则月经先期。故以协13（半夏泻心汤）加苦参、茯苓，辛开苦降、燥湿利湿，使脾胃升降得复，协19（导赤散）清养其心，协4（一贯煎）加炒酸枣仁、天花粉滋补肝肾以生津，桑叶、连翘祛风清热以除其面部红疹。7年之痼疾7剂而瘳。

养阴健脾兼清热

【病案】刘某，女，25岁。2012-08-31初诊。

痛经2个月经周期。

患者前2次月经首日均伴剧烈腹痛，经色黑，有血块，7天方尽。经前2天大便稀。面部青春痘4年，既痒又痛，可挤出白色分泌物。余可。脉微数，舌红，苔白。证属阴虚气滞，风热兼湿。治宜养阴健脾，清热祛风。方投协4+协2+协19+连翘10g，金银花10g，桑叶10g，薄荷8g，怀牛膝10g，防风10g，苦参10g。7剂。

2012-09-12二诊。服1～3剂时腹胀、肠鸣、大便黑，后消失。脉舌同上。守上方。7剂。

2012-09-27三诊。09-17经至，基本不痛，面红疹亦减。脉舌同上。守上方。7剂。

2012-10-09四诊。痘疹又减，或夜尿。脉细，舌红，苔白。守上方，去协19，加协37+协38。7剂。

2012-10-17五诊。月经先期2天，无新红疹发生，尿略黄。脉略濡，舌红，苔白。守上方，加玄参10g。7剂。

2012-11-02六诊。停药1周后额头起脓点，右目下发现红疹1个，且痛。经行已7天，但不痛。脉舌同上。守上方，加夏枯草15g，川黄连6g。7剂。

2012-11-13七诊。红疹失，但痕迹仍在。余可。脉细，舌红，苔白。改投协2+

协4+协33+防风10g，桑叶10g，紫苏叶6g，白蒺藜10g，柴胡6g，玄参10g，百合15g。7剂。

赏析：本案之痛经，综观月经色黑、有血块、舌红及苔白，知为肝阴虚气滞、脾湿郁阻所致。肝病乘脾，脾湿不化，故经前大便稀。湿邪久留，郁而化热，母（脾）病及子（肺），湿热上应兼风则脉微数、面部青春痘伴痒、痛及有白色分泌物。湿热之邪下注，缠绵难解，可进一步阻滞气血运行，致痛经加重。首投协4（一贯煎）养阴疏肝，气阴同调，且能防肝进一步乘脾。然“诸痛痒疮，皆属于心”，故次投协2（五苓散）合协19（导赤散）加怀牛膝、苦参，健脾利湿，清心泻热，使湿热之邪从下而出，则自无留着之弊，伍连翘、金银花、桑叶、薄荷、防风祛散风热，治标于上。全方标本兼顾，上下同调，故二诊、三诊时诸症俱减。四诊时痘减，但脉现细象且舌红，恐前药有伤阴之嫌，故去协19，加协37（甘麦大枣汤）、协38（百合地黄汤）改单纯清养其心为既养心又润肺。五诊、六诊诸症基本稳定，故守方随症增益。七诊时，红疹亦失，但脉细、舌红、苔白，故投利湿养阴、化瘀散风之品以巩固疗效。

暖肝理气养心脾

【病案】杨某，女，36岁。2014-02-19初诊。

痛经13年。

患者13年前即痛经，经前1天左侧头痛，波及左下肢，持续10～12时，后逐渐减至2～4时，此次持续6天之多(全经期)。经色黯，呈块状。白带多。或胸闷、耳鸣。大便日1行。脉沉，舌淡，苔白。证属肝阳不足，心脾两虚。治宜暖肝温阳，补益心脾。方投协35+协25+川芎10g，蛇床子10g，瓜蒌壳10g，防风10g。7剂。

2014-03-01二诊。服首剂时即下肢转温，白带减少，睡眠转佳，但有时轻度胸闷。大便仍黏。脉细，舌淡，苔灰白。守上方，加泽泻20g。7剂。

2014-03-12三诊。经行6天（03-05至03-10）。或耳鸣，头不痛，胸不闷，手足平和。脉舌同上。守上方，加黄精10g。7剂。

2014-03-22四诊。昨日曾小腹疼痛。妇检发现双侧乳腺增生、轻度宫颈糜烂。余可。脉细，舌暗红，苔白、中部微黄。守上方，加牡蛎30g，延胡索10g。7剂。

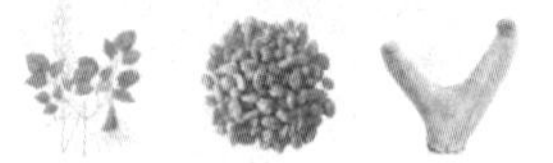

2014-04-01 五诊。本次月经 03-30 来潮，提前 3 天，经前 1 天自觉头发蒙，持续约半天，现头部仍轻度不适。经行有块，乳房轻度疼痛。大椎穴附近不适或痛，左腹股沟有牵拉感。夜寐安，纳可。脉微数，舌红，苔薄黄。守上方，加葛根 10g。7 剂。

2014-04-12 六诊。本次月经于 04-04 干尽，血块较上次为多。干尽后腿部曾发麻，持续大约 1 天后消失。脉细，舌红偏暗，苔白。守上方，去蛇床子，加鸡血藤 20g。7 剂。

赏析：本案之痛经，主责于肝、心、脾三脏。结合经前左侧头痛、波及左下肢且伴冷感（二诊时补述）、经色黯、呈块状、耳鸣及脉沉观之，知系肝阳不足，肝经不利所成。母（肝）病及子（心），心血不足，肝病乘脾，脾虚生湿，故现舌淡、苔白的心脾两虚之象。湿邪上扰，故或胸闷，脾病传肾，湿邪下注，则白带多，亦可阻滞气机而致痛经加重。故投协 35（吴茱萸汤）加川芎以暖肝温阳，行气活血，以复气血通畅之常。协 25（归脾汤）心脾双补，俾气血生化充足，加瓜蒌壳、防风、蛇床子以宣上温下，使脾湿得除。全方共奏温阳养血、益气除湿之功。二诊时诸症减，仍轻度胸闷、大便黏、苔灰白，为湿邪未尽除之征，故守方加泽泻以强祛湿之力。三诊时耳鸣、脉细，阴虚之象益显，故加黄精养阴滋肾。四诊时用牡蛎、延胡索软坚散结并活血化瘀以除瘀滞。五诊、六诊俱守方随症稍事出入，以收暖肝理气、补养心脾之功。

补养心脾暖肝气

【病案】李某，女，29 岁。2013-11-03 初诊。

经行首日腹痛 9 年。

患者 9 年前即痛经，平素经尚调，但本次月经后期 9 天，经潮前 3 天乳胀、前 1 天腰酸，得热则减，正值经行第 4 天。夜晚其先生发现患者面色苍白、盗汗、手心汗出等。口中有黏糊感。纳佳，二便调。左侧输卵管远端有积液。脉细，舌淡红，苔白稍厚。证属心脾两虚，肝寒湿阻。治宜补养心脾，暖肝除湿。方投协 25+协 35+ 杏仁 10g，白蔻仁 8g，薏苡仁 20g，制香附 10g，郁金 10g。7 剂。

2013-11-10 二诊。盗汗、手心汗及口中黏糊感俱减。房事后白带中夹有少许血丝，有排卵期出血。现自觉头部沉重，以巅顶为主，下午加剧。口干不欲饮，余可。脉细，舌红，苔薄白。守上方，去杏仁、白蔻仁、薏苡仁，加协 63+ 吴茱萸 6g，玄参 10g。7 剂。

2013-11-17 三诊。头部较前稍舒适，但头部转向右侧则晕。汗出减轻，口干。近 5 天前阴少量下血，如月经来潮状。脉细，舌红，苔薄白。守上方，加葛根 20g，羌活 10g。7 剂。

2013-11-24 四诊。上症均不同程度减轻。脉舌同上。守上方。7 剂。

2013-12-01 五诊。偶口干，乏味，尿黄。余可。脉细，舌红，苔白。守上方，加天花粉 20g。7 剂。

2013-12-08 六诊。本次月经 12-05 至，后期 4 天，且首日腹痛剧烈，经色黯，夹杂血块，血量较前少。自觉忽冷忽热，痛时脚趾发凉。巅顶疼痛，腹部遇热缓解，休息后疼痛亦缓解。脉细，舌淡红，苔白。改投协 7+ 协 35+ 蔓荆子 6g，当归 15g，炒白芍 15g。7 剂。

2013-12-22 七诊。头后侧重（室内封闭环境下），腹部稍舒。上班时畏热，在家时畏冷。白带臭而黄。脉细，舌红，苔白。守上方，加柴胡 10g，黄芩 10g，薏苡仁 20g，蛇床子 10g。7 剂。

2013-12-29 八诊。白带减，困倦低头则不适。小腹胀。昨起大便日 3 行，质稀。脉细，舌红，苔白。守上方，加白茅根 15g。7 剂。

2014-01-05 九诊。2013-12-31 经潮，色黯，有血块，仅左少腹轻微疼痛，今已尽。口干，尿黄。脉细，舌红，苔白。守上方，加乌药 6g，黄精 10g。7 剂。

赏析：患者之痛经，结合本次月经后期 9 天、脉细、舌淡红、经前 3 天乳胀、经前 1 天腰酸且得热则减、苔白稍厚来看，为脾虚气滞，肝寒湿阻所致。心在液为汗，其华在面，脾开窍于口，盗汗、手足心汗出、夜晚面色苍白、口中黏糊感为心脾两虚、阴虚湿停之征。心脾两虚，肝失所养，肝阳不足，气机不利，胞宫失煦而现本案痛经之种种表现。左侧输卵管远端积液亦为肝寒湿阻致气血瘀滞之征。故方投协 25（归脾汤）加杏仁、白蔻仁、薏苡仁（即浓缩之三仁汤）以补脾益心养肝，兼通利三焦之湿，气血生化有源，湿邪得除而自无留着之患。协 35（吴茱萸汤）加制香附、郁金暖肝温阳，行气活血，以除气血之瘀滞。二诊时湿减，但现肝寒胃虚之象，故守方去杏仁、白蔻仁、薏苡仁以防伤阴，加协 63（良附丸去香附子加制附片）、玄参且加重吴茱萸用量以暖肝温胃养阴。三诊、四诊、五诊时俱守方增益。六诊时痛经剧烈，且色黯、有血块、血量少，表现为一派寒、瘀、虚夹杂之象，故以香砂六君子丸合吴茱萸汤加养血之味以治之。七诊、八诊、九诊时症状改善，故守六诊方，随症加味以全其功。

健脾通络兼养阴

【病案】匡某，女，29 岁。2013-01-12 初诊。

痛经 3 个月经周期。

患者 2012-10-26 上环后则经行第 2 天腹痛，以首次为最剧。本次月经第 2 天，腹痛较首次稍轻。自从上环后，常白带中夹有血丝，且量较往日为多。余尚可。脉濡，舌红，苔白。证属脾湿阻络，阴虚气滞。治宜健脾通络，养阴理气。方投协 2+ 协 4+ 协 33+ 协 70+ 延胡索 10g，黄芪 20g。7 剂。

2013-04-10 二诊。药后经行 2 次均未腹痛，血丝亦减，乳房结节缩小（初诊时未述）。余可。脉舌同上。守上方，加黄精 10g，佩兰 10g。7 剂。

赏析：本案患者之痛经与上环联系紧密，结合白带量较多、脉濡、苔白、乳房结节看，显系脾虚湿停，肝郁气滞致胞络受阻，气血不畅而然。白带中夹有血丝为脾虚不运，失于统血，湿邪下注，传病于肾所致。然湿邪重浊缠绵，与瘀血、滞气相互搏结，痛经必益难解。脾病侮肝，舌红、乳房结节示肝肾阴伤，气滞而疏泄不得，故肝气益郁，即清代黄元御《四圣心源·第四卷·劳伤解》“木以疏泄为性，愈郁则愈欲泄，以其生意不遂，时欲发舒之故也”之意。故投协 2（五苓散）健脾利湿，加黄芪补气以助脾升运统血之力，气充亦自无瘀滞。协 4（一贯煎）合协 70（芍药甘草汤）滋阴疏肝养血，兼能缓急止痛。协 33（桂枝茯苓丸）加延胡索行气活血，通滞祛瘀，以复气血运行之畅，则痛经可除。二诊时症状改善，故守方，加佩兰强芳香化湿之力，黄精滋补肝肾，以培其本。

（曾　晨　陈国权）

第六节　经行后期

经行后期，又称月经后期，指月经周期延后7天以上，甚至3～5个月一行者。本病首见于仲景《金匮要略·妇人杂病》温经汤条下“至期不来”的记载。古今医家对本病的病机多有论述：如宋代陈自明《妇人大全良方·调经门》引王子亨所言“过于阴则后时而至”，认为月经后期为阴盛血寒所致；金元时期朱丹溪《丹溪心法·妇人》中提出“血虚”“血热”“痰多”均可导致月经后期的发生；明代吴昆、张宽等《医方考·妇人门》论述月经后期为寒、为郁、为气、为痰；明代龚廷贤《万病回春·妇人科》认为月经过期而来，紫黑有块责之气滞血瘀；薛己、万全、张景岳等更提出了“脾经血虚”“肝经血少”“气血虚弱”“气逆血少”“脾胃虚损”“痰湿壅滞”以及“水亏血少，燥涩而然”“阳虚内寒，生化失期”等月经后期的发病机制。综观诸家所论，本病病因不外虚实两端：虚者精血不足，冲任不充，血海不能按时满溢而经迟；实者多因血寒、气滞等导致血行不畅，冲任受阻，血海不能如期满盈，致使月经后期而来。

近年来随着中医药研究技术的进步，人们对本病有了更深入的研究。有学者对1016例功血中207例月经后期患者进行问卷调查和各证型的频数统计，结果除《中医妇科学》中的常见证型（肾虚、气滞、血虚、血寒）外，新发现了脾气虚和血瘀证型，而血寒证型则少见。常用方剂如当归地黄饮、大补元煎、温经汤、乌药汤、芎归二陈汤等。特别值得注意的是，随着全球一体化浪潮的推进以及交通的发展，环境的快速变更对月经的影响有增加的趋势，其中不乏导致月经后期者，而月经后期如伴月经量过少常可发展为经闭，陈师称之为“环境改变型闭经”。对育龄期患者而言长期月经后期甚至闭经除影响其生育功能外，还会使某些患者出现面部痤疮、焦虑不安、性情改变、体重增加等症，严重影响妇女的身心健康、工作及家庭生活质量，应及时予以治疗。

陈师在继承历代医家认识的基础上，立足天人相应整体观、脏腑整体观等，运用脏腑辨证，对本病进行辨治。本节所载21案，初诊用方计22首，按使用频率多少依次为：协4（10次），协25（8次），协2（4次），协33、协39（各3次），协7、协15、协19、协47（各2次），协1、协8、协9、协13、协14、协17、协21、协35、协46、协49、协56、协63及协76（各1次）。不难看出，首先立足于治肝肾阴虚，其次立足于治心脾血虚者居多，其中湿邪为患者也不少。

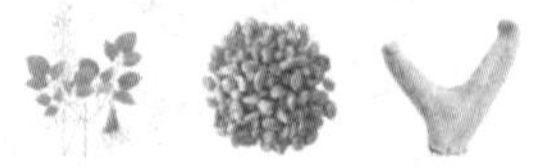

一、从肝论治

暖肝扶脾滋肝肾

【病案】陈某，女，24 岁。2011-04-19 初诊。

月经后期 3 年。

患者 3 年前即月经后期，45 ～ 50 天 1 行，现 3 天干尽，经前 1 周腰痛。挑食，梦多。检查示多囊卵巢综合征。脉细，舌红，苔少。证属阴阳两虚，肝脾不调。治宜滋阴扶阳，调和肝脾。方投协 9+ 协 4+ 焦山楂 20g，炒酸枣仁 20g，茯苓 15g，白术 10g。7 剂。

2011-04-28 二诊。梦减，饮食尚好，但近 2 天轻微腹泻，日 2 ～ 3 行，伴轻微腹痛。脉舌同上。守上方。7 剂。

2011-05-07 三诊。本次月经昨日来潮，基本对月，血量稍多。睡眠好转。大便 2 日 1 行，偶尔日 3 行，伴腹痛。脉微数，舌红，苔薄白。守上方，加白茅根 15g，蒲公英 15g，黄芪 20g，苦参 10g，延胡索 10g。20 剂。熬膏。

赏析： 概述中已言及，“肝经血少”“阳虚内寒，生化失期”等皆可致经迟，可见月经的正常来潮与肝关系甚密。肝阳虚可生内寒，而寒性凝滞，主收引，故气滞而血凝，加之血虚致血海不能及时充盈，是以月经后期，且 3 天即尽。经前 1 周腰痛表现在肾，结合西医学对多囊卵巢综合征的诊断及脉细、舌红看，实为肝之阴阳两虚，累及其母所致。肝病传脾则挑食，及心致梦多。而挑食又可致气血生化乏源，反过来又进一步加重了血虚。脉细、舌红、苔少皆为阴虚之征。故投协 9（温经汤）暖肝扶阳，养血调经，辅以协 4（一贯煎）合炒酸枣仁滋养肝肾之阴，宁心安神，又添焦山楂、茯苓、白术以调和肝脾。肝、脾、肾三脏同治，兼以宁心。三诊即述月经来潮且基本对月、血量稍多、睡眠好转，诸症悉减，故守方略作增益，熬膏缓治。

舍证从脉养阴血

【病案】陈某，女，25 岁。2012-05-04 初诊。

月经衍期近 20 天。

患者 3 月中旬月经来潮后至今未潮，平素经行 5 ～ 7 天尽。饥而不欲食。大便日 1～2 行，尿略黄，尿后余沥。脉略弦，舌红，苔白。证属肝郁阴虚，脾虚有湿。治宜疏肝养阴，健脾除湿。方投协 47+ 协 4+ 协 2+ 焦山楂 20g，炒谷芽、炒麦芽各 15g，桃仁 10g，红花 10g。7 剂。

2012–05–15 二诊。月经尚未来潮，饥而食少，大便日 3～4 行，尿毕余沥已不明显。脉舌同上。守上方，加土鳖虫 10g。7 剂。

2012–05–24 三诊。月经依然未潮。睡眠欠深，饥而食少，大便日 1～2 行，小便调。脉细，舌红，苔白。改投协 15+ 协 25+ 协 49+ 益母草 10g，全瓜蒌 10g，乌药 6g。5 剂。

2012–06–06 四诊。药至 2 剂经潮，7 天方尽。近患人工性荨麻疹，或伴瘙痒。大便日 1 行，尿正常。脉略弦，舌红，苔白。守上方，加佩兰 10g。7 剂。

赏析：肝肾阴虚兼气郁致使虚火内扰，若乘胃、侮胃则腐熟太过而易饥，湿邪困脾则虽饥反不欲食。纳食不足，气血生化乏源，不能按时充盈，则经后期而至。脾湿外出故大便日 1～2 行。阴虚气滞，肝疏不及致尿后余沥。脉略弦乃肝郁之象。首选协 47（四逆散）合协 4（一贯煎）疏肝行气，滋养肝肾，次选协 2（五苓散）合焦山楂、炒谷芽、炒麦芽祛湿健脾，调和肝胃，加桃仁、红花活血行气以助湿去。二诊虽月经仍未潮且依然食少，但尿后余沥已不明显，且大便次数增多，说明气机已有欲通之征、湿邪已有外出之势。三诊时大便次数减少且小便调、脉无弦象说明患者体内之湿邪及气滞已愈大半，故改投协 15（四物汤）、协 25（归脾汤）合益母草健脾养血、活血调经。道路通畅且经血之源得滋，邪去而正复，故药至第 2 剂即经潮，服药仅 19 剂而月经已基本恢复正常。

泻肝养心兼通络

【病案】侯某，女，42 岁。2012–08–14 初诊。

月经后期月余。

患者从 2012–06–28 月经来潮后至今未再潮。心烦易怒，或不知所适。近 2 天晚上口干、苦，尿微黄。脉沉弦，舌红尖甚，苔黄略厚。证属肝胆湿热，气滞血瘀。治宜清泻肝胆，行气活血。方投协 17+ 协 19+ 桃仁 10g，红花 10g，制香附 10g，郁金 10g，炒谷芽、炒麦芽各 15g，全瓜蒌 15g。7 剂。

2012-08-23 二诊。服至第 2 剂月经来潮，余症俱减。偶上肢发麻（有颈椎病，生理曲线消失，反弓）。脉沉弦，舌红尖甚，苔白厚。守上方，去协 17，加协 1+ 杏仁 10g，白蔻仁 8g，薏苡仁 20g，葛根 15g，羌活 10g。7 剂。

2012-11-30 三诊。月经逾期已 17 天，今起乳胀，依然心烦易怒，睡眠稍差，阵发性身热，二便可。脉细，舌红，苔白。改投协 25+ 协 56+ 栀子 10g，地骨皮 10g，制香附 10g，郁金 10g，延胡索 10g，玫瑰花 10g。7 剂。

赏析：患者易怒、口干口苦、尿微黄、脉沉弦、苔黄略厚显为肝胆湿热，气机阻滞之象，故用协 17（龙胆泻肝汤）加制香附、郁金泻热祛湿、疏肝活血。母（肝）病及子（心），致心火亢盛则心烦、舌红尖甚，故再用协 19（导赤散）清心养阴。所加余药以活血行气，调和肝胃。实邪得去，故药至第 2 剂即经潮，邪去则正安，是故余症俱减。观二诊时患者之苔变黄厚为白厚，此热虽去而湿犹存，是以改投协 1（逍遥散加赤芍）疏肝健脾，养血祛湿，加三仁以强健脾祛湿之力。三诊乳胀但月经迟迟未至，加之脉细、舌苔已恢复正常，可知气血尚未充盈，水未到而渠未成也，故再改用协 25（归脾汤）健脾养血，以促“水”到。乳胀、易怒、心烦、眠差、身热为肝、心依然有热之象，故继用协 56（当归贝母苦参丸）合玫瑰花、栀子、地骨皮、制香附、郁金及延胡索以养血清热，行气疏肝。

养肝理气扶胸阳

【病案】夏某，女，46 岁。2014-10-07 初诊。

月经后期 2 个月余。

患者月经自 2014-07-28 来潮后至今未潮。现乳头胀痛，按之则舒。胸痛。耳内胀。二便可，夜尿 1 ～ 2 次。脉弦，舌红，苔白。证属阴阳两虚，气滞络阻。治宜疏肝养阴，行气通络。方投协 47+ 协 4+ 协 39+ 制香附 10g，郁金 10g，玫瑰花 10g。7 剂。

2014-10-25 二诊。月经于 10-11 来潮，量多，有血块，5 天干尽，白带多。胸痛有所减轻，耳内胀消失。脉濡微弦，舌红，苔白。守上方，去玫瑰花，加白术 10g，茯苓 15g，炒莱菔子 10g。7 剂。

赏析：从《灵枢·经脉》“肝足厥阴之脉……上贯膈，布胁肋……”可知，乳头胀痛、脉弦系肝郁之故，按之气机略畅则稍舒，正如《金匮要略·五脏风寒积聚病》“肝着，其人常欲蹈其胸上……”气血得以暂时畅通一样。子（肝）病累母（肾），而肾开窍于耳则耳胀。胸阳不振故胸痛。首选协 47（四逆散）加制香附、郁金及玫瑰花疏肝理气活血，辅以协 4（一贯煎）滋养肝肾之阴，次选协 39（瓜蒌薤白半夏汤）以通胸中阳气。药中病机，故效如桴鼓，药仅 3 剂而经潮，且胸痛缓解、耳内胀消失。

滋阴养血除风热

【病案】王某，女，30 岁。2014-04-13 初诊。

月经衍期 1 周。

患者上次月经于2014-03-06来潮，本次月经至今未潮，17天前即头皮瘙痒。脉细，舌红，苔微黄。证属阴虚风热，心脾两虚。治宜祛风清热，滋补阴血。方投协 4+ 协 49+ 协 25+ 防风 10g，白蒺藜 10g，地肤子 10g，苦参 10g，黄精 10g，栀子 10g。7 剂。

2014-10-15 再次就诊时，述药毕即月经来潮，头皮瘙痒随之消失。

赏析：痒乃风象，亦为泄风，结合苔微黄看，此案中之头皮瘙痒当为前者。月经衍期，与脉细合参，知是心脾两虚，阴血不足之故。协 4（一贯煎）、协 49（二至丸加制何首乌）合协 25（归脾汤）加黄精滋阴养血，防风、白蒺藜、地肤子、苦参及栀子祛风清热燥湿。经久未至必留瘀，药毕即月经来潮，而头皮瘙痒亦随之消失，为瘀随经血同去而风自消，本案说明血瘀亦可生风，不可拘泥于血虚生风之说也。

疏肝通络去邪气

【病案】卢某，女，31 岁。2013-06-28 初诊。

月经每 2 个月 1 潮已半年。

患者从去年 11 月开始至今约每 2 个月月经 1 潮，量极少。前 2 个周期 5 天干尽。最近1次淋漓不尽达10余天，无明显并发症。自诉有乳腺增生、子宫附件囊肿。膝关节不适或痛。脉略弦稍沉，舌淡，苔白。证属肝郁气滞，血虚湿热。治宜疏肝健脾，通络祛邪。方投协1+协56+延胡索10g，郁金10g，炒莱菔子10g，薏苡仁20g，姜黄10g。7剂。

2013-07-12二诊。药后矢气频频，夜尿1～2次。脱发约半年。脉细略沉，舌红，苔白。守上方，加制何首乌15g。7剂。

2013-08-07三诊。月经于07-27来潮，从08-01起血量增多，血色较正常，今日干尽，伴轻度腰酸、腹胀。脉细略沉，舌红，苔白。守上方，加协49（去制何首乌）+杜仲15g。10剂。

2013-08-22四诊。昨经又潮，伴腹胀。7天干尽后曾外阴痒，今日仍略痒。余可。脉沉濡，舌红，苔白。改投协4+协34+制胆南星6g，炒莱菔子10g，小茴香6g，苦参10g。7剂。

赏析：前已引及,《灵枢·经脉》“肝足厥阴之脉……环阴器，抵小腹……布胁肋……”，子宫、乳房皆为肝经循行部位，子宫附件囊肿、乳腺增生提示肝气郁滞，“膝者筋之府”，而筋主于肝，故膝部不适同样关乎肝经。脉略弦为肝郁之征。肝为藏血之脏，主疏泄，肝气若不条达，不能正常藏血及调控血量则月经周期紊乱，时或2个月1潮，时或淋漓10余天不尽。月经量少且舌淡为肝血亏虚之征。湿热下注于膝关节则不适或痛。协1（逍遥散加赤芍）合延胡索、郁金、姜黄、炒莱菔子、薏苡仁疏肝养血，健脾除湿，协56（当归贝母苦参丸）养血解郁利湿。三诊时月经已基本恢复正常，唯干尽后轻度腰酸、腹胀，故加协49（去制何首乌）即二至丸及杜仲以滋补肝肾。四诊时述经潮时伴腹胀，且外阴痒、脉沉濡，知为湿邪作祟，故以协4（一贯煎）合协34（温胆汤）养阴行气祛湿，加制胆南星、炒莱菔子及小茴香以强行气燥湿之力，月经干尽后外阴瘙痒多属虚，而本案则相反，故用苦参燥湿、杀虫以止痒。

二、从脾论治

养阴泻脾兼通络

【病案】袁某，女，29 岁。2016-06-11 初诊。

月经后期 2 年。

患者 2 年前即月经后期，多在 1 ～ 3 周之间，7 天方尽。经前的 1 周胸胀、2 ～ 3 天便秘、1 天便溏，经行首日腹痛，有血块、偶头晕。白带味腥。检查示：多囊卵巢综合征。颈部酸胀。目干，有中耳炎。手足心汗出，冬季冰冷。晨起口苦，大便 1 ～ 2 日 1 行，质干。余可。脉细，舌红，苔黄而干。证属阴虚络阻，湿热内蕴。治宜养阴通络，苦降辛开。方投协 13+ 协 4+ 协 33+ 蒲公英 20g，苦参 10g，炒谷芽、炒麦芽各 15g，茵陈蒿 20g，桑叶 10g，菊花 10g。10 剂。

2016–06–21 二诊。月经 5 天即尽，手足温，大便调。余同上。脉细，舌红，苔微黄。守上方。7 剂。

2016–09–01 三诊。经前头胀，经至伴腰痛 3 天。6 天干尽，血色转褐。耳适，但或流黄水。目涩，眠或醒。脉细，舌红，苔微黄。守上方，去协 13，加协 2+ 协 59+ 沙苑子 10g。10 剂。

2016–10–07 四诊。月经基本正常，但经色发黑。白带正常。偶尔左太阳穴附近痛，腰酸。早起口苦，纳少。大便可，白天尿次增加，饮水则尿。脉细，舌红，苔白，咽红。守上方，去蒲公英、苦参，加黄精 10g，杜仲 15g，桑寄生 15g，桑椹 20g。10 剂。

赏析：湿热之邪内蕴于中下焦则晨起口苦、白带味腥、舌红、苔黄而干；外溢则手足心汗出；阻滞气机，使脾不能主四肢，阳气不能正常布达，故冰冷；经前及经期阴血下注冲任而相对不足，偏盛之冲气循肝脉上逆，故经前 1 周胸胀且经期偶头晕；脾胃湿热传之于肾则患中耳炎。由经行首日腹痛、有血块可知，患者尚有血瘀之弊。肝血亏虚不能上荣于其窍故目干。首选协 13（半夏泻心汤）加蒲公英、苦参、炒谷芽、炒麦芽及茵陈蒿合协 4（一贯煎）辛开苦降，清热燥湿，养阴理气；次选协 33（桂枝茯苓丸）活血化瘀以消癥——多囊卵巢综合征，桑叶、菊花清肝明目。二诊时手足已温、大便调，而苔转微黄示湿热已减，故守方。本案说明，无论何种时令，即令是冬季的手足心冰凉，也并非尽温其阳。

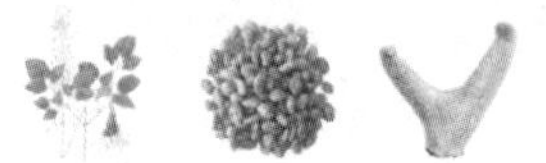

补脾养心调阴阳

【病案】喻某，女，33 岁。2016-09-29 初诊。

月经后期 10 余年。

患者 10 余年前即经行后期，30 ～ 40 天 1 潮。经量少半年余，4 ～ 5 天尽，经前 1 周胸胀。口干、苦，大便秘，或夜尿。脉稍细，舌红，苔白。证属心脾两虚，阴阳失调。治宜补养心脾，调理阴阳。方投协 25+ 协 39+ 肉苁蓉 20g，制何首乌 15g，沙苑子 10g，茵陈蒿 20g，玄参 10g。10 剂。

2016-10-10 二诊。本次月经时隔 30 日即来潮，且经前未胸胀，但经量依然较少。依然口干、口苦，自觉有口气。大便日 1 行，近来无夜尿。（脉未见），微信示：舌红、苔中部黄稍厚。守上方，加协 4+ 干姜 6g，川黄连 6g，阿胶（另烊）12.5g，红参 5g。20 剂。蜜丸。

赏析：月经后期且经量少，与脉细合参，可知该患者心脾两虚、气血不足。脾虚不生肺金，加之心阳不振故胸胀。心阳虚不能下济于肾致肾阳不足，故或夜尿。脾不能输津于上则口干，输运不及加之肾阳有所不足故便秘。首选协 25（归脾汤）加茵陈蒿以补血养心，健脾祛湿，次选协 39（瓜蒌薤白半夏汤）振扶胸阳，加肉苁蓉、制何首乌、沙苑子补益肾阳肾阴，玄参润肺养阴，使肺与大肠更好地相表里而除便秘。二诊时月经周期已基本正常，唯经量仍较少，依然口干、口苦且有口气，及苔中部黄厚，为脾胃气机不畅，湿邪困阻之象。此时主诉症状已改善，故在原方基础上加协 4（一贯煎）合阿胶、红参以滋阴养血祛湿，干姜、川黄连辛开苦降，以复脾胃升降之机，并改汤为丸以缓治。

健脾祛湿调阴阳

【病案】沈某，女，37 岁。2015-12-01 初诊。

月经后期 1 年余。

患者 1 年前即月经后期 1 周，血量多，色偏黑，有血块。经行首日、翌日伴腹痛。经前腰酸、胸部胀，面部及额部生痘，经至则消失。3 年前生小孩后开始脱发，持续至今。1 周前曾流产，自觉流产后前额发冷。若夜间 12 点前不入睡，12 点以后则入睡难，易醒（微有动静时），偶有梦。晨起睛干涩。易疲乏，偶口干、口苦，纳可。大便偏黏，日1行，小便偏黄。乙肝病毒健康携带者。余可。脉濡，舌淡，苔白。证属心脾两虚，阴阳失调。治宜健脾除湿，燮理阴阳。方投协25+协2+协39+杜仲20g，川续断15g，黄精10g，制何首乌20g，肉苁蓉15g，神曲10g。7剂。

2015-12-15二诊。12-10月经复潮，4天即尽，前额及眉骨均冷痛。纳可，偶口苦，大便溏，日1行。偶夜尿1次，余可。脉舌同上。守上方，加白芷8g。10剂。

2016-01-07三诊。脱发剧实际上已近4年，或头皮中有结节，目或涩。脉濡，舌红，苔少白润。改投协2+协4+协39+协49+防风10g，苦参10g，地肤子10g，白芷6g，沙苑子10g，焦山楂20g。7剂。

2016-01-23四诊。上症明显改善，仅腰部发凉。脉细，舌红，苔白。守上方，加协53+菊花10g，川续断15g，西洋参5g，红参5g，阿胶（另烊）12.5g。20剂。熬膏。

赏析：大便异常及脉舌为本案之切入点。大便偏黏、脉濡提示脾虚湿盛，舌淡为脾虚血少之征。气血亏虚加之湿阻故月经后期。湿邪阻滞气机，影响气血的正常运行，血停而留瘀故量多、色黯、有块。气机受阻，不通则痛，故经行伴腹痛。痰湿偏盛，侮肝累心，肝经不利故胸胀、面额部生痘，经至则经络畅通，湿随经泄故症状消失。发为血之余，分娩时耗气伤血，使发不得血养故产后脱发。前额为心之分野，且为胃经所过之处，流产进一步损伤了心脾之气血，阴虚及阳，故前额发冷。心血虚，加之脾病累母则眠差。口苦为脾湿气滞所致，口干为脾虚津液不得正常上输于肺之征，而目干则为肝血虚不能濡养之兆。故投协25（归脾汤）、协2（五苓散）加神曲健脾养血除湿，协39（瓜蒌薤白半夏汤）振复阳气。脾病传肾则经前腰酸，故又加杜仲、川续断、黄精、制何首乌及肉苁蓉以补肝肾、益阴血。二诊时述经已潮，主症皆减，仅余前额及眉骨冷痛，知为胃经之恙，故加白芷一味以引药入经。

补养心脾除湿热

【病案】田某，女，23岁。2014-03-13初诊。

月经后期7天已半年。

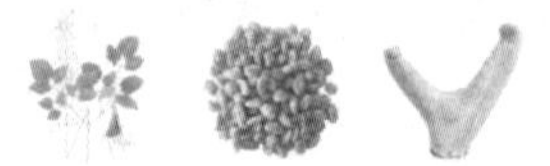

患者从半年前开始月经后期 7 天。白带多。梦多，易醒。或胸闷心慌，去年冬天即手足冰凉，至今晨起涎多，或口苦，尿黄。脉细，舌淡红，苔白。证属心脾两虚，湿热内蕴。治宜补养心脾，除湿清热。方投协 25+ 协 63+ 苦参 10g，车前子（布包）10g，黄芩 10g，炒莱菔子 10g，黄精 10g，杜仲 15g，玄参 10g。7 剂。

2014-06-11 二诊。月经周期正常，口苦消失。或乏味。1 周前检查示：陶氏腔积液、细菌性阴道炎。尿黄。脉细略沉，舌红，苔薄白，中部偏厚。守上方，加蛇床子 10g，川厚朴 10g，鸡内金 10g。30 剂。

赏析：脾虚，气血生化乏源故月经后期。不能荣养四肢，血虚及阳，故手足冰凉。湿聚故涎多，传肾致白带多、尿黄。脾湿侮肝出胆则口苦，累心故胸闷、心慌、梦多、易醒。协 25（归脾汤）补养心脾，协 63（良附丸去香附加制附片）合杜仲、黄精温阳散寒，补肾健脾，又以车前子、苦参及黄芩除湿清热，稍加玄参可防除湿伤阴之弊。二诊时月经周期已正常且口苦消失，但乏味、苔中部偏厚，《灵枢·脉度》有云："……心气通于舌，心和则舌能知五味矣……脾气通于口，脾和则口能知五谷矣……"，可知此依然与心脾两脏有关，故守法、守方加川厚朴、鸡内金以行气消积。加蛇床子杀虫止痒以兼顾陶氏腔积液及细菌性阴道炎。

又：上述 3 案均有心脾两虚之征，故皆用补养心脾的协 25（归脾汤），而前两案尚有阴阳失调，故悉投协 39（瓜蒌薤白半夏汤）以扶阳调阴。所不同之处，中案湿邪较重，故所加之味，重在健脾利湿，而后案为湿热内蕴，故祛湿之外，尚需清热。

暖脾养肝兼祛风

【病案】乐某，女，20 岁。2010-10-27 初诊。

月经后期断续发作 4 个月。

患者今年暑假前夕即月经后期，服八珍汤加味后八九两月月经正常，但本次月经至今未潮。自诉有颈椎病，后项偏左侧或疼痛。或肛裂，常便秘。脉缓，舌红，苔白。证属脾气亏虚，血弱兼风。治宜暖脾补血，活血祛风。方投协 7+ 协 15+ 丹参 15g，益母草 10g，葛根 15g，羌活 6g，黄芪 20g，黄精 10g。7 剂。

2010-11-06 二诊。药至 5 剂月经来潮，第 3 ～ 4 天量稍多，第 5 天基本干尽。

脉舌同上。改投协 15+ 协 22+ 炙麻黄 6g，葛根 15g，羌活 10g，制乳香、制没药各 10g，黄芪 20g，丹参 15g，白术 10g，茯苓 15g。7 剂。

2010-11-23 三诊。停药则大便难，晨起口中有异味，后项偏左侧依然不适或痛，但背部稍舒适。脉缓略沉，舌淡，苔白略厚。守上方，加砂仁（后下）8g，7 剂。

赏析：脾虚生化乏源，气血不能及时充盈则月经后期，故服益气补血的八珍汤后暂有改善。脉缓、苔白说明脾气不足，湿邪偏盛，故陈师守其法而易其方，以协 7（香砂六君子丸）、协 15（四物汤）合黄芪、黄精、丹参及益母草，在暖脾补血的基础上，又强活血行气之力。因患者有颈椎病，故又加葛根、羌活以升津舒筋，祛风通络。二诊时月经已来潮且经行正常，故仍以协 15（四物汤）合丹参、黄芪、白术及茯苓补血活血、益气健脾，加协 22（桂枝汤）合炙麻黄、葛根即陈师新葛根汤，再加羌活以主攻其颈椎病。

三、从三焦论治

滋养肝血畅三焦

【病案】唐某，女，27 岁。2014-04-20 初诊。

月经后期 2 年。

患者大约 2 年前即月经断续后期。白带呈豆腐渣样(阴道有霉菌感染)，有气味，尚有脚气。小腹坠胀，腰中不适。纳可，大便日 1 行。尿微黄，脉细，舌红，苔白稍厚。证属湿邪弥漫，血虚兼热。治宜调畅三焦，养血清热。方投协 14+ 协 15+ 蒲公英 10g，苦参 10g，薏苡仁 20g，小茴香 6g，益母草 10g，土鳖虫 10g，蛇床子 10g。7 剂。

2014-05-17 二诊。上药未尽而月经即潮，白带减少，坠胀消失。但腰部发酸。脉舌同上。守上方，去土鳖虫，加土茯苓 10g，花椒 8g。7 剂。

2014-07-05 三诊。月经顺调，但经行腰酸胀，按之则舒适。无白带，但阴部轻微瘙痒。脉细，舌淡，苔白。守上方，加独活 10g。7 剂。

赏析：从苔白厚、小腹坠胀、豆腐渣样白带及脚气可以看出，患者体内之湿邪已弥漫三焦，而又以中下焦为重。脉细及月经后期提示血虚，尿微黄为湿郁而化热之象。故投协 14（三仁汤）合蒲公英、苦参、蛇床子、小茴香，开上、宣中、导下等，使湿乃至于热从三焦分消。“治湿不利小便，非其治也”，重用薏苡仁达 40g 之多，不仅可速去下焦之湿，亦为全身湿邪之出打开了通路，协 15（四物汤）合益母草、土鳖虫养血活血。邪去正复，故药未尽而经已潮。

四、从多脏腑论治

养阴理气调肺肝

【病案】樊某，女，29 岁。2016−11−16 初诊。

月经后期、量少半年。

患者半年前开始月经后期（多在 7 天以内），5 ～ 6 天干尽，量少，色黯，或有血块。2016–03 面红疹，无痒痛。近梦多，易醒，复睡难。口苦。大便稀，日 1 行。脉细，舌红，苔少而润。咽红。证属肝肺阴虚，气滞有热。治宜养阴理气，润肺清热。方投协 4+ 协 21+ 协 46+ 金银花 10g，白术 10g，砂仁 6g。7 剂。

2016–12–15 二诊。月经量略有增加，且干尽爽快。面部红疹数量减少，个头缩小。睡眠好转，口苦消失。脉细，舌红，苔少。守上方，加山药 20g，紫苏叶 6g。7 剂。

赏析：月经后期、量少且色黯有块为肝血不足、气郁血滞之候。肝病侮肺（皮毛者，肺之合也）及心故面部红疹且咽红、梦多、易醒而复睡难。投协 4（一贯煎）合协 21（玄麦甘桔茶加射干）加金银花以滋养肝肺肾之阴，兼以清热，协 46（酸枣仁汤）养肝血宁心神，白术、砂仁健脾理气以助协 4、协 46 更好地发挥养阴血之功。二诊诸症好转，故守方略作加味以乘胜追击。

补脾理心兼益肾

【病案】秦某，女，20 岁。2014−05−18 初诊。

月经后期约6年。

患者6年前即月经后期，多在1个月以上甚或长达半年1潮，4～7天干尽，有血块。非经期则常小腹痛，白带多。咽痒，夜晚口渴，或腰酸。近来大便2～3日1行，尿黄。脉细，舌红尖偏甚，苔中根白。证属心脾两虚，阴阳不足。治宜补养心脾，滋阴益肾。方投协25+协19+益智仁8g，黄精10g，杜仲15g，制何首乌15g，小茴香6g。7剂。

2015-01-31二诊。停药观察半年余，月经连续3潮均对月。从第4个月开始又后期，近2个月未潮，白带偏多，或又腹胀。食多则腐熟难，或欲吐，口干，晨起觉咽痒而干。入睡难3个月，易醒。尿黄。脉细稍沉，舌尖红，苔中根白厚。改投协19+协13+炙甘草7g，小茴香6g，苦参10g，槟榔10g，黄芪20g，神曲10g，焦山楂20g，鸡内金10g，薏苡仁20g。10剂。

赏析：脾虚，生化乏源，经血不得按时充盈故月经后期；输运不及，气机阻滞故小腹时痛；水湿由脾传肾，遍及中下焦，是以苔中根白、白带较多、腰或酸、尿黄。脾湿及肺，气机升降出入异常故咽痒、夜晚口渴。肾阴虚不能上济于心致心阴虚生内热，加之脾病累母则脉细、舌红尖偏甚。故投协25（归脾汤）补养心脾，益气活血，协19（导赤散）清心养阴，加益智仁、黄精、杜仲、制何首乌及小茴香滋阴益肾。脾、心、肾三脏同治，仅服药7剂即月经连续3潮均对月，效实佳矣！半年余后二诊时述白带偏多或腹胀、腐熟难或欲吐等症及苔中根白厚，提示脾虚湿盛已成主要矛盾，故改投协13（半夏泻心汤）加重炙甘草量，即甘草泻心汤合薏苡仁、黄芪、苦参、小茴香、槟榔、神曲、焦山楂及鸡内金以清热祛湿，行气消积，助推气血生化，冀月经周期再度复常。

补养心脾滋肝肾

【病案】崔某，女，26岁。2011-07-13初诊。

月经后期已17天。

患者2011-05-26月经来潮后未再潮（自测未孕，自视乳晕色不深）。现腹部、腰部俱刺痛（短暂）。全身不适，面部少许红疹已1周。梦多，或盗汗。足心热，无恶心。脉细，舌红，苔白。证属心脾两虚，阴液不足。治宜补养心脾，养阴理气。

方投协 25+ 协 4+ 浮小麦 50g，地骨皮 15g，乌药 6g。7 剂。

2011-08-04 二诊。月经于 07-26 来潮，腰腹疼痛基本消失，全身自觉较前舒适，盗汗减，但睡眠欠深。脉略沉微弦，舌红，苔白。守上方，去浮小麦，加制香附 10g，郁金 10g。7 剂。

赏析：心脾两虚，阴血未能及时充盈故月经后期。经血停蓄于胞宫不能正常排出，虚中兼瘀，而令腹部、腰部俱刺痛。心神受扰故梦多。汗为心之液，心阴虚则盗汗。脾虚生湿，与心之虚热相搏，上溢于面则发为红疹。足心为肾经所过，心热反侮于肾则足心热。投协 25（归脾汤）合协 4（一贯煎）补脾养心，滋肝养肾，加浮小麦、地骨皮及乌药养阴理气清虚热。二诊时诸症皆减，唯睡眠欠深，且脉微弦，说明肝气尚欠条达，故加制香附、郁金以疏肝行气，使之能生心火而止盗汗、促眠深。

补养心脾兼通络

【病案】李某，女，37 岁。2014-04-07 初诊。

月经后期 9 年。

9 年前即月经后期，多达 50 天 1 潮，02-27 月经来潮后至今未来潮。经前容易发怒，腰胀。两目之下黄褐斑多。春、秋季节容易声音嘶哑。脉细，舌红，苔白。证属心脾两虚，络阻兼风。治宜补养心脾，通络祛风。方投协 25+ 协 33+ 防风 10g，益母草 10g，炒莱菔子 10g，桑叶 10g，紫苏叶 6g。7 剂。

2014-04-24 二诊。服药 2 天后月经于 04-10 来潮，血量可，5 天干尽。烦躁、易怒消失，腰胀减轻。自觉黄褐斑也有所减少。昼尿意频但尿次少、夜尿 1 ～ 2 次。脉细，舌红，苔白略干。守上方。去益母草，加小茴香 6g。7 剂。

赏析：心脾两虚，气血不足故月经后期。经前气血虚弱，致肝气郁滞而易发怒，肝病累肾则腰胀。黄褐斑多与肺、脾、心有关，位于目下则与胃关系尤为密切，病在面、在上属阳，故亦属风象。心病传肺、脾病及子致肺阴不足，则或声音嘶哑。投协 25（归脾汤）合炒莱菔子、益母草补养心脾，行气活血，协 33（桂枝茯苓丸）活血消斑，防风、桑叶、紫苏叶轻清表散，既可使风祛斑消、除其声嘶，又可防肺金累脾侮心，可谓一箭三雕。

补脾养心暖肝气

【病案】杜某，女，19 岁。2014-05-31 初诊。

月经约 1 个月未潮。

患者自从 2014-04 月经来潮后至今未潮，每月经来潮首日腰腹俱痛。右耳耳鸣，纳少。便秘，偶尔夜尿。余可。脉细，舌淡，苔白。证属心脾两虚，肝阳不足。治宜补益心脾，暖肝扶阳。方投协 25+ 协 35+ 泽泻 20g，郁金 10g，制香附 10g，益母草 10g，黄精 10g，佩兰 10g，杜仲 15g。16 剂。

2015-06-20 二诊。06-09 月经来潮，3 天即尽，量稍少，无伴随症。耳鸣消失，大便调。脉细，舌红，苔薄白。应患者要求，停药观察。

赏析：患者每月经来潮首日腰腹俱痛，大多痛发于经行之初，多数属实，然观其脉细、舌淡、苔白，则乃一派虚象，可知为肝阳虚而生内寒，寒凝则气滞乃至血瘀，不荣、不通两者相合，共致其痛。肝病传脾，脾虚气血生化不及，加之肝无以正常调控血量，故经 1 个月未潮。湿邪困脾，输运无力，致纳少、便秘。脾病又可反侮于肝，日久则加重肝阳不足，传之于肾是以耳鸣、夜尿。投协 25（归脾汤）健脾养血，加协 35（吴茱萸汤）暖肝扶阳，又添泽泻、佩兰、郁金、制香附、益母草、黄精及杜仲以祛湿行气，疏肝益肾。二诊时喜闻药未尽而经已潮、经行腰腹痛已失、耳鸣消、大便调，可谓全胜！

又：上述 4 案同用协 25（归脾汤），而前者尚有水（肾）亏火（心）旺、阴阳不足之象，故加用协 19（导赤散）及益肾药物以清心泻火、滋阴益肾。二者阴液不足，则加协 4（一贯煎）及浮小麦等滋养阴液。三者血络瘀阻兼有风象，故加用协 33（桂枝茯苓丸）合桑叶、紫苏叶等活血消瘀祛风。后者尚有肝阳不足，故加用协 35（吴茱萸汤）暖肝扶阳。

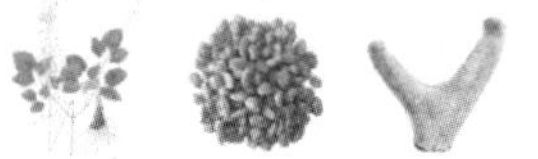

健脾养阴除风热

【病案】周某，女，27岁。2011-10-18初诊。

月经2个月余未潮。

患者上次月经2011-08来潮后至今未潮，白带黄。下巴红疹20余天，咽痒，有少许痰，或耳鸣。饥则胃不适，大便2～3日1行，尿黄，或夜尿。脉细，舌红，苔薄黄。证属脾虚有湿，阴虚风热。治宜健脾祛风，养阴清热。方投协2+协4+桑叶10g，知母10g，薄荷8g，苦参10g，射干10g，怀牛膝10g，黄芪20g，桃仁10g，红花10g。7剂。

2012-09-20因他病就诊时述药毕不久即经至。

赏析：白带黄，加之尿亦黄且苔薄黄，足证下焦有热，日久反侮于脾，湿邪内生，故致下巴红疹。湿热与风相合，上贮于肺，故有少许痰、咽痒，或耳鸣。脾湿出胃，故饥则胃不适。脾运不及而见大便2～3日1行。如此化源匮乏则月经后期。首选协2（五苓散）加黄芪、苦参以健脾益气祛湿，次选协4（一贯煎）滋养肝肾，桑叶、薄荷、知母及射干祛风、清热、养阴，怀牛膝及桃仁、红花养血活血。全方除桃仁、红花外并未用大队血分药，而以祛湿、养阴、祛风为大法，邪去正复则经自来，故药毕不久即经至。

健脾养阴兼通络

【病案】万某，女，34岁。2013-09-10初诊。

月经后期1年。

患者1年前即月经后期，一般在5～10天，5～7天方尽。本次经行首日伴轻微腹痛。梦多，或干呕，纳少。脉细，舌红，苔薄黄而干。证属脾湿阴虚，气滞血瘀。治宜健脾养阴，行气通络。方投协2+协4+协33+郁金10g，制香附10g，枳实10g，法半夏10g。7剂。

2013-09-21二诊。上症减轻。脉舌同上。守上方，加黄精10g。7剂。

2013-10-06三诊。药后感觉尚好。脉细，舌红，苔少微黄而干。守上方，加黄芪20g，百合15g。7剂。

2013-10-19四诊。本次月经10-10来潮，基本对月，腹痛减轻。1周前即经行期间轻微咳嗽，无痰。余可。脉细，稍沉，舌红，苔微黄而干。守上方，加玄参10g，杏仁 10g，夏枯草 15g。7 剂。

2013–11–03 五诊。依然干咳无痰，但频率较少，偶尔轻度咽痒。中午入睡难。余可。脉略数，舌红，苔中微黄而腻。改投协 4+ 协 33+ 干姜 6g，川黄连 6g，玄参10g，浙贝母 10g，桔梗 10g，车前子（布包）10g，炒谷芽、炒麦芽各 15g，炒酸枣仁 15g。7 剂。

赏析：将月经后期、干呕、纳少与脉细、舌红、苔薄黄而干合参，可知脾湿阴虚为本案之基本病机。子（脾）病累母（心）故梦多。经行首日腹痛多为气滞血瘀所致。故投协 2（五苓散）、协 4（一贯煎）加法半夏以健脾祛湿，滋养肝肾，协 33（桂枝茯苓丸）加郁金、制香附、枳实以活血化瘀，疏肝行气。四诊时述月经已基本对月，但经期又发卒病，此与痼疾相涉，故守方加味。至五诊时虽依然干咳无痰，但频率减少，合观咽痒说明阴液仍较亏虚，苔中微黄而腻表明中焦湿热犹存。故改投协 4（一贯煎）合玄参、浙贝母、桔梗以滋养肝肾，清宣肺气，协 33（桂枝茯苓丸）活血化瘀，干姜、川黄连辛开苦降以复脾胃升降之机，车前子、炒谷芽、炒麦芽清热和胃，炒酸枣仁宁心安神以助眠。

又：本案与上案皆有脾湿及阴虚，故同用协 2（五苓散）+ 协 4（一贯煎），所不同之处在于，上案除脾湿阴虚以外，尚有风热之虞，故所加之味皆祛风、养阴、清热之辈，而本案的另一矛盾为气滞血瘀，故尚需活血行气的协 33（桂枝茯苓丸）及制香附、郁金等药以通络。

暖脾养阴理血脉

【病案】贺某，女，32 岁。2012–10–02 初诊。

月经逾期 20 余天。

患者从 2012–08–04 月经来潮后至今未潮，前几天曾腹部轻度不适。夜晚易惊醒，梦多。脉细，舌红，有瘀点，苔白。证属脾气亏虚，阴虚血瘀。治宜暖脾养阴，益气活血。方投协 7+ 协 4+ 桃仁 10g，红花 10g，土鳖虫 10g，黄芪 20g，西洋参 10g，丹参 15g，小茴香 6g，炒酸枣仁 15g，炙远志 8g，川芎 6g，炒谷芽、炒麦芽各 15g，全瓜蒌 15g。10 剂。

2012-10-17 二诊。月经仍未至，且睡眠差。守上方，加柏子仁 8g。10 剂。脉细，舌红，苔少而白。

2012-10-27 三诊。月经依然未至，但睡眠尚可。足冷。脉细沉，舌红，苔薄白。改投协 8+ 协 25+ 桂枝 3g，制附片 6g，黄芪 20g，龟胶 15g，益母草 10g，小茴香 6g，巴戟天 15g。10 剂。

2012-11-10 四诊。月经于 11-07 至，尚未干尽，呈块状。神略振，偶眠差。余可。脉细，舌红，苔白。守上方，加黄精 10g。20 剂。

赏析：患者月经逾期 20 余天，前几天虽腹部不适，有欲来之势而未潮，多受制于气血尚未充盈，盖脾虚生化乏源故也。脾虚累母，心神不宁，故夜晚易惊醒且梦多。脉细、舌红、有瘀点为有湿、阴虚、血瘀之征。故投协 7（香砂六君子丸）合小茴香、黄芪暖脾益气，协 4（一贯煎）合西洋参滋养阴液，桃仁、红花、丹参、土鳖虫活血消瘀，炒酸枣仁、炙远志宁心安神，川芎、炒谷芽、炒麦芽、全瓜蒌行血中之气、通阳、调和肝脾。二诊月经仍未至，当知血不可速生，欲速则不达，宜守方静待。因睡眠较差，故加柏子仁以强宁心安神之力。三诊时睡眠已转佳，但足冷、脉细且沉，为肾气亏虚之象。故改投协 8（肾气丸去桂枝、附子）加桂枝、制附片即金匮肾气丸及巴戟天以补益肾气，协 25（归脾汤）合黄芪、龟胶、益母草及小茴香补养心脾，肾脾同治，以继续推动气血的生成。四诊时述月经已准时来潮，功夫不负有心人！

益肾健脾兼理肺

【病案】夏某，女，46 岁。2014-06-01 **初诊。**

月经后期 3 个月余。

患者因故由武汉去江西后，自 2014-02-27 至今月经未潮。14 天前发现肺炎，经西医治疗现仍咳嗽，有痰，晚上咳剧。去年做甲状腺部分切除手术后即自觉疲劳。现睡眠不佳，口干思水，膝盖疼痛。大便干，日 1 行，或小便黄，夜尿 2 次。脉略数，舌红，苔白。证属肾气不足，脾虚肺郁。治宜补益肾气，健脾理肺。方投协 8+ 协 76+ 桂枝 3g，制附片 3g，五味子 10g，杏仁 10g，川厚朴 10g，桔梗 10g，淫羊藿 10g。7 剂。

2014-06-07 二诊。月经未潮，受凉则咽痒。咳嗽大减，吐白痰。睡眠稍好，口干减轻。盗汗、自汗。大便调。脉细，舌红，苔薄白。守上方，加黄芪20g，浮小麦50g。7剂。

2014-06-14三诊。咳减，无痰，盗汗少。自汗、口干减轻。脉舌同上。守上方，加麦冬10g。7剂。

2014-06-21四诊。上证均有所减轻，但自汗较剧。脉细，舌红有裂纹，苔白。守上方，加炙黄芪20g，胡黄连10g。7剂。

2014-06-27五诊。自汗减，大便调。白带多，腹部坠胀。脉细，舌红，苔白。守上方，淫羊藿加至15g。7剂。

2014-07-05六诊。汗止，余同上。脉细，舌红，苔薄白。改投协7+协8+桂枝3g，制附片3g，黄芪20g，麦冬10g，五味子10g，淫羊藿15g，韭子10g。7剂。

2014-07-12七诊。服最后2剂时胃脘嘈杂，但无恶心。睡眠佳。脉舌同上。守上方，加阿胶（另烊）12.5g，益母草10g，西洋参10g，佩兰10g，丹参15g，炒谷芽、炒麦芽各15g，制何首乌15g。20剂。熬膏。

2014-10-07述月经于07-28来潮。

赏析：明代张介宾《景岳全书·妇人规》有云："调经之要，贵在补脾胃以资血之源，养肾气以安血之室，知斯二者，则尽善矣。"故妇人月经诸病除考虑肝以外，亦不可忽视脾胃与肾的重要作用。本案患者已近女子"……七七任脉虚，太冲脉衰少……"之年，肾气已虚，加之由鄂至赣，生活环境改变，使得月经3个月未潮，此即概述中所提之"环境改变型"之月经后期。陈师常言，昼咳多责之脾，夜咳多责之肾，晚上咳剧说明以肾为主。脾失健运，酿生痰湿，蕴藏在肺，影响肺气的宣发与肃降，致肺气上逆故咳嗽而有痰。故投协8（金匮肾气丸去桂枝、附子）加桂枝、制附片即金匮肾气丸合淫羊藿补益肾气，协76（二陈汤）健脾燥湿，杏仁、川厚朴、桔梗及五味子恢复肺之宣降功能。二诊即咳嗽大减。此非见月经后期即但治之，而是治病求本。四诊毕，咳已止，1个月之后，服膏方仅10天，而月经即潮。

（陈炜炜　陈国权）

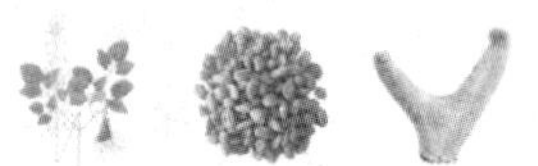

第七节 经　闭

经闭，又称闭经。昔日认为凡女子年逾16周岁（随着生活水平的不断提高，女子八九岁即未满“二七”而“天癸至”者已不乏其例），月经尚未来潮，或月经周期建立后又中断6个月以上或月经停闭超过了2个月经周期者，称经闭。前者称原发性经闭，后者称继发性经闭。对先天性生殖器官缺如，或后天器质性损伤而无月经者，因非药物所能奏效，不属本节讨论范畴。对于青春期前、妊娠期、哺乳期、绝经前后的月经停闭不行，或月经初潮后1年内月经不行，又无其他不适者，不作经闭论。西医学认为经闭是妇科疾病中的常见症状，并非一种独立疾病。中医学认为月经的产生是脏腑、天癸、气血、冲任协调作用于胞宫的结果。肾、天癸、冲任、胞宫是产生月经的主要环节，病因病机多因禀赋不足，肾气未充；或多产堕胎，耗伤精血；或饮食劳倦，脾胃受损，气血生化之源不足；或久病大病，耗损气血；或失血过多等均可导致血海空虚而产生经闭。亦有七情内伤、肝气郁结、气滞血瘀，或饮冷受寒，血为寒凝，使冲任阻滞不通，胞脉闭阻而致者。临床上常见的有气血虚弱、肾气亏虚、阴虚血燥、气滞血瘀、痰湿阻滞或虚实错杂的复合病机。经闭属气血虚弱者，用人参养荣汤益气养血。肾气亏损者，用加减苁蓉菟丝子丸加淫羊藿、紫河车补肾益气，调理冲任。阴虚血燥者，用加减一阴煎加丹参、黄精、女贞子、制香附养阴清热。气滞血瘀者，用血府逐瘀汤理气活血，祛瘀通经。痰湿阻滞者，用四君子汤合苍附导痰丸加当归、川芎健脾燥湿化瘀，活血调经。陈师则不然。

本节共22案，初诊用方20首，按使用效率多少依次为：协4（11次），协15（6次），协7、协25（各4次），协2、协21、协35、协39、协47、协48、协49（各3次），协9、协11（各2次），协1、协8、协19、协23、协32、协34及协51（各1次）。绝大多数立足于肝脾及多脏腑，单纯立足于肾者反而极少，这是本书的特点之一。

一、从肝胆论治

养阴疏肝宣肺气

【病案】吴某，女，44岁，2010-08-25初诊。

经闭2个月余。

患者 2010-06-01 月经来潮后至今未潮。心烦易怒，清晨醒来较早，或手麻。咽痒而干（慢性咽炎多年），生气则咽痛。饮食欠规律，或口苦，大便难而较少。脉沉弦，舌红，苔少，中根白。证属阴虚气郁，风邪袭肺。治宜养阴疏肝，宣肺祛风。方投协 4+ 协 47+ 协 23+ 玄参 10g，焦山楂 20g，炒谷芽、炒麦芽各 15g，茯苓 15g，益母草 10g，牛蒡子 6g，桔梗 6g，栀子 10g。7 剂。

2010-09-04 二诊。药至第 5 剂月经来潮，但 2 天即尽。心烦易怒消失，咽仍干或痒，大便调。脉舌同上。守上方，去栀子，加天花粉 15g。7 剂。

赏析：脉沉弦、舌红、苔少、中根白，为肝郁阴虚兼中下焦有湿之征。易怒、口苦，均为肝郁阴虚且波及于胆之象。木旺乘土致脾虚生湿，又饮食欠规律，脾不主四肢，加之肝阴不足，不能濡润，日久致手麻。木病侮金，风邪犯肺，喉为肺之门户，故致咽痒，生气时加重肝郁故咽痛。肺不与大肠相表里，大肠传导不及，又因湿邪困脾，输运不及，导致大便难而较少。木病及心，心神不宁，致心烦、清晨醒来较早。肝胆脾肺心俱病，日久导致经闭。用协 4（一贯煎）养阴理气，合协 47（四逆散）疏肝理脾，加焦山楂、炒谷芽、炒麦芽、茯苓健脾开胃。再用协 23（半夏厚朴汤）行气散郁，加玄参、牛蒡子、桔梗理肺祛风，兼以利咽，栀子清心除烦，益母草养血活血通经。药至 5 剂月经即潮，心烦易怒消失，大便调。但咽部仍干痒，故去泻火除烦之栀子，加清热生津之天花粉。

疏肝养阴兼活血

【病案】王某，女，36 岁。2013-10-16 初诊。

经闭 2 个月半。

患者自 2013-08-30 靠药物行经后至今未潮。全身乏力，醒来较早。晨起咽干痛，咽红，饮水多。脉弦，舌暗，苔白。证属阴虚气滞，血络瘀阻。治宜理气养阴，活血通络。方投协 47+ 协 4+ 协 21+ 桃仁 10g，红花 10g，天花粉 20g，白茅根 10g。7 剂。

2013-10-23 二诊。昨电话称：月经已潮，但血量极少，腰腹俱胀。余同上。脉舌同上。守上方，加炒酸枣仁 20g，郁金 10g，焦山楂 20g。7 剂。

赏析：脉弦、舌暗、苔白，为肝郁阴虚且血瘀之象。肝病传脾，湿邪内生则乏力。肝病侮肺，肺阴不足，虚热内生，津液不布则咽红、干痛、饮水多。肝病及心，加之肺阴虚内热且反侮于心，故醒来较早。肝、肺、脾三脏俱病，冲脉不能按时充盈，日久出现经闭。用协 47（四逆散）疏肝理脾，合协 4（一贯煎）养阴疏肝，协 21（玄麦甘桔茶加射干）加天花粉清金养津，通利咽喉。桃仁、红花活血化瘀，白茅根清热凉血。7 剂尽，月经即潮，但血量极少，腰腹俱胀。故加炒酸枣仁、郁金养肝活血，焦山楂和胃消胀以助其化源。

立足肝肾理气血

【病案】熊某，女，30 岁。2011–08–27 初诊。

经闭约 5 年。

患者 5 年前生小孩以后即经闭，或靠黄体酮和中药维持行经，但停药则经闭依然。上次月经 2011–07–11 来潮后至今未再潮。经前左腰略痛，白带多，略腥。月经前后外阴瘙痒，平素有时也瘙痒（经检查发现霉菌感染）。自诉有脚气，梦多，二便尚可。脉沉弦，舌红，苔少而白。证属阴虚兼郁，下焦湿热。治宜养阴疏肝，清利湿热。方投协 4+ 协 47+ 协 11+ 桃仁 10g，红花 10g，土鳖虫 10g，百部 10g，苦参 10g，蛇床子 10g，土茯苓 10g，郁金 10g，炒谷芽、炒麦芽各 15g。20 剂。

2011–09–02 二诊。电话述：药至 5 剂时月经竟至。嘱继续服用。若血量大则每天仅服两次。

2011–09–18 三诊。又电话述：月经再至，有血块，色黯，伴外阴略痒。或有痰，多梦。（脉未切），微信示舌红，苔少。守上方，加艾叶 10g，黄芪 20g。20 剂。

2011–10–16 四诊。月经已逾期 2 周未潮，其间有两天乳房发胀。上周曾腹泻，泻毕反腹胀 1 周。或四肢痉挛，余可。脉沉弦，舌红，苔薄白。改投协 4+ 协 35+ 协 70+ 黄芪 20g，丹参 15g，桃仁 10g，红花 10g，土鳖虫 10g，茯苓 10g，白术 10g，延胡索 10g，益母草 10g。7 剂。

2011–10–30 五诊。上药服至第 4 剂月经来潮，但至今尚未干尽，经前两天左侧乳房及小腹轻微发胀。或做梦，纳佳，大便干。脉沉弦，舌红，少苔。守上方，去协 70、土鳖虫，加百部 15g，苦参 10g，艾叶 10g，玄参 10g。20 剂。

赏析：脉沉弦、舌红、苔少而白，乃肝郁气滞、阴虚兼湿之征。血为气之母，但气又为血之帅，气行则血行，气滞则血瘀。肝疏不及，气机不调，影响气血的运行，导致经闭。肝肾亏虚，湿热趁机蕴结于下焦，故出现白带、外阴瘙痒、脚气。用协 4（一贯煎）养阴疏肝理气，合协 47（四逆散）加郁金疏肝活血，加炒谷芽、炒麦芽调和肝胃，消食化积。辅用协 11（四妙丸）加土茯苓、百部、苦参、蛇床子清热燥湿，杀虫解毒。桃仁、红花、土鳖虫活血祛瘀。三诊时述经至，有血块且色黯，或有痰，故加艾叶温经暖胞，黄芪益气健脾祛痰。四诊述月经又逾期 2 周未潮，且出现乳房发胀、腹泻腹胀及四肢痉挛等新症状，故改投协 4（一贯煎）合协 35（吴茱萸汤）养阴疏肝，温暖肝胃，加黄芪、茯苓、白术补气健脾，添协 70（芍药甘草汤）养肝健脾，缓急止痛。丹参、益母草、延胡索养血活血化瘀。五诊述月经虽然来潮，但淋漓不尽，且经前乳房及腹部发胀、大便干，故去镇挛止痛的协 70 及活血通经的土鳖虫，加百部、苦参、艾叶清热燥湿杀虫，玄参养阴润肺通便，扶正与祛邪并举。

又：上述 3 案均有阴虚肝郁之病机，故均用协 4（一贯煎）合协 47（四逆散）。所不同的是：前案尚有风邪袭肺，故加协 23（半夏厚朴汤）合牛蒡子、玄参以祛风宣肺养阴；中案尚有气滞血瘀、脉络瘀阻的表现，故加桃仁、红花等活血化瘀；本案兼有下焦湿热，故加协 11（四妙丸）合土茯苓、百部、苦参、蛇床子清热利湿，解毒杀虫。此同中之异也。

养阴驱邪调气血

【病案】王某，女，17 岁。2011-01-08 初诊。

经闭 2 个月余。

患者 2010-08 以来即月经紊乱，自上次月经 2010-10-22 起至今未潮。或头昏，耳鸣，咽中有少许痰，面部有少许红疹。或便秘。脉细，舌红，苔少，根部微黄，稍厚。证属肝肾阴虚，下焦湿热。治宜滋养肝肾，清利湿热。方投协 4+ 协 49（去制何首乌）+ 协 11+ 丹参 15g，黄精 10g，知母 10g，黄芪 20g，益母草 10g，泽泻 20g，郁金 10g，射干 10g。7 剂。

2011-02-12 二诊。药至第 4 剂经潮，1 周方尽，伴腰腹俱痛。面部依然有少许

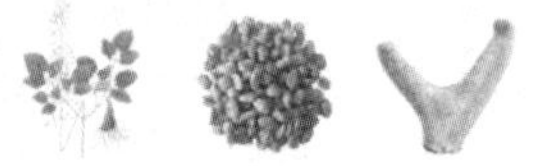

红疹，或痛。脉舌同上。守上方，去黄精、郁金、射干，加川续断15g，茯苓15g，白术12g。7剂。

赏析：脉细、舌红、苔少、根部微黄稍厚，为阴虚且下焦有热之象。耳鸣，多属肝肾阴虚。阴虚生内热，津液被灼，故咽中有少许痰；肝之虚热传脾、肾之虚热侮脾，上炎于面则红疹、下及于肠则便秘。用协4（一贯煎）养阴疏肝，加黄精、知母滋阴清热，合协49（去制何首乌）即二至丸以强滋补肝肾之力，加丹参、益母草养血活血。再用协11（四妙丸）清热利湿，黄芪、泽泻、郁金益气清热开窍以除头昏、耳鸣，射干利咽祛痰。4剂时经潮，但出现腰腹俱痛等卒疾，且面部依然有红疹，故加川续断补肾壮腰，茯苓、白术益脾燥湿，体现肾病实脾即治"克我"之脏之旨。

又：以上2案均为肝郁阴虚，下焦湿热所致，病机大同，故均用协4（一贯煎）养阴疏肝，协11（四妙丸）清利湿热。所不同的是上案的肾虚程度不及本案，故加用协49（去制何首乌）即二至丸滋补肝肾，以强养阴之功。

调和二阴补脾气

【病案】李某，女，30岁。2011-01-19初诊。

月经2个月未潮。

患者平素月经正常，但最近2个月未潮。夜晚咽干，饮水多而渴不解，自觉易上火。大便时干时稀。脉略沉，舌红，苔少而白。证属阴阳两虚，气乏有热。治宜调补阴阳，益气清热。方投协9+协4+知母10g，怀牛膝10g，天花粉20g，黄芪20g，益母草10g。7剂。

2011-02-16二诊。药毕经至，7天方尽。饮水减，依咽干且痒。夜咳已5天，昼咳轻，痰少。脉舌同上。守上方，加牛蒡子6g，五味子10g。7剂。

赏析：脉略沉、舌红、苔少而白，为阴阳两虚且有湿热之象。阴虚之体，入夜当有所恢复，但因阳气亦虚，不能蒸津上润，故咽干、饮水多而渴不解。肝之阴阳两虚，疏泄紊乱，致大便时干时稀。阴虚则阳浮，致易上火。正因肝之阴阳两虚，疏泄不及，藏出异常，气血运行不畅，故月经2个月未潮。用协 9（温经汤）调补阴阳，合协 4（一贯煎）以强养阴疏肝之力，加知母、怀牛膝清热并引之下行，天花粉润上焦之燥，黄芪、益母草益气活血。二诊时咽干依然，且咽痒，加之夜咳，故加牛蒡子、五味子祛风利咽，敛肺止咳。

疏肝活血兼养阴

【病案】胡某，女，38 岁。2011-11-05 初诊。

经闭 4 个月。

患者月经 4 个月未潮（无西医学的阳性指标）。或腹胀，易生气。余无明显不适。脉弦，舌红，苔白。证属肝郁脾湿，阴虚血瘀。治宜疏肝健脾，养阴活血。方投协 1+ 协 4+ 桃仁 10g，红花 10g，益母草 10g，川芎 10g，郁金 10g。7 剂。

2012-02-07 二诊。药将毕而经已至。但近 3 个月又未潮，年前服黄体酮也未潮。睡眠稍差，小腹胀，尿黄。脉弦，舌红，苔白。守上方，加小茴香 6g。7 剂。

赏析：本案可辨之证极少，从患者易生气，结合脉弦、舌红、苔白看，此经闭当为肝郁而虚、脾虚而湿所致。肝病传脾，脾失健运，致腹胀。疏泄不及，只藏不泻则经闭。用协 1（逍遥散加赤芍）疏肝理气健脾，加桃仁、红花、益母草、川芎、郁金，活血养血，行气化瘀，合协 4（一贯煎）养阴疏肝。由于药毕即经至，患者以为此一劳便可永逸，未曾巩固，故二诊时述近 3 个月月经又未潮，兼症无大异，经四诊合参，病机依然，故守上方，但加小茴香一味暖肝理气，平调阴阳，以待经潮。

立足治肝终获效

【病案】刘某，女，18 岁。2008-03-02 初诊。

经闭 2 个月。

患者月经 2 个月未至，伴左少腹断续隐痛，或吐。头昏，耳鸣，梦多。口干口苦，思水。目眶下黑。尿黄。脉细，舌红，苔白。证属阴阳失调，脾虚有湿。治宜平调阴阳，健脾除湿。方投协 9+ 协 2+ 黄芪 20g，延胡索 10g，天花粉 15g，泽泻

20g，郁金 10g，炒酸枣仁 15g。5 剂。

2008-03-15 二诊。上药共服 11 剂，月经尚未来潮，但左少腹隐痛消失，口干亦失，不吐。肠鸣，大便日 1 行。脉舌同上。守上方，加丹参 15g，益母草 10g，7 剂。

2008-03-23 三诊。月经仍未至。依然梦多、肠鸣，左腰痛 1 天。脉右沉细左略数，舌红，苔白。改投协 35+ 黄芪 20g，杜仲 20g，枸杞子 15g，益母草 10g，黄精 10g。14 剂。

2008-04-06 面告，月经已至 7 天，经色黑。余无不适。嘱停药观察。

赏析：脉细、舌红、苔白，为脾虚有湿之象，湿阻气滞，反侮于肝，经络不通则致左少腹隐痛。脾不输津于上则口干思水。中医五轮学说认为，眼睑属脾，称为肉轮。黑色属肾，肾主水，脾主运化，水湿运化不利则见患者目眶发黑，反侮于胆则口苦。脾病传肾，肾气虚，髓海失养，致耳鸣。脾病累心则头晕、梦多。用协 9（温经汤）平调阴阳，暖肝补脾，合协 2（五苓散）健脾渗湿。加重泽泻增强利水渗湿之功，与郁金相合而醒脑开窍。延胡索、黄芪、天花粉、炒酸枣仁，活血益气，生津养阴。二诊时，月经尚未来潮，故加丹参、益母草，活血养血。三诊时，月经仍未来潮，且依然梦多、肠鸣、腰痛。故改投协 35（吴茱萸汤）温暖肝胃，加黄芪、黄精、益母草益气补脾活血，杜仲、枸杞子滋补肝肾，月经终至。

健脾养阴扶胸阳

【病案】万某，女，40 岁。2013-04-03 初诊。

耳背 2 个月。

2013-02-10 因外感用阿奇霉素、头孢后耳背，至今未愈，且轻微耳鸣。月经亦 2 个月未潮。左肢体麻已 5 年（颈、腰椎病），气短，背腰痛。夜尿 1 ～ 2 次。脉细，舌红，苔白。证属脾虚有湿，阴阳两虚。治宜健脾利湿，滋阴扶阳。方投协 4+ 协 2+ 协 39+ 丹参 15g，制附片 6g，郁金 10g。7 剂。

2013-04-12 二诊。上药于昨日服毕，月经于今晨来潮。肢体麻稍轻，气短亦减，背腰不酸，夜尿仅 1 次，但耳背依然。余同上。脉右弦左细，舌红，苔少。守上方，去协 2，加协 22+ 石菖蒲 10g。7 剂。

2013-05-15 其姊前来就诊时述其妹耳背已瘳。

赏析：患者以耳背为主诉，从左肢体麻木看，多责之肝阴不足，气机阻滞，传病于脾，脾虚湿盛，痰湿泛耳，阻闭清窍使然。正因此故，肝调控血量之功必异常，加之脾之生化不足，而致经闭。首选协 4（一贯煎）养阴疏肝，次选协 2（五苓散）健脾除湿，后选协 39（瓜蒌薤白半夏汤）振复胸阳以除背腰之痛。所加之味以温肾理血。药后肝气条达，脾运正常，阴液得复，胸阳得振，故未通其经而月经自行来潮，盖治病求其根本也。故耳背消失自在情理之中。

胆病及肝治从肝

【病案】罗某，女，23 岁。2012-10-13 初诊。

经闭 2 个月。

患者自 2012-08-07 月经来潮后至今未潮，但每月准时腰酸、胸胀 1 周左右，或有白带。近来面部起少许红疹，易情绪化。或太阳穴附近及后脑勺疼痛，达 2 年之久。常鼻塞，咽痒而痛。大便 3 日 1 行。脉略数，微弦，舌红尖偏甚，苔白。证属阴虚有热，气虚血瘀。治宜滋补阴血，益气通络。方投协 19+ 协 15+ 协 21+ 协 51+ 桃仁 10g，红花 10g，土鳖虫 10g，连翘 10g。7 剂。

2012-10-20 二诊。药至第 3 剂前阴下少量血丝，先鲜红后黯红。同时腰酸胸胀俱消。前 3 天早起左太阳穴附近疼痛，但今日未痛。自觉面部气色有所好转。大便 2 日 1 行，尿黄。脉细，舌红，苔薄白。守上方，去协 15，加协 4+ 黄芩 10g，川芎 10g。7 剂。

赏析：月经未潮时亦准时胸胀，而两太阳穴附近胀痛时发达 2 年之久，此足证肝胆经脉俱病即肝血虚、胆气郁，故脉与之相应。结合近来面部少许红疹看，尚有心阴虚内热，舌红尖偏甚，与之一脉相承。心病累母，加之肝血虚累肾，故腰酸、白带多。脾气虚，湿无以运化而传肾，也可致白带多。肺阴不足则后脑勺痛、咽痒痛。急则治其标，故首选协 19（导赤散）清心养心除红疹（因“诸痛痒疮，皆属于心”），次用协 15（四物汤）加桃仁、红花

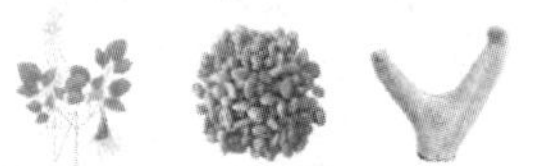

即桃红四物汤养肝活血，通络调经祛瘀，加土鳖虫破血逐瘀。后用协 21（玄麦甘桔茶加射干）润肺养阴以体现肝病实肺，再用协 51（四君子汤）以体现肝病实脾，连翘清热解毒。二诊述药至第 3 剂时前阴下少量血丝，诸症俱减，面部气色好转，从脉舌及尿黄看，为肝肾阴虚之象也。故去协 15，加协 4（一贯煎）养阴疏肝，黄芩、川芎清热畅胆。

利胆清热理血脉

【病案】赵某，女，28 岁。2010-06-26 初诊。

月经 3 个月未潮。

患者自 2008 年行开颅术后即月经后期，每 2 ～ 3 个月 1 行，经治疗略有好转，但近 3 个月又未潮。心慌，口干，口苦，夜晚磨牙。或腰酸。2009-10 始发癫痫，经服药后半年未发，近来因天热又发作 2 次。经查有多囊卵巢综合征。余可。脉微数左略弦，舌淡红，苔白。证属胆经湿热，血虚而瘀。治宜利胆清热，养血活血。方投协 34+ 协 15+ 桃仁 10g，红花 10g，三七粉（另包，冲）10g，丹参 15g，黄芪 20g，天花粉 15g，牡丹皮 10g，栀子 10g，柴胡 10g，黄芩 10g，炒酸枣仁 15g。7 剂。

2010-07-03 二诊。服首剂月经即潮，现基本干尽，经期乳房疼痛亦减轻。脉舌同上。守上方，加黄芪 20g，黄精 10g。7 剂。

赏析：从口苦及舌淡可知，胆经痰热，肝血亏虚而瘀为本案之基本病机。肝胆病累母（肾），肾虚则腰酸，及子（心），心血亏虚，痰蒙心窍致心慌乃至癫痫。胆汁上溢，出现口苦。肾在体合骨，齿为骨之余，肝肾俱虚，加之胆之痰热犯胃故致夜晚磨牙。脉微数左略弦，即是胆经痰热，肝胆之气不舒之明证。用协 34（温胆汤）清胆化痰，加柴胡、黄芩（浓缩之小柴胡汤）升降相因助清胆之力，合协 15（四物汤）加桃仁、红花即桃红四物汤，养血活血，通络调经，炒酸枣仁以养肝阴。另加三七粉、丹参以添活血养血之功。牡丹皮、栀子清肝热，黄芪、天花粉益气生津。

补益气血畅胆经

【病案】肖某，女，43岁。2013-10-16初诊。

经闭4个月。

患者2013-05服西药后曾经行2次，至今未再潮。常定期腰腹酸胀，或两太阳穴附近痛。余可。脉弦，舌红，苔白。证属气血亏虚，血络瘀阻。治宜补益气血，调畅胆经。方投协15+协7+协39+桃仁10g，红花10g，柴胡10g，黄芩10g，川芎10g。7剂。

2013-10-26二诊。月经未潮，近4～5天乳房轻度发胀。脉舌同上，咽略红。守上方，加土鳖虫15g，玄参10g。7剂。

2013-11-05三诊。乳房胀消失，但头或痛，矢气多。脉稍弦，舌淡红，苔白润。守上方，加黄芪20g。7剂。

2013-11-27电话述：月经已潮3天，但量少。嘱月经干尽且观察几天后再诊。

赏析：脉弦、舌红、苔白，结合两太阳穴附近或痛观之，本案之经闭为胆郁血虚，肝藏血太过所致。胆经不利，内入于肝，致其调控血量异常。血不上荣则两太阳穴附近痛。累及于肾、传病于脾，故腰酸胀。其现在症关乎胆经者不多，故首用协15（四物汤）加桃仁、红花即桃红四物汤养血活血、通络调经，加柴胡、黄芩（浓缩之小柴胡汤），升降相因，川芎畅胆。后用协7（香砂六君子丸）暖脾除湿，以助气血生化，同时体现肝胆病实脾。再用协39（瓜蒌薤白半夏汤）振复心肺之阳，进而生胃土、令脾实，而助气血之生化。二诊月经未潮，且乳房发胀、咽略红，肝、胃欲畅、降而不能，故加土鳖虫活血祛瘀，玄参解毒散结。三诊时乳胀失，但或头痛、矢气多，故守方加黄芪益气通经，是以尽剂约10天后月经终潮。

二、从脾论治

养血滋阴除风热

【病案】杨某，女，25岁。2014-06-21初诊。

经闭约2个月。

患者自 19 岁念大学开始，即月经量偏少，经治疗后有所增加，但月经后期。2013 年出国学习后则有所加剧，自 2014–04 下旬月经来潮后至今未潮。近 2 天自觉久站则腰酸、胸胀。额头及嘴角下方有红疹。偶尔耳鸣，睡眠时易惊醒，脱发。脉细，舌红，苔薄白。证属心脾两虚，阴虚风热。治宜养血滋阴，清热祛风。方投协 25+ 协 4+ 桑叶 10g，连翘 10g，怀牛膝 10g，郁金 10g，益母草 10g，炒谷芽、炒麦芽各 15g，焦山楂 20g。10 剂。

2014–07–05 二诊。上方服毕 1 剂即月经来潮，胸胀现不明显。脱发有缓解。余如上述。脉细，舌红，苔薄白。①守上方，加协 49。7 剂；②于①方加洋参片 10g，阿胶（另烊）12.5g，杜仲 15g。20 剂。蜜丸。

赏析：久立伤肾，骨主于肾，故久站则腰酸。久站何以致胸胀？盖肾虚则累母，且不能交济于心，肺心俱虚也。额头属阳明，嘴角下方主于脾，从脉细、舌红、苔白看，为脾虚有湿，且兼风热也。脾病累心则睡眠时易惊醒。发为肾之华，肝肾不足则脱发或耳鸣。肾、肺、心、脾、肝五脏俱病，是以经闭。脾乃统血之脏，气血生化之源。故首用协 25（归脾汤）健脾养心，继用协 4（一贯煎）养肝肾之阴，桑叶、连翘疏散风热，炒谷芽、炒麦芽、焦山楂健脾和胃，加怀牛膝、郁金、益母草引热下行，活血养血。首剂毕月经即潮，胸胀、脱发症状减轻。效要守方，加协 49（二至丸加制何首乌）平补肝肾巩固疗效。另加洋参片、阿胶补气养阴，杜仲补肾强腰，蜜丸服，取“丸者缓也，舒缓而治之也”之意。

暖脾养肝化湿邪

【病案】方某，女，48 **岁。**2011–05–11 **初诊。**

月经 5 个月未潮。

患者 5 个月前月经来潮后至今未潮，腹胀，睡眠欠佳，自觉背部似乎有气。大便调，夜尿 1 次。脉濡，舌淡，苔白。证属脾气亏虚，血虚兼风。治宜暖脾养肝，化湿理气。方投协 7+ 协 15+ 杏仁 10g，白蔻仁 10g，薏苡仁 20g，白芷 6g，川厚朴 10g，羌活 10g，佩兰 10g，小茴香 6g，丹参 15g。7 剂。

2011–05–20 二诊。月经仍未潮，腹部略痛，若吹风则腹部有凉意。咽中不适。

生气减少，腹胀亦减，睡眠佳。脉舌同上。守上方，加防风 10g，黄芪 20g。7 剂。

2011-06-12 三诊。月经于 06-08 来潮，呈块状。眼痒，右面部略肿，说话时咽右侧不适，上唇烂已 3 天。大便或稀，纳可。脉细，舌淡，苔白略厚。改投协 7+ 协 23+ 玄参 10g，枸杞子 15g，菊花 10g，防风 10g，黄芪 20g，苦参 10g，蛇床子 10g，五倍子 10g，山豆根 6g。7 剂。

解析：《金匮要略·妇人杂病》中“妇人六十二种风，及腹中血气刺痛”，说明风为百病之长、六淫之首，有善行数变、无处不到的特性，《金匮要略》称之为“大邪”，且其犯人，一般多“中表”，但若腹中正气大虚，风邪亦可长驱直入，与血气相搏滞于腹中，阻碍气血运行，而见腹中刺痛。外风入中属阴的腹部，与体内痰湿相搏，故有凉意。脉濡、舌淡、苔白，为脾虚有湿，肝血不足之象也。脾失健运，则影响腐熟和输化，出现腹胀。脾阳亏虚，累母及子，外风侵袭，故背部自觉有气。气血生化乏源，肝血不足，导致月经 5 个月未潮。用协 7（香砂六君子丸）加小茴香暖脾除湿，合协 15（四物汤）加丹参养肝血，以体现脾胃病实肝即治“克我”之脏，杏仁、白蔻仁、薏苡仁开上、宣中、导下，白芷、羌活祛风除湿，川厚朴、佩兰行气化湿。二诊述月经仍未潮，但生气减少、腹胀亦减、睡眠转佳，说明药已中的，但腹痛、若吹风则腹部有凉意且咽中不适，故守上方，加防风、黄芪益气固表祛风。三诊时月经果然来潮，但出现眼痒、面部肿、咽右部不适、大便稀、上唇烂等状况，故改投协 7 暖脾除湿，合协 23（半夏厚朴汤）宣肺祛风，加玄参、山豆根解毒散结利咽，枸杞子、菊花补肝明目。防风、黄芪祛风固表，扶助肺卫。苦参、蛇床子、五倍子杀虫止泻，以奏全功。

养血扶阳补心脾

【病案】危某，女，43 岁。2012-05-01 初诊。

经闭 4 个月。

患者大约半年前曾经闭，服药后月经来潮 1 次，但至今已 4 个月未再潮。或头晕、头昏，气短，入睡难，梦多，易醒。或腹胀，或尿黄，夜尿 2 ～ 3 次。脉略沉，舌淡红，苔白。证属阴阳失调，心脾两虚。治宜养血扶阳，补益心脾。方投协 25+ 协 15+ 乌药 8g，全瓜蒌 15g，桃仁 10g，红花 10g，益母草 10g，土鳖虫 10g，桑椹

20g，苦参10g。7剂。

2012-05-15二诊。药至第3剂经至，腹胀减，夜尿减至1～2次。嘱暂不服药，以观后效。

赏析：脉略沉、舌淡红、苔白、腹胀，为阳气不足，脾虚兼湿之象。脾虚则气血生化不足，故气短，血不养心则梦多易醒，血不上荣则头晕、头昏。脾病传肾，肾气不固，致夜尿2～3次。用协25（归脾汤）健脾养心，合协15（四物汤）加桃仁、红花即桃红四物汤养血活血调经，加益母草、土鳖虫活血通络。全瓜蒌、乌药、桑椹、苦参振复肺肾之阳，滋肾阴，燥水湿。

补脾暖肝调阴阳

【病案】陈某，女，27**岁。**2015-12-08**初诊。**

经闭2个月。

患者自2015-10-06月经来潮后至今未潮，但否认怀孕。2014-09人流术后即月经先后不定期。月经一般7天方尽，经量尚可，色黯，有血块，时有痛经。白带偏黄而少。夜寐醒后复睡难，晨起感腰部胀痛。或头晕、耳鸣。精神尚可，纳可。小便后时有不适，或夜尿（因入冬后怕冷，故尽量不如厕）。脉细，舌淡，苔白。证属心脾不足，阴阳两虚。治宜补脾养心，调理阴阳。方投协25+协35+生地黄15g，益母草10g，杜仲20g，桑椹20g，砂仁8g。10剂。

2015-12-19二诊。月经未潮。左乳房偶有刺痛感，行久即腰酸。大便日2～3行，偏稀。余如上述。脉细略数，舌苔白，中部微灰。守上方，加韭子10g。10剂。

2015-12-31三诊。12-23～12-25这3天中前阴有少量咖啡色血液排出，疑似月经来潮。左乳房刺痛消失，腰酸有所减轻。白带偏多。大便日1行，质偏干。小便偏黄，夜尿1次。余可。脉沉濡，舌红，苔灰黄。守上方，加黄柏10g。10剂。

赏析：人流术难免使气血损伤，致血海之冲脉不能按时满盈，调控血量之肝藏出紊乱，出之太过则月经先期、7天方尽；藏之太过则月经后期。虚中夹实，气机阻滞则经行有块、头晕、耳鸣、痛经。肝阳虚及肾，致年近四七即或有夜尿，肝经不能正常绕阴器则小便后时有不适。脉细、舌淡、苔白为脾虚生湿之象。脾病累心则夜寐醒后复睡难，传肾则化热、白带黄少。用协25（归脾汤）补益气血、健脾养心，加生地黄、桑椹、益母草滋阴活血。合协35（吴茱萸汤）加砂仁温暖肝脾，杜仲滋肾补阳。二诊时述左乳房偶有刺痛感、行久即腰酸，此悉责之肝肾，欲通而不能，为月经将潮之佳兆，故加韭子补肝肾以因势利导。三诊时左乳刺痛消失，腰酸减轻即可验证之。月经喜潮，白带偏多系湿热排出之征，故加黄柏清燥之。

补养心脾调阴阳

【病案】何某，女，26岁。2012-12-02初诊。

经闭2个月。

患者自从2012-05孩子断奶后即月经异常。服中药加西药后月经正常，但停药则经闭。现又2个月未潮。或白带偏多。脱发较剧，头皮屑多，头皮中有小疖。梦多。口干思水。夜尿2次。脉细，舌红，苔薄白。证属心脾两虚，阴阳不调。治宜补养心脾，平调阴阳。方投协25+协49+协48+苦参10g，地肤子10g，防风10g，黄芪20g，射干10g。7剂。

2013-03-28二诊。药至第2剂即经至，经行2天后曾经中止，1～2天后又潮，持续10天方尽，伴身软。因故停药3个月余，月经连续4潮，此次已10天尚未干尽。脱发大减，头皮屑仍多。常头昏，梦多，耳鸣。口干思水依然。脉细，舌淡，苔白。守上方，去射干、地肤子，加炒黄芩10g，柴胡6g。7剂。

赏析：断奶后反月经异常，恐与内环境改变乃至情志因素相关。本案下有经闭，或有白带偏多及夜尿诸症，上有脱发、头皮屑多、头皮中生小疖乃至梦多、口干思水，其根本则在于“中”，即脾虚生湿，尚兼肝肾阴阳两虚及风象。脉细、苔薄白，正脾虚有湿之象。气血生化乏力，冲脉不能按时满盈，加之断奶后情绪波动，故经闭。脾湿传肾，肾阳不足，蒸化不及则或白带偏多、夜尿。气血不荣于上，加之肝肾阴阳俱虚，故脱发。风生于阴血不足，故头皮屑多，“风强则为瘾疹”，是以日久生疖。脾病及心则梦多，不升津于上致口干思水。故用协25（归脾汤）补益气血，健脾养心，合协49（二

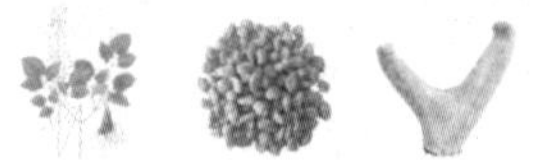

至丸加制何首乌）与协 48（缩泉丸）养阴助阳，缩泉摄水，体现脾病实肾。添苦参、地肤子燥湿杀虫祛风，防风、黄芪、射干固表除湿。二诊时，月经喜潮，脱发大减，故去射干、地肤子。头皮屑仍多，依然头昏、梦多且耳鸣、口干思水、月经淋漓不尽，故加柴胡、炒黄芩（浓缩之小柴胡汤），升降相因，以助胆肝正常疏泄。

三、从多脏腑论治

温暖肾脾理气血

【病案】姜某，女，43 岁。2011-08-02 初诊。

经闭约半年。

患者大约半年前即开始经闭，或腰腹俱胀，以下午为多。或轻微头晕、头痛。自诉有脂肪肝、乙肝（小三阳），但肝功正常。大便 1 ～ 3 日 1 行，或尿黄，夜尿 2 ～ 3 次。脉略沉，舌红，苔少微黄。证属肾脾两虚，气血不调。治宜补益肾脾，调理气血。方投协 8+ 协 7+ 协 48+ 巴戟天 20g，益母草 10g，桑椹 20g，全瓜蒌 15g，炙远志 6g，炒莱菔子 10g，焦山楂 15g。15 剂。

2011–08–16 二诊。腹胀减轻，夜尿减少。余尚可。脉略沉，舌红，苔白。守上方。20 剂。

2011–09–08 三诊。月经于 08–26 喜潮，6 天方尽，且伴胸腰俱痛。睡眠可。大便 1 ～ 2 日 1 行，夜尿又减。脉舌同上。守上方，加桑叶 10g。20 剂。

赏析：患者或腰腹俱胀、夜尿 2 ～ 3 次，结合脉略沉、舌红、苔少微黄看，当为肾脾俱虚，阴损及阳，蒸摄无力所致。气阴两虚，血不上荣则出现轻微头痛。脾虚侮肝，肝血不足，故轻微头昏。脾运不及，大肠传导无力故大便 1 ～ 3 日 1 行。尿黄、大便 1 ～ 3 日 1 行，均为阴血不足且有热之象，气阴两虚，运行失常，导致经闭。用协 8（肾气丸去桂枝、附子）即陈师所谓“新六味地黄丸”合协 48（缩泉丸）加桑椹、巴戟天补阴助阳，缩泉止尿，加协 7（香砂六君子丸）及炒莱菔子、焦山楂健脾和胃，益母草、炙远志、全瓜蒌养心安神、润肠通便。二诊诸症俱减，故守方续治，是以三诊时述经潮。

暖脾益肾调阴阳

【病案】李某，女，45 岁。2011–10–02 初诊。

经闭 2 个月余。

患者自 2011–07–23 月经来潮后至今未潮。左少腹痛 20 余天，右少腹痛稍轻，按之稍舒。每经行则两太阳穴附近发胀已 2 年。或心慌，背痛，目干，腰腿酸痛乏力。纳可，大便调，夜尿 2 次。脉细沉，舌红，苔白。证属脾肾两虚，阴阳俱亏。治宜暖脾益肾，调补阴阳。方投协 7+ 协 48+ 协 15+ 协 35+ 黄芪 20g，益母草 10g，延胡索 10g，枸杞子 15g，沙苑子 10g。7 剂。

2012–04–05 二诊。尽剂则月经来潮，故停药约半年。2012–01–01 经潮，昨又潮，量极少，色鲜红。或心慌，或大腿痛。目咽俱干。口甜，但纳可，二便调。脉沉，舌红，苔白。2012–01–09 因不慎致左第 9、10 肋骨骨折。改投协 7+ 协 35+ 协 48（去山药）+ 协 4+ 炒酸枣仁 20g，炙远志 6g，桃仁 10g，红花 10g，天花粉 20g，延胡索 10g。7 剂。

赏析：2 年前每经行则两太阳穴附近发胀，近 20 天复少腹疼痛且左重右轻，加之目干，本案无疑主要责之肝胆俱病，且阴阳两虚。肝胆病及子侮肺则心慌乃至背痛，累母则腰腿酸痛乏力、夜尿 2 次。脉细沉、舌红、苔白，正阴阳两虚、脾虚有湿之征。诸因相合而致经闭。基于脾胃乃气血生化之源，故首用协 7（香砂六君子丸）暖脾除湿，以助气血生化，后用协 15（四物汤）加协 48（缩泉丸）及协 35（吴茱萸汤）暖肝肾之阴阳，加黄芪、益母草、枸杞子、沙苑子益气养血滋阴。二诊述尽剂则月经来潮。观察半年，2012–01–01 经潮，2012–04–04 又潮，但量少，且大腿痛、目咽俱干、口甜及 3 个月前骨折，故以协 15（四物汤）易协 4（一贯煎）养阴疏肝，加炒酸枣仁、炙远志宁心安神，桃仁、红花养血活血，天花粉清热生津，延胡索行气止痛。

益气养血暖肝阳

【病案】陈某，女，40 岁。2012–01–03 初诊。

经闭 2 个月。

患者2个多月前曾月经淋漓不尽，自干尽后至今已2个月未潮。检查发现陶氏腔积液。前阴或痒，白带黏稠，乳腺增生。上肢或麻，下肢或不适。夜尿1次。脉细沉，舌暗红，苔白。证属气血两虚，肝阳不足。治宜调补气血，暖肝除湿。方投协7+协15+协35+乌药6g，黄芪20g，黄精10g，全瓜蒌15g。7剂。

2012-01-11二诊。药至3剂月经即潮。现偶尔晚上心慌。余无明显不适。守上方。7剂。

赏析：脾主四肢，上肢或麻、下肢或不适，结合脉细沉、苔白看，与脾气不足，湿邪漫溢相涉。而上肢之麻尚关乎肝血亏虚。只是此脉细沉与《金匮要略》“脉沉而细者，此名湿痹”近似。但本案之沉尚寓肝阳虚。因脾湿侮肝传肾，肝经不能过阴器，故乳腺增生、前阴或痒、白带黏稠，以致陶氏腔积液。如此则岂能不经闭？用协7（香砂六君子丸）暖脾除湿，合协15（四物汤）滋养肝血，协35（吴茱萸汤）暖肝通经，3方合化，脾肝同调。加黄芪、黄精以强益气养血之力，乌药、全瓜蒌温肾宽胸。二诊述经潮，故守方再进以巩固疗效。

振扶胸阳养肝肺

【病案】向某，女，43岁。2014-10-19初诊。

经闭5个月。

患者2014-05月经来潮后至今未潮（妇检发现子宫内膜偏薄）。白带少，偏黄。或胸胀。大便欠规则，尿微黄。余可。脉细略沉，舌红，苔薄黄。证属阴阳两虚，气滞络阻。治宜养阴扶阳，理气通络。方投协39+协4+协21+黄芩10g，泽泻20g，郁金10g，制香附10g。7剂。

2015-05-14二诊。上药服至第3剂月经即潮，停药观察半年，现复燃，已2个月未潮。或脐下、左少腹隐痛。脉细，舌暗，苔微黄。守上方，去协39、协21，加协33+协56+小茴香6g，全瓜蒌15g，葛根15g，白芍15g，栀子10g，蒲公英20g。7剂。

赏析：本案除经闭外，可辨之证甚少。从脉细略沉、舌红、苔薄黄看，为阴阳两虚且兼湿热之象。胸阳不振则胸胀。白带少偏黄、尿偏黄，均为湿热下注使然。肺阳不振，肺不与大肠相表里，加之肝阴虚气滞，疏泄紊乱，大肠传导失职，易致大便欠规则。用协39（瓜蒌薤白半夏汤）行气解郁、通阳散结，加郁金、制香附活血理气。合协4（一贯煎）养阴疏肝，协21（玄麦甘桔茶加射干）润肺化痰，黄芩、泽泻燥湿清热。二诊述药至3剂，月经来潮，但观察半年后复燃，出现或脐下、左少腹隐痛，此多属肝经不利所致，故去协39、协21，加协33（桂枝茯苓丸）且加重白芍用量，柔肝活血通经，协56（当归贝母苦参丸）养血解郁燥湿，加小茴香、全瓜蒌、葛根暖肝理肺升津，栀子、蒲公英清热利湿。

健脾养阴兼祛风

【病案】刘某，女，25岁。2015-03-10初诊。

经闭2个月。

患者1年前即月经后期10～15天，4天尽，呈块状，血量少。近2个月竟未潮。面红疹7年，现无痒痛。眠欠深，梦多。口干思水。脉细，舌红，苔白。证属脾虚湿盛，阴虚兼风。治宜健脾养阴，清热祛风。方投协2+协4+桑叶10g，连翘10g，薄荷6g，百合15g，炒酸枣仁15g，炙远志6g，玄参10g。7剂。

2015-03-17二诊。药至2剂经潮，血量多，连续3天经色稍红，依然呈块状，5天尽。红疹亦随之淡化，或痒。饮水减少。脉细，舌红，苔白。守上方，加石斛10g。7剂。

赏析：本案同样可辨之证甚少，患者脉细、苔白、舌红、口干思水，为脾虚湿盛，津不上输，兼肝肾阴虚之象。子病累母（心），则眠欠深、梦多。生化乏源则血量少。血虚生风，湿热内蕴，上溢于面导致红疹。先治其卒病即经闭。用协2（五苓散）健脾除湿，合协4（一贯煎）养阴疏肝，加桑叶、连翘、薄荷疏散风热、清热透疹，以兼顾其痼疾。百合、炒酸枣仁、炙远志宁心安神。玄参养阴散结。二诊时月经至，诸症大减，加石斛养胃生津、滋阴除热。

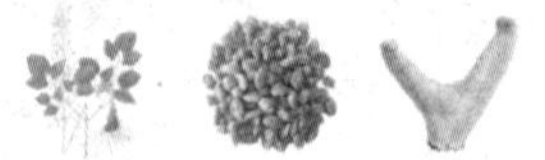

养阴理气兼开降

【病案】王某，女，37岁。2013-03-15初诊。

经闭3个月。

患者3个月前月经来潮后至今未潮。2～3年前即脱发，约2年前即口气较重，半年前即腰痛（检查示腰椎间盘突出）。食多则胀，刷牙时牙龈出血。脉细微数，舌红，苔少微黄。证属阴虚气滞，中焦湿热。治宜滋阴清热，辛开苦降。方投协4+协32+协49（去制何首乌）+干姜6g，川黄连6g，槟榔10g，防风10g，苦参10g，川芎15g，独活10g。7剂。

2013-03-23二诊。药至第3剂刷牙时已不见出血，至第6剂月经来潮，口气减轻，腰部较前舒适，唯脱发依然。纳可。脉细，舌红，苔白。守上方，加协59。7剂。

赏析：脉细微数、舌红、苔少微黄乃阴虚内热之征。肾阴不足，水不涵木，肝之阴血亦不足，致疏泄失常。“口气通于胃”，此口气重为热邪兼湿之象。用协4（一贯煎）合协32（玉女煎）+协49（去制何首乌，即二至丸）滋养肝肾胃之阴，兼清其热。食多则胀乃阴虚有热致气滞，加干姜、川黄连及槟榔辛开苦降以调畅之。防风、川芎、独活、苦参等祛湿行气，活血通络以除腰痛。扶正祛邪并举，故疗效显著。

（汪　帅　陈国权）

第八节　带　　下

“带下”一词，虽首见于《素问·骨空论》“任脉为病……女子带下瘕聚”，次见于《金匮要略·妇人杂病篇》“……此皆带下，非有鬼神”，但皆泛指妇科病，故《扁鹊传》所言扁鹊“过邯郸，闻贵妇人，即为带下医”之“带下医”即妇科病医生。当今社会的“带下”即白带，在《金匮要略·妇人杂病篇》中称为“白物”。生理性带下是健康女性从阴道排出的一种阴液，其量适中、色白或透明、质黏而不稠且无特殊气味，如清代沈尧封《沈氏女科辑要·带下》引王孟英所说："带下，女子生而即有，津津常润，本非病也。"其产生是肾精旺盛，津液充沛，天癸泌至，脾气健运，任带司约，督脉温化，协调作用于胞宫，渗润于阴道外阴的结果。带下病是指带下量明显增多或减少，色、质、气味发生异常，或伴有局部乃至全身症状者。包括白带在内的"带下"病的病机早在《素问·骨空论》已指出是"任脉为病"。清代萧壎《女科经纶·带下证》引缪仲淳云："白带多是脾虚……脾伤则湿土之气下陷，是脾精不守，不能输为荣血而下白滑之物。"中医学认为湿邪是导致本病的主要原因，基本病机是湿邪损伤任带二脉，使任脉不固，带脉失约。临床上对带下病多围绕着湿浊的性质和肝脾肾的功能异常来进行辨证分型。但忽略了热与寒也可导致白带，因为早在《金匮要略·妇人杂病》就将带下分为湿热型（治以矾石丸）及寒湿型（治以蛇床子散）。

本节仅 4 案，初诊用方计 6 首，按使用频率多少依次为：协 11（4 次），协 2（3 次），协 1（2 次），协 7、协 15 及协 39（各 1 次）。均为湿热性质，主要涉及肝、脾、肾、肺四脏。

一、从肝论治

疏肝祛邪理气血

【病案】杨某，女，24 岁。2010-08-21 初诊。

白带偏多约 2 年。

大约 2 年前即白带偏多，味腥。经行腹痛，或腰部酸痛。或头昏，冬天易感冒，或晨起流清涕，或打喷嚏。今夏脱发严重。大便日 1 行。脉略沉而弦。证属肝郁邪实，气血不和。治宜疏肝祛邪，活血理气。方投协 1+ 协 2+ 协 11+ 苦参 10g，丹参 15g，桃仁 10g，焦山楂 30g，炒莱菔子 10g，乌药 6g，蛇床子 10g，制何首乌 20g。7 剂。

2010-09-04 二诊。白带略减，余如上述。脉微沉，舌红，苔白。守上方。7 剂。

赏析：白带偏多且味腥多系湿热为患，而肝脾肾三脏功能失调是产生内湿的主要原因，结合其经行腹痛、脉弦可知，肝郁化热传脾，更生湿热，遂成下焦疾病。脾虚失运不仅会使水湿内生，还会使气血生化不足，故冬天易

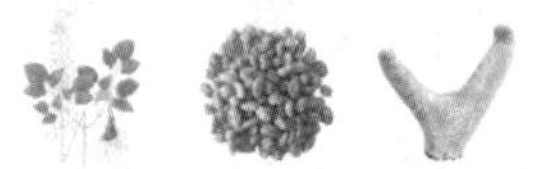

感冒、打喷嚏及晨起流清涕。头昏为肝郁而气逆上冲之兆。子（肝）病累母（肾），脾病传肾则腰部酸痛、脉略沉，加之长夏季节湿热为盛，内外合邪，上蒸巅顶，阻滞毛窍，毛发失荣，故今夏脱发严重。投协 1（逍遥散加赤芍）合协 2（五苓散）以疏肝健脾除湿治其本，协 11（四妙丸）合苦参除下焦湿热疗其标，用丹参、桃仁、焦山楂、炒莱菔子活血理气，加制何首乌、乌药、蛇床子养血温肾散寒以全其功，是以初诊即带减。

疏肝健脾除邪毒

【病案】黄某，女，40 岁。2016-05-21 初诊。

水样白带 3 个月余。

今年 2 月某日曾泡温泉约 3 小时，7 天后即水样白带，味腥，色白，但近 1 个月来伴红色。月经尚正常。或胸闷、心慌，右肩周或不适，抬举稍难。口干饮多，咽干 3 个月余，有异物感。房事毕前阴出血。纳可，大便调，尿黄。脉弦沉，舌淡红，苔白，中厚。证属肝郁脾虚，下焦邪毒。治宜疏肝健脾，清除浊毒。方投协 1+ 协 2+ 协 11+ 茵陈蒿 20g，苦参 10g，蛇床子 10g，土茯苓 10g，百部 10g，艾叶 10g，川厚朴 10g，玄参 10g，羌活 10g，防风 10g，花椒 8g。20 剂。

2016-07-01 二诊。白带减少，腥味亦减，血丝消失。胸闷、心慌俱失。右肩周适，异物感减。但外感 3 天，现干咳、咽干、流鼻涕、打喷嚏。自汗、盗汗，梦多。尿黄。余可。脉稍沉，舌淡，苔白。改投协 1+ 协 2+ 协 23+ 防风 10g，羌活 10g，白芷 6g，牛蒡子 6g，玄参 10g，杏仁 10g，丹参 15g，焦山楂 10g，麦冬 10g。10 剂。

赏析：口干饮多、咽干且有异物感、脉沉而苔白、中厚，乃脾虚湿盛，水运不及，津不上承所致。右肩周或不适、抬举稍难及脉弦乃肝郁兼风之象。母（肝）病及子（心）、脾病累心故或胸闷、心慌。白带水样且味腥，近 1 个月伴红色（但月经尚正常）及尿黄，再结合其泡温泉的发病史，知为下焦邪毒所致。故首投协 1（逍遥散加赤芍）合协 2（五苓散）疏肝健脾以治其本，再投协 11（四妙丸）合茵陈蒿、苦参、蛇床子、土茯苓、百部、艾叶、花椒清利湿热、清除浊毒以治其标，川厚朴、玄参利咽润喉，羌活、防风祛风、通利关节，故二诊时述诸症见效。

又：上述两案病证同，但病程长短、病情轻重有异，其所以主方相同，是因为基本病机无大异也。两案均为肝郁脾虚兼有湿热，而上案又具气血不和，本案则兼有风象，故所加之药有异。

二、从多脏腑论治

调理三焦除湿热

【病案】陈某，女，21岁。2010-10-17初诊。

白带黄1年。

去年夏天游泳后即自觉外阴瘙痒，其后不久白带多，色黄，经治疗后瘙痒消失，但依然白带黄。月经前轻度腹胀。常胸闷，叹气则舒，时口干。余尚可。脉细，舌淡红，苔白，边齿印。证属下焦湿热，肺脾两虚。治宜清利湿热，补益肺脾。方投协11+协7+协39+制何首乌15g，苦参10g，蛇床子10g，百部10g，艾叶10g。7剂。

2010-10-27二诊。其母代诉：白带已变清稀，要求改服丸剂或汤剂。守上方。7剂。

赏析：上案源于泡温泉、本案责之游泳，水不洁之过也。白带多且色黄乃湿浊疫毒化热，蕴于下焦所致。下焦湿热侮脾、乘脾、累肺、侮肺，脾之输运不力致经前轻度腹胀、口干，胸阳不振则胸闷。脉细、舌淡红、苔白、边齿印系脾虚有湿之象。况肌肉为脾所主，皮毛者肺之合也，水湿犯久，必伤及脾肺。此下病碍上之例也。故首选协11（四妙丸）合苦参、蛇床子、百部、艾叶清利湿热、温阳杀虫，加制何首乌兼顾益肾，次选协7（香砂六君子丸）暖脾运湿，后选协39（瓜蒌薤白半夏汤）振奋胸阳、宣畅上焦。如此清下、运中、宣上，三焦畅达，效如桴鼓，长达1年之疾迅速改善。

除湿清热调肝脾

【病案】李某，女，24岁。2014-07-05初诊。

白带多6个月。

2014年春节后即白带多，呈块状。外阴痒2周，口臭。脉细，舌淡红，苔白根厚。证属湿热内蕴，脾肝两虚。治宜除湿清热，健脾养肝。方投协 11+ 协 2+ 协 15+ 苦参 10g，茵陈蒿 20g，制香附 10g，蛇床子 10g。7 剂。

2014–07–12 二诊。服毕 2 剂白带即减，口臭也减，阴痒失。脉细，舌红，苔白。守上方，7 剂。

2014–07–20 三诊。上证俱失。脉舌同上。守上方。7 剂。

赏析：湿热之邪是本病的主要原因。白带多且呈块状、外阴痒、口臭及苔白根厚示其湿热内蕴于中下二焦，此其标。脉细、舌淡红则示脾湿血虚。血虚生风，故外阴痒也不离血虚，此其本。湿郁日久，非伤阳即化热。故首投协 11（四妙丸）合苦参、茵陈蒿、蛇床子除湿清热、杀虫止痒以治标，次投协 2（五苓散）健脾化湿，后投协 15（四物汤）合制香附补血调肝以治其本。陈师从整体把握，兼顾脾肝二脏，补虚泄实，故疗效甚佳！

第九节　前阴病

前阴病除外阴的红、肿、热、痛、潮湿、水疱、流水，甚或尿道口灼热、带下增多外，尚伴有脘内瘙痒、乳痒、鼻痒，鼻头痛、胃闷痛、嘈杂、咽中异物感，房事毕出血及小腿外侧湿疹等中的一项或两三项。极少数病例尚伴有后阴即肛周的瘙痒。前阴瘙痒首见于东晋时期葛洪《肘后备急方·治卒阴肿痛颓卵第四十二》："阴痒汁出。嚼生大豆黄，涂之，亦疗尿灰疮"，有症有治。隋代巢元方则在《诸病源候论·妇人杂病诸候四·阴痒候》中详细论述了阴痒的病因病机，即内为脏气虚弱、外为风邪虫蚀。现在认为阴痒内因多为肝、脾、肾三脏功能失常，外因离不开湿热下注或虫蚀为患。故有医者对本病的治疗着重调理肝、脾、肾三脏，并对实证者予以清热利湿、解毒杀虫，虚证者予以补肝肾、养气血等治疗。

本节共 12 案，初诊用方（排除重复后）计 10 首，按使用频率多少依次为：协 11（11 次），协 4（6 次），协 15（3 次），协 2、协 8、协 23、协 25、协 32、协 33、协 39、协 51、协 59（各 1 次）。多立足于治肝、肾、脾，少立足于心、肺，可见陈师所治，其病机多为虚实夹杂所导致，并非纯实证。

一、从肝论治

养阴疏肝除瘀血

【病案】吴某，女，38 岁。2016–11–07 初诊。

外阴断续瘙痒 3 个月。

患者从2016–09开始，外阴轻度瘙痒，被确诊为霉菌性阴道炎，2016–10底前后有所加剧，用药后瘙痒已基本解除。2016–08–21 月经来潮后至今未潮。多梦，易醒。近几天轻微头痛，或左耳鸣、左大腿内侧疼痛。自觉工作压力稍大。每夜尿 2 次已 5 ～ 6 年。脉弦，舌红，苔白。证属阴虚气滞，湿热阻络。治宜养阴疏肝，通络除邪。方投协 4+ 协 11+ 协 33+ 蔓荆子 6g，制香附 10g，郁金 10g，苦参 10g，蒲公英 20g，艾叶 10g，土茯苓 10g，赤芍 10g，焦山楂 15g。7 剂。

2016–11–21 二诊。月经未至，但外阴适、睡眠可，停药则反弹。耳鸣不显，头部及大腿舒适。夜尿仅 1 次。脉舌同上。守上方，加益母草 10g，韭子 10g。7 剂。

赏析：阴痒，一则因肝肾阴血亏损，阴虚则生风化燥，阴部皮肤失养；二则由肝经湿热，日久生虫，虫毒侵蚀外阴。此瘙痒虽已基本解除，但仍有些许不适。5 ～ 6 年的夜尿 2 次、多梦、易醒或左耳鸣及舌红示其肝肾阴虚依旧。左大腿内侧疼痛、自觉工作压力稍大、脉弦则为肝气郁结之征。2 个月余未潮的月经及头痛、苔白乃气滞血停、湿热阻络所致。故投协 4（一贯煎）合制香附、郁金养阴疏肝、理气活血以调本，协 11（四妙丸）合苦参、蒲公英、艾叶、土茯苓清利湿热以治标，加协 33（桂枝茯苓丸）合赤芍、蔓荆子活血通络、祛风止痛以助之，用焦山楂健脾胃以利湿化。复诊效果显著，体现了陈师临床用药喜兼顾脾胃而达画龙点睛之效的特点。

清利湿热养肝血

【病案】李某，女，33 岁。2006–12–31 初诊。

外阴痒、痛、流水少许约 2 个月。

患者 2 个月前即外阴痒、痛、流少许水。白带白。腰痛（腰椎间盘突出）。夫妻双方均有脚气。脉细略数，舌红，苔微黄。证属下焦湿热，肝血不足。治宜清利湿热，滋养肝血。方投协 11+ 协 15+ 百部 15g，艾叶 10g，蒲公英 15g，金银花 12g，连翘 10g，土茯苓 10g，苦参 10g。7 剂。

2007-01-06 二诊。外阴适。四肢受热则痒，口干。脉细，舌红，苔薄白。守上方，去苦参，加地骨皮 15g，白术 10g。7 剂。

赏析：本案可辨之证较少，将外阴痒、痛、流少许水与脉略数、舌红、苔微黄合参，知下焦湿热是本证的基本病因。久病多虚，邪耗正气，脉细则明示其肝血不足。故首投协 11（四妙丸）合连翘、苦参、蒲公英、金银花、土茯苓、百部、艾叶清热利湿、杀虫止痒以治标，再投协 15（四物汤）滋养肝血以治本。二诊效果明显，故医者临证应把握脏腑相关理论，兼顾邪正虚实，并合参于脉舌。

二、从脾论治

补养心脾理下焦

【病案】宋某，女，50 岁。2016-07-08 **初诊**。

阴部潮湿、瘙痒 10 余年。

10 余年前即开始阴部潮湿，且灼热甚，若天热则瘙痒加剧。2016-02 最后 1 次月经来潮，白带偏黄且呈糊状，天热则益剧。乳腺增生 20 余年。心下闷胀 10 余年，嗳气多，晨起自觉睁眼困难，劳累则眼痛。入睡难，睡眠浅，易醒，梦多，醒后易复睡。肩周炎 2 年余，两手指尖发麻。口腔易生溃疡。右侧腹股沟处偶有隐痛，约 3 年前检查发现尿中带血，夜尿 3 次。脉细，舌红，苔白。证属心脾两虚，下焦湿毒。治宜养脾补心，清利下焦。方投协 25+ 协 11+ 苦参 10g，蒲公英 15g，土茯苓 10g，蛇床子 10g，花椒 8g，艾叶 10g，瓜蒌壳 10g。7 剂。

2016-07-17 二诊。潮湿、瘙痒俱减，白带亦减。但入睡难，且梦多。今晨右胁发酸，休息则失。脉舌同上。守上方，加吴茱萸 6g，神曲 10g。7 剂。

2016-07-29 三诊。上症又减，白带更减。知饥，但食多则胀。入睡依然难。药后呃逆，或矢气，或反酸。大便调，或质干，夜尿 2 次。脉舌同上。守上方，加砂仁 8g，法半夏 10g。7 剂。

2016-08-09 四诊。潮湿又减，或瘙痒，矢气多。入睡好转，纳佳。脉细，舌红，苔白。守上方，去砂仁，加白蔻仁 8g。7 剂。

赏析：本案病变中心在下焦，但从发病史看，心下闷胀达 10 余年之久，且晨起自觉睁眼困难、眠差及脉细，表明其本乃心脾两虚。脾病及胃，胃失和降故嗳气多。上虚则不能制下，脾虚湿蕴，湿邪下注则生下焦湿毒，致阴部瘙痒 10 余年，日久湿郁化热致白带偏黄且呈糊状，天热则剧，且阴部潮湿、灼热。苔白主湿，舌红乃阴血亏虚之征。故在用协 11（四妙丸）清利下焦之湿乃至于热的同时，主要用协 25（归脾汤）补益心脾以治其根本。加苦参、蒲公英、土茯苓、蛇床子、花椒、艾叶以强清热除湿、杀毒止痒之力，瓜蒌壳行气宽胸，使中、上皆能制下而奏全功，10 余年之痼疾竟月余大减！

三、从多脏腑论治

清利湿热养肝血

【病案】陈某，女，52 岁。2004-04-04 初诊。

二阴瘙痒伴胃脘闷痛、嘈杂、咽中有异物感约 5 年。

患者约 5 年前突发二阴瘙痒，继之又觉咽中有异物感，自认为与初期服药不对症有关。5 年来经中西医交叉或结合医疗，主诉症非但不减，反而新的症状相继发生。现除主诉症外，尚胸闷、呃逆、肩胛骨下方痛、腰痛、鼻中不适、略咳及大便难。但纳尚可。脉沉细，舌暗，苔白。证属湿热下注，脾虚肺郁。治宜清利湿热，养血解郁。方投协 11+ 协 15+ 协 23+ 苦参 10g，花椒 8g，蛇床子 10g，砂仁 6g。7 剂。

2004-04-13 二诊。瘙痒大减，咽中异物感已去约 7 成。咳止便畅，鼻中舒适。余与上大同。脉细，舌红偏暗，苔白。守上方，加艾叶 10g。7 剂。

2004-04-22 三诊。后阴瘙痒除，仅前阴略痒。呃逆除，胃脘舒，胸闷不明显。脉细，舌红，苔薄白。守上方，去协 23，加百部 10g，丹参 20g。7 剂。

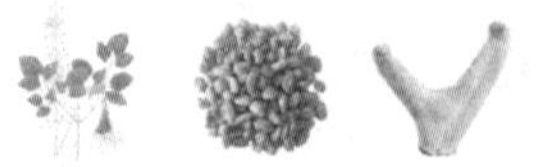

2004-05-02 四诊。一切正常，唯有肩胛骨下方略不适，腰偶痛。守上方，加杜仲 15g。7 剂。

解析：此案可谓上、中、下三部俱病，而二阴瘙痒乃发病之肇端，即下病碍中、碍上，皆下上失调之象也。脉沉细、苔白、舌暗正乃下焦湿热之征。下病碍上，湿热反侮脾胃，则胃脘闷痛、嘈杂、呃逆，累母（肺）、扰心则咽中有异物感、胸闷、肩胛骨下方痛、鼻中不适、略咳。下焦之湿热阻滞气机则腰痛、大便难，且肺郁也可加剧之。故用协 11（四妙丸）清利湿热治其标，协 15（四物汤）补养肝血治其本，协 23（半夏厚朴汤）宣肺解郁理气以降湿热。所加余味多为清热燥湿而来。

清火利湿养肝血

【病案】彭某，女，39 岁。2004-02-09 初诊。

外阴瘙痒、红肿、流水已 2 天。

患者 2 天前外阴突发瘙痒、红肿、流水，同房后出血。平素白带多而黄。脉细数，舌淡，苔白。证属湿火下注，血虚脾困。治宜泻火利湿，养血运脾。方投协 11+ 协 15+ 黄柏 15g，金银花 15g，连翘 10g，蒲公英 15g，土茯苓 10g，枸杞子 15g。7 剂。禁辛辣、房事。

2004-02-17 二诊。外阴红肿已消，流水亦止，唯偶尔略痒。脉细，舌淡，苔白。守上方，去金银花、连翘、蒲公英，加蛇床子 10g，花椒 8g，黄柏减至 10g。7 剂。

解析：突发外阴瘙痒、红肿、流水，且平素白带多而黄，加之同房后出血等症与脉细数、苔白合参乃水（湿）火相搏之急症、重症，故首选协 11（四妙丸）并加重黄柏用量，另加金银花、连翘、蒲公英、土茯苓以清火利湿。其交媾出血多在月经前后尤其是经后，系血虚使然。虽为急症，但并非单治其标，尚兼治其本，故次选协 15（四物汤）加枸杞子养肝补血。此再次说明，中医并非尽是“慢郎中”。

又：本案与上案均为下焦湿热且兼肝血虚，故遣方均有协 11（四妙丸）+ 协 15（四物汤）。但本案之热较上案更重，故在协 11 的基础上加重清热利湿之药。而上案兼有肺郁之象，故以协 23（半夏厚朴汤）宣肺解郁理气。此谓同中之异。

祛邪养阴兼祛风

【病案】何某，女，33 岁。2005-07-09 初诊。

外阴瘙痒 10 天。

患者 1995 年患急性黄疸型肝炎经住院治疗后，肝功能恢复正常，但总胆红素一直波动在 30 ～ 40μmol/L，就诊时为 36.8μmol/L。患者习以为常，无大碍。近 10 天前阴瘙痒，白带多且犹如豆腐渣样。每次月经前颈、腰、乳及太阳穴附近均痛，或头晕。脉细略数，舌红，苔少。证属湿热下注，肝肾阴虚。治宜清利湿热，滋养肝肾。方投协 11+ 协 4+ 紫苏叶 6g，桑叶 10g，黄芩 10g，延胡索 10g，白术 10g。7 剂。

2005-07-17 二诊。阴痒已除。脉舌同上。守上方，加茵陈蒿 20g，牡丹皮 20g。7 剂。

解析：将前阴瘙痒、豆腐渣样的白带多，或头晕与脉细略数、舌红、苔少合参，显为下焦湿热较盛、肝肾阴虚且下病碍上所致。每次月经前颈、腰、乳及太阳穴附近均痛，并非属实，而乃虚实夹杂之象，即肝肾阴虚，胆经不利，且或多或少兼有风象。故在以协 11（四妙丸）清利湿热的同时，合协 4（一贯煎）养肝肾之阴以助风出，加紫苏叶、桑叶以径去其风，进而促使肺金生肾水，加速下焦湿热之除。所加延胡索、黄芩以通络利胆，白术燥湿健脾以促使下与上的平调。是以药尽痒除。

祛邪养阴兼理气

【病案】席某，女，30 岁。2013-05-10 初诊。

外阴瘙痒、尿道口灼热（霉菌感染）2 个月。

患者自 2013-03-10 起尿频，连续 1 周后复查尿常规，顺查白带发现霉菌(极少)感染，经西药治疗后好转，复发后复用则罔效。现尿道口灼热阵发，略痒。右小腿外侧湿疹 3 年，冬季多发。后项或酸，下蹲起立时膝痛月余，以左侧为剧。胃脘胀或痛，口干苦，反酸。大便调。脉细，舌红，苔白腻。咽红。证属湿热内蕴，阴虚气滞。治宜清利湿热，养阴理气。方投协 11+ 协 4+ 协 56+ 瞿麦 15g，蒲公英 20g，槟榔 10g，枳实 10g，全瓜蒌 20g，葛根 15g，蛇床子 10g，砂仁 8g。7 剂。

2013-05-19 二诊。外阴瘙痒及尿道口灼热俱消失，口干苦及胃脘也较舒适。脉细，舌红，苔白。守上方，去瞿麦，加土茯苓 10g。7 剂。

赏析：外阴瘙痒、尿道口灼热、右小腿外侧湿疹、口干苦及苔白腻为肝胆湿热之象，其中右小腿外侧为胆经所过，而冬季为肾水当令、木气欲生之时，母子（水木）不和，故冬季易发湿疹。脉细、舌红乃肝肾阴虚之兆。木不疏土，湿热下注，故胃脘胀或痛、反酸及膝（胃经所过）痛。肝病侮肺，子（肾）病累母（肺）故肺热而咽红。后项或酸乃膀胱经气不利之征。故首投协 11（四妙丸）合苦参、蒲公英、瞿麦、蛇床子清利肝胆湿热，杀虫止痒，次投协 4（一贯煎）补益肝肾之阴，后投协 56（当归贝母苦参丸）养血理气燥湿，全瓜蒌、枳实、槟榔、砂仁振复肺胃之气，葛根利膀胱经气且以升为降，是以效如桴鼓。

清利湿热理气阴

【病案】刘某，女，51 岁。2014-01-07 初诊。

外阴红、痛、痒、流水 8 个月。

患者 2013-04 绝经 3 天后即外阴红、痛、痒、流水，检查示霉菌感染。头或抽痛，或耳鸣、口干。入睡难数月，梦多且易醒。胸闷、心慌，少言，右手麻，腰痛剧。余可。血压高 10 余年。脉弦，舌红，苔少中薄黄。证属下焦湿热，气阴两虚。治宜清利湿热，养阴益气。方投协 11+ 协 4+ 协 47+ 土茯苓 10g，百部 15g，花椒 8g，苦参 10g，夏枯草 15g，龙胆 10g，炒谷芽、炒麦芽各 15g，葛根 15g。7 剂。

2014-01-12 二诊。外阴红、痛、痒、流水俱减，耳鸣、口干、胸闷、心慌亦减。入睡稍好，但口苦。余同上。脉弦，舌红，苔白。守上方，加玄参 10g。7 剂。

2014-02-11 三诊。其女代述：上证又减，有宫颈肥大。脉舌同上。守上方，加协 33+ 龟胶 20g，泽泻 10g。20 剂。蜜丸。

赏析： 外阴红、痛、痒、流水，检查示霉菌感染及舌脉均为下焦湿热之征。然其阴痒发生于“任脉虚，太冲脉衰少，天癸竭，地道不通”而致的绝经之后，且伴腰痛剧，或耳鸣、口干，则阴痒更应责之于肝肾阴虚生风所致。肝病及心、传脾，肾病累肺，脏气亏损则入睡难、梦多且易醒、胸闷、心慌、右手麻、头或抽痛及少言。故先投协 11（四妙丸）合土茯苓、百部、花椒、苦参、夏枯草、龙胆清利下焦湿热以治标，后用协 4（一贯煎）与协 47（四逆散）合炒谷芽、炒麦芽养阴疏肝、健脾益气以治本，加葛根升津、通利经气，以止其头部抽掣之痛，故使 8 个月之痼疾初诊即效！

又：以上 3 案同为阴痒，且都为下焦湿热与肝肾阴虚，故遣方均有协 11（四妙丸）及协 4（一贯煎）。但同中有异，前案兼有风象，中案则有胃气不降与经气不利，本案是气阴两虚，且患者年事更高而已绝经，肝肾阴虚之症较上 2 案更甚，病程也更长，故所加之药有异。

祛邪益肾兼解毒

【病案】骆某，女，22 岁。2002-12-17 初诊。

外阴瘙痒、发红、略肿月余。

患者月余前即外阴瘙痒、发红、略肿，且白带多而黄，被西医确诊为霉菌性阴道炎。半年前即腰部发胀伴小腹胀痛喜按。现头痛，睡眠差。自认为性格内向。口干思饮，纳差，大便干。脉细略数，舌红尖尤甚，苔薄白。证属下焦湿热，肾阴亏虚。治宜清利湿热，补益肾阴。方投协 11+ 协 8+ 金银花 15g，连翘 10g，蒲公英 15g，败酱草 20g，制香附 10g。10 剂。

2002-12-27 二诊。阴痒大减，仍略红肿，余症多减。但依然口干、小腹略痛、大便干。脉舌同上。守上方，加百部 15g，苦参 10g，乌药 6g。10 剂。

2004-01-16 三诊。上药服毕月经即潮。经观察约 11 个月，现外阴早已不红肿，仅略痒。小腹略胀，睡眠欠深。脉细，舌红，苔薄白。守初诊方，去金银花、连翘、蒲公英、败酱草，加桃仁 10g，乌药 6g，艾叶 12g，白芍 10g。10 剂。

解析： 外阴瘙痒、发红、略肿且白带多而黄，与脉细略数、舌红尖尤甚、苔薄白合参，系典型的下焦湿热之征。半年前即腰部发胀伴小腹胀痛为本病的发作埋下了隐患。现头痛、睡眠差、纳差、口干思饮及大便干，为下病碍上所致。患者结婚 8 个月，自以为过频的房事导致肾虚，也是其内因之一。故在以协 11（四妙丸）加金银花、连翘、蒲公英、败酱草清热利湿解毒的同时，用协 8（《金匮》肾气丸去桂枝、附子）滋补肾阴，以邪正兼顾。所加制香附疏肝理气以加速邪去正复。调至月余而瘳。由此看来，肾虚并非中老年人的专利。

祛邪养胃兼解毒

【病案】王某，女，38 岁。2003-11-15 初诊。

外阴瘙痒伴水疱 5 天。

患者 2003-11-10 突感外阴瘙痒，翌日就诊时，西医皮肤科医生发现外阴有散在小水疱，经抗菌消炎治疗，瘙痒略有减轻。但不思饮食，平时胃脘嘈杂，易饥。故转请中医治疗。现左少腹痛，腿软，嗜睡，梦多，头昏，记忆力下降。面部雀斑较多。血压偏低（80/58mmHg）。脉沉细，舌暗，苔少，根部白厚。证属下焦湿热（湿重于热），胃阴不足。治宜清利湿热，滋养胃阴。方投协 11+ 协 32+ 延胡索 10g，蛇床子 10g，川楝子 10g，败酱草 20g，制香附 10g，乌药 6g。7 剂。

2003-11-23 二诊。药至第 3 剂水疱消失，服毕第 6 剂瘙痒全失，且头昏亦减，左少腹疼痛基本消失，纳佳。脉细，舌红，苔薄白。守上方，去川楝子、败酱草、乌药、制香附，加山药 10g，白术 10g，益母草 10g。5 剂。

解析：患者平常即胃脘嘈杂、易饥，并非在外阴瘙痒出现以后，这意味着很久以来即胃阴虚而热。正因如此，脾不能升清于上则头昏、记忆力下降。脾胃病累心则嗜睡、梦多。久而久之，传病于肾，致下焦湿热而生瘙痒乃至少腹痛、腿软。脉沉细、根部白厚正下焦湿热之象。首选协 11（四妙丸）利湿清热，次选协 32（玉女煎）养胃阴、清胃热，以体现肾病实脾，即治“克我”之脏，尚体现肝病实脾，因肝经过阴器。所加诸药以补脾、理气、活血、解毒。

祛邪养阴兼温阳

【病案】郭某，女，27岁。2013-06-30初诊。

外阴及腹股沟瘙痒3个月。

患者3个月前即外阴及腹股沟瘙痒。上次月经于06-01来潮，有血块，经前乳房胀且痒。5年前即梦多，翌日精神欠佳，或头晕。双目干涩，或眼部有异物感。右耳不适，自觉鼻痒，曾鼻头痛2次。饭后自觉咽中有痰。大便欠通畅，质偏稀，夜尿1次。脉略数，舌红，苔白。证属湿热内蕴，阴虚气滞。治宜清利湿热，养阴理气。方投协11+协59+协4+艾叶10g，土茯苓10g，苦参10g，天花粉20g，炙远志8g，炒酸枣仁15g，生石膏10g，白茅根15g，夏枯草15g，龙胆10g。7剂。

2013-07-09二诊。外阴及腹股沟瘙痒俱减，咽中有痰、乳房胀及痒、鼻痒、鼻头痛均消失。但右耳不适，尿色较深。脉细，舌红，苔薄白。守上方，去生石膏、龙胆，加沙苑子10g，密蒙花10g，蛇床子10g。7剂。

2013-07-14三诊。鼻部瘙痒略减，余症俱减。精神好转。大便欠规则，日1～3行，尿微黄。脉细，舌红，苔白。守上方，去沙苑子，加草决明10g。5剂。

2013-07-21四诊。有时鼻痒或干，咽部较舒适。但纳减，双目干涩，昨起头胀。大便基本上日1行，质偏干，或较黏。脉细，舌红，苔白。守上方。7剂。

赏析：外阴及腹股沟瘙痒、饭后自觉咽中有痰、右耳不适、鼻痒、鼻头痛、大便欠通畅且质偏稀及苔白示其湿热内蕴，阴虚生风也。双目干涩，或眼部有异物感、脉略数、舌红证肝肾阴虚之征。经前乳房胀且痒乃肝气郁滞兼肝经有热之象。母（肝）病及子（心）则梦多、翌日精神欠佳，或头晕。此夜尿既非阳虚又非阴虚所致，而系下焦湿热、阴虚气滞及内生之风等多种因素导致肝疏太过，累及其母（肾）所致。《金匮要略·百合狐蜮阴阳毒病》："病者脉数，无热，微烦，默默但欲卧，汗出，初得之三四日，目赤如鸠眼……赤豆当归散主之。"此虽未达赤豆当归散证之邪毒酿脓的程度，但本质均为湿热内蕴，故投协11（四妙丸）合协59（赤豆当归散）加土茯苓、苦参、生石膏、白茅根、夏枯草、龙胆清利湿热，协4（一贯煎）合天花粉养阴理气，艾叶温阳益肾，加炙远志、炒酸枣仁安神定志。之后数诊只是在原方基础上稍作损益，病情逐渐得到改善，证明初诊辨证之准确。

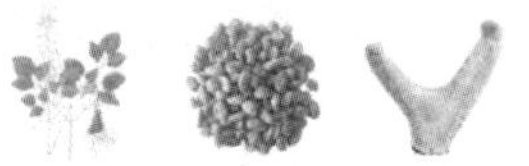

养阴理脾扶胸阳

【病案】黄某，女，52岁。2014-03-05初诊。

阴痒牵引脘内痒月余。

患者年前阴道炎复发（检查无异常），以早起为剧，引发脘内瘙痒，平卧稍舒，裤裆潮湿。背部似板状硬，腰胀。动则汗，易外感，叹气多。或反酸、夜尿。脉稍数，舌红，苔薄黄。证属阴虚气滞，脾虚寒热。治宜养阴温阳，健脾祛邪。方投协4+协2+协39+干姜6g，川黄连6g，苦参10g，槟榔10g，川厚朴10g，延胡索10g。7剂。

2014-03-13二诊。阴部及脘内瘙痒俱减。但1周前又外感，咳吐白或绿痰。有风疹块，自汗，或微冷热。口干，咽部不适，或反胃。余可。脉濡数，舌红，苔中根黄。咽红。改投协20+协21+干姜6g，川黄连6g，浙贝母10g，川厚朴10g，连翘10g，防风10g，荆芥10g。7剂。

2014-03-21三诊。外阴仅轻度瘙痒，胃脘瘙痒已不明显，仅有灼热感。昨日又轻度感冒，咽中不适。或反酸。脉略数，舌红，苔白。守上方，去浙贝母，加槟榔10g，白术10g，茯苓15g，牛蒡子6g，土茯苓10g。7剂。

赏析：阴道炎复发（但检查无异常），以早起为剧，引发脘内瘙痒，平卧稍舒，裤裆潮湿，腰胀，或反酸等，此为脾虚有湿，日久化热，以至下注上溢而然。母（脾）病及子（肺）致胸阳不振故易外感，侮肝则叹气多。动则汗、背部似板状硬多由心肺不足，气机紊乱所致。脉稍数、舌红、苔薄黄乃阴虚寒热错杂之象。故投协4（一贯煎）加川厚朴、槟榔、延胡索滋养肝肾，行气活血，协2（五苓散）加苦参健脾除湿、祛邪止痒，协39（瓜蒌薤白半夏汤）振奋胸阳，加干姜、川黄连辛开苦降，平调寒热。二诊阴痒得减，但又外感，或微冷热，故改投善于除胆经寒热的协20（小柴胡汤）加干姜、川黄连以共奏和解、苦降寒热之功，协21（玄麦甘桔茶加射干）润肺利咽，用连翘、浙贝母清热化痰，加防风、荆芥祛风止痒。

第十节　不孕病

《中医妇科学》（新世纪第二版）认为“凡婚后未避孕、有正常性生活、同居 2 年而未受孕者，称为不孕症”，而陈师根据多年诊治妇科疾病的临床经验提出，在以上前提下半年未受孕即可视为不孕。不孕症是全世界关注的人类自身的生殖健康问题。多项流行病学调查显示，不孕症在我国的发病率呈上升趋势，已达 7% ～ 10%，其中女性原因占 40% ～ 55%。我国不孕症患者中有 10% ～ 20% 经临床系统检查仍不能确认不孕原因，为“不明原因不孕症”。关于不孕的病因病机，历代医家对其都有研究及新见解。如肾虚、肝气郁结、瘀滞胞宫、痰湿内阻等都能导致不孕。《素问・上古天真论》率先提出“二七而天癸至，任脉通，太冲脉盛，月事以时下，故有子……七七，任脉虚，太冲脉衰少，天癸竭，地道不通，故形坏而无子也”的受孕机制和自然状态下失去生殖能力的原因。《素问・骨空论》“督脉者……此生病……其女子不孕”又指出督脉为病的病理。而后《神农本草经・紫石英条》的“女子风寒在子宫，绝孕十年无子”及《金匮要略・妇人杂病》的“……妇人少腹寒，久不受胎”之寒凝经脉；《针灸甲乙经・妇人杂病》的“女子绝子，衃血在内不下”之瘀血阻滞胞宫；隋代巢元方《诸病源候论・卷之三十九・妇人杂病诸候三》的“月水不利而无子”（月水不利无子候）、“月水不通而无子”（月水不通无子候）及“子脏冷无子”（子脏冷无子候）等“夹疾无子”（无子候）之因他病而致的不孕等，都丰富了不孕症的病因病机，为我们积累了宝贵经验。而今人如韩向明认为现代人生活压力较大，肝郁气滞、脾失健运是原因不明性不孕症的一个重要因素，故治疗以疏肝解郁、健脾为主，同时强调情志的疏导，调整心态；陈莹认为卵巢早衰性不孕与肾、肝、脾三脏功能失调相关，以肾虚为主要病因，并提出“补肾为主，佐以健脾柔肝”的观点；牛月华总结多年临床实践经验，认为不孕症病因虽然多种多样，但以血瘀最为多见，故治疗均以活血化瘀之法为主，佐以疏肝理气、养血调经、温补脾肾等法。

本节共 8 案，初诊用方计 10 首，按使用频率多少依次为：协 4、协 7、协 15、协 33（各 3 次），协 25（2 次），协 1、协 11、协 35、协 49（去制何首乌）、协 51（各 1 次）。主要涉及肝、脾、肾三脏，足证不孕症相关脏腑之广。所涉病机既有肝肾阴血亏损、心脾气血不足的虚证，亦有瘀血内停、肝郁湿热之实证，可见不孕症之治疗并非纯用补法。

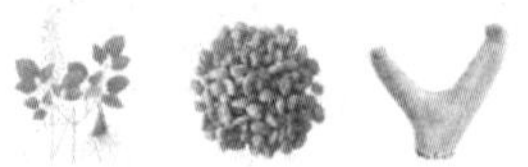

一、从肝论治

随证更方治不孕

【病案】官某，女，30 岁。2011-01-21 初诊。

婚后未孕多年，月经先期 4 个月。

婚后未避孕多年，爱人体健，但未孕。4 个月前小产后即月经先期，20 余天 1 行，经前心慌，经行首日腰腹俱痛，异常沉重。平素亦腰痛，近来梦多，有咽炎病史，自觉咽中有痰。大便 1 ～ 2 日 1 行，尿微黄。余尚可。脉略数，舌红，苔薄白。证属瘀血内停，气血不足。治宜祛瘀消癥，补益气血。方投协 15+ 协 51+ 协 33+ 桑寄生 15g，桑椹 20g，枸杞子 15g，杜仲 15g，射干 10g，白茅根 15g。7 剂。

2011-05-24 二诊。上证依然，或白带偏多，或呈黄色。大便依然 1 ～ 2 日 1 行，且质偏稀。脉微数，舌红，苔白。改投协 25+ 协 2+ 杜仲 20g，桑椹 15g，枸杞子 20g，黄精 10g，乌药 6g，射干 10g。7 剂。

三至六诊主证未变，故均以此随证稍作损益，又共服用 28 剂。

2011-07-23 七诊。近来未曾明显腰痛，但觉肚脐右侧有小包块，后消失。也未曾头痛。大便略溏，尿少微黄。脉细，舌红，苔少而白。再改投协 7+ 协 4+ 薏苡仁 20g，佩兰 10g，白茅根 10g，延胡索 10g，乌药 6g，苦参 10g，焦山楂 15g，杜仲 15g。7 剂。

八至十三诊主证仍未变，均以此方为基础随证稍作增损，共服 45 剂。

2011-10-27 十四诊。本次月经略有提前，但腹痛较轻微，血块较前减少。口腔溃疡已愈合，但背痛，梦多。前几天轻微感冒，现轻度鼻塞，咽中有痰，轻微便秘。脉细，舌红，苔少，根白。又改投协 7+ 协 4+ 薏苡仁 20g，羌活 10g，荆芥 10g，防风 10g，丹参 15g，黄芪 20g，益母草 10g，炒莱菔子 10g，川续断 15g，白芷 6g。7 剂。

2012-08-01 顺产一男婴。

赏析：对临证者来说，所处方药疗效的有无及高低，取决于处方与病证的吻合程度。我们可以用“君、臣、佐、使”详解麻黄汤，用“三补三泻”细释六味地黄丸，但能如此熟练解读和掌握方剂并非就临床疗效高。原因何在？治病似打仗，用药如用兵，辨证论治的全过程包括“战略部署”和“短兵相接”，所学中医理论都服务于战略部署，真正短兵相接是处方上的方证对应，而最终成败也正取决于短兵相接。正如本案，初诊辨证似也正确，但方证不合，则疗效不显。转而二诊方证相合，则桴鼓相应。医者意也，个中差别，需临证者勤学苦思。

患者小产后瘀血未尽，不仅使血不循经而致月经先期，且影响新血生成而加剧气血不足之证，更能阻滞冲任胞宫，不能摄精成孕。辨属瘀血内停、气血不足当为合理，但用药1周不效，反证辨证欠妥。二诊着眼于经前心慌、梦多、平素腰痛、自觉咽中有痰、白带偏多及大便质偏稀，辨证属心脾气血不足，水湿内停，处以协25（归脾汤）合协2（五苓散）加味，方证对应，取得佳效。连续5诊，主证、主方不变，只在用量、用药上微调，终愈经行不适诸证。后大便略溏、脉细、舌红、苔白及右少腹不适，辨证属肝肾不足，中虚湿停。用协4（一贯煎）滋补肝肾，协7（香砂六君子丸）补脾益肾，以体现肾病实脾。佐以薏苡仁、佩兰、苦参、白茅根、焦山楂增强清利湿热之功，延胡索、乌药、杜仲加强滋补肝肾之力。后连续7诊，主证未变，均以此为基础随证加减，终收全功。

通络养阴兼祛邪

【病案】刘某，女，25岁。2011-08-27初诊。

结婚约半年，婚后性生活正常，未避孕，但未孕。

5个月前即月经量少，3～4天即尽，经行左少腹胀，本月经行2次，白带色黄。或心悸，睡眠可。口干喜饮，厌油，但食欲可。B超示右侧附件增宽，臆测为多囊卵巢综合征。脉细，舌红，苔白。证属瘀血内停，肝肾不足兼气阻。治宜缓消瘀血，滋补肝肾兼理气。方投协33+协4+苦参10g，蒲公英15g，延胡索10g，焦山楂20g，炒莱菔子10g，制香附10g，郁金10g，川续断15g，炒酸枣仁15g，天花粉15g。7剂。

2011-09-04二诊。药后感觉尚好，白带略减。鼻部两侧痘痘消失（初诊时未言及）。厌油感减轻，食欲较差。脉细，舌红，苔白。守上方，加神曲10g，砂仁6g。7剂。

2011-09-14三诊。上证又减，但痘痘复燃，大便欠通畅。脉细，舌红，苔薄白。守初诊方。7剂。

2011-09-27 四诊。白带量多，质清稀。近几天每夜尿 2 次。余无异常。脉舌同上。守上方，去蒲公英，加蛇床子 10g，黄芪 20g。7 剂。

2011-10-13 五诊。经行第 6 天，血量无明显增加，伴左少腹、左腰略胀。梦多。纳可。夜尿 1 ～ 2 次。脉细，舌红，苔白。改投协 33+ 协 4+ 协 49（去制何首乌）+ 黄芪 20g，土鳖虫 10g，桑椹 20g，炒酸枣仁 15g，白术 10g，黄芩 10g，桑叶 10g，玄参 10g。7 剂。

2011-10-25 六诊。左少腹、左腰或胀，依旧梦多。大便 1 ～ 2 日 1 行，夜尿 1 次。脉舌同上。守上方，去黄芩，加小茴香 6g。7 剂。

2011-11-23 七诊。本次月经推迟 1 周，6 天干尽。梦多依然。夜尿 1 次。脉细，舌红，苔白。再改投协 7+ 协 15+ 协 48+ 黄芪 20g，小茴香 6g，枸杞子 15g，杜仲 20g，川续断 15g。7 剂。

2011-12-06 八诊。大便 2 天 1 行，质或稀，夜尿 1 次。脉舌同上。守上方。7 剂。

2012-08-17 顺利分娩。

赏析：清代程国彭《医学心悟·卷五·求嗣》："子嗣者，极寻常事，而不得者……调摄未得其方也。男子以葆精为主，女子以调经为主。"患者婚后未孕，究其原因则在于 5 个周期的月经量少，且本月月经"再见"，故首在调经，次在种子。而调经必调肝，肝气通条，则经候正常。肝脉循行少腹，月经量少且左少腹胀并结合脉舌观之，乃肝肾之责。"癥之成，必挟湿热为窠囊。"（明代徐彬《金匮要略论注·卷二十》），而湿热郁积日久必现成癥之势。患者现厌油、口干喜饮、白带色黄乃湿热内蕴之征，参照 B 超所示则可辨为瘀血内停、肝脾不调之症。清代叶天士《临证指南医案·卷九·调经》论及妇科疾病时曰："奇经八脉，固属扼要，其次最重调肝，因女子以肝为先天，阴性凝结，易于怫郁，则气滞血亦滞，本病必妨土，故次重脾胃……"是以用协 33（桂枝茯苓丸）祛瘀消癥，协 4（一贯煎）滋补脏阴。焦山楂与炒莱菔子相伍健脾胃消食，与郁金、延胡索相合行气散瘀，制香附乃解郁散结之圣药，佐苦参、蒲公英泻热燥湿、消痈散结，尤妙在配天花粉润燥生津以利月水，川续断、炒酸枣仁合用养心益肝补肾。诸药合用滋而不腻、利而不伤。四诊时夜尿 2 次、白带量多质清稀乃脾肾阳虚之征，故损苦寒之蒲公英，益蛇床子温肾阳以燥湿止带，黄芪温中阳以治肾水。五诊时经行第6天量无明显增加、伴左少腹及左腰略胀、夜尿1～2次，续加协49（去制何首乌）即二至丸养血滋阴以助肝肾，佐以土鳖虫破血逐瘀；桑椹合玄参以壮肾水，合桑叶养肝肾之阴，清肝热；白术、黄芩合用在此并非像《金匮要略·妇人妊娠病》当归散行安胎之功，而是益气清热。七诊时月经推迟1周、6天尽、梦多、夜尿1次并结合脉舌看，病机转属脾虚湿停、气血不足兼下焦阳虚，故改投协15（四物汤）滋补肝血，使与脾调，协7（香砂六君子丸）暖脾益肾，并佐以协48（缩泉丸）温肾驱寒，黄芪益气温中阳，小茴香暖肾助阳，枸杞子、杜仲、川续断补肝肾。综观全方疏肝气而不破散，养肝之中而寓疏肝之法，暖脾益气而不滞，温肾助阳而不燥，邪出而正不伤，邪去正复，自有受孕之机。

调顺月经何愁妊

【病案】邓某，女，28岁。2012-04-14初诊。

不孕年余。

婚后年余，性生活正常，爱人康健，未避孕，但未孕。月经后期约3个周期，自2012-01-19月经来潮后，04-11方再潮，现尚未尽，伴右少腹痛，经前乳房胀痛。平素头昏，记忆力稍差，目眶下黑多年，或尿黄。脉细数，舌红，苔少。证属肝肾阴虚，脾气不足。治宜滋补肝肾，暖脾益气。方投协4+协49（去制何首乌）+协7+黄芪20g，沙苑子10g，菊花10g。7剂。

2012-05-18其公婆来电诉其儿媳已怀孕。

赏析：清代叶天士《临证指南医案·卷九·调经》“种子必先调经，经调自易成孕”，现患者痛经伴不孕，痛经之因，在于冲任气血不畅，滞于胞中而致痛。不孕之由，亦可责之肾气亏虚、冲任不足。本节概述中已引及《素问·上古天真论》“女子七岁，肾气盛……二七天癸至，任脉通，太冲脉盛，月事以时下，故有子……”之论，可见痛经、不孕均为冲任不调所致，而冲任为肝肾所主，肝肾之变，冲任应之，而冲任损伤，亦可累及肝肾，且与脾胃密切关联，其治首在调经，即调理肝脾肾，注重精血与阳气。患者经前乳房胀痛、经行右少腹痛乃肝经不利之征，肾阳不足则上不能温脾阳以助运化、下不能养冲任以行月事，而眼胞在“五轮学说”中为脾所主，属肉轮，故在上头昏、目眶下黑多年及记忆力稍差，在下月经后期。头昏、尿黄并结合脉舌看，当属脏阴内虚。故用协 4（一贯煎）滋补脏阴，协 49（去制何首乌）即二至丸养血滋阴以助肝肾，协 7（香砂六君子丸）暖脾益气，并佐黄芪以补肺脾之气，沙苑子补肾固精，与菊花合用养肝明目。病邪即去，正气已复，自不难于孕育矣！

疏肝解郁除湿热

【病案】黄某，女，25 岁。1991-07-19 初诊。

结婚 2 年未避孕而未孕。

1989 年“五一”结婚，虽未避孕但一直未怀上。1991 年春节后与先生到荆门市一医院体检，均未发现异常，夫妻双方均大惑不解，因为医生也没有给予明确的分析结论。经交谈得知，夫妻双方均为孤儿，缺乏亲情，双方文化程度均为初中毕业。问及夫妻生活，均说没异常。但仔细一问方知，每次夫妻生活，男方总是迫不及待，直奔“主题”，而女方总处于被动状态，从来没感觉到愉悦和满足。问题正出在这儿——只有 1 个积极性。故在强调必须做好夫妻生活前的各种准备特别是心理准备外，还当传授必要的技巧等。刻诊：患者面色淡红，头发乌黑，眉目清秀。述月经正常，经量稍少，唯白带偏多，味略腥。睡眠、饮食及大小便均正常。脉微弦而略缓，舌淡红，苔白，边齿印。证属肝郁脾虚，湿邪下注。治宜疏肝健脾，利湿清热。方投协 1+ 协 11+ 苦参 10g，蒲公英 15g，土茯苓 10g，益母草 10g。10 剂（每剂服 3 次，每日只早晚各 1 次）。

1992-08-14 患者先生专程面告，上月初已为人父母（夫妻双方强烈要求拜陈师为干爹，被婉拒）。

赏析：本案姑且称之为被动性不孕，是陈师行医以来所经治的首例不孕，也可称之为心理性不孕。患者及其先生体检均未发现异常，且未避孕但依然不孕。刻诊可辨之证虽少，但根据月经量稍少、脉微弦结合其草率的夫妻生活可知应为肝气郁结，冲任失调。清代陈修园《女科要旨·种子》云："妇人无子，皆由经水不调。经水所以不调者，皆由内有七情之伤，外有……所致。"所以情志不顺也是妇人不孕的重要因素。明代张介宾《景岳全书·妇人规》亦云："情怀不畅则冲任不充，冲任不充则胎孕不受。"说明情志可通过影响冲任而至胎孕不受。因此，不孕之病在肝者，肝失疏泄亦是一个主要病机。肝郁乘脾，故有脉略缓、舌淡红、苔白、边齿印之脾虚有湿的证候。湿蕴生热而下注致白带偏多、味略腥。故投协1（逍遥散加赤芍）合益母草疏肝健脾，活血调经以调达冲任，协11（四妙丸）合苦参、蒲公英、土茯苓清利湿热兼通肝脾。再辅以心理疏导和技巧传授，终成孕事。从中亦可体现出心理干预即调畅情志在治疗不孕症中的重要性。

二、从多脏腑论治

养血化瘀补脾肾

【病案】吴某，女，27岁。2012-06-22初诊。

不孕年余。

1年多前即结婚，虽未避孕，但至今未妊。月经后期7～15天，经前胸胀，经行轻微腹痛，外阴轻度瘙痒，白带略黄。轻度便秘。余尚可。脉细，舌红，苔少而白。证属血弱兼瘀，脾肾两虚。治宜养血化瘀，补脾益肾。方投协15+协7+协33+杜仲15g，桑寄生15g，苦参10g，蒲公英15g，土茯苓10g，阿胶（另烊）20g，西洋参10g，益母草10g，黄芪20g，全瓜蒌15g，焦山楂15g。20剂。熬膏。

2012-08-26下午电话称，药膏甫服过半，检查已经怀孕。故嘱若无明显不适则不必尽剂，或另行处理，但不能乱"保胎"。

赏析：明代万全《万氏妇人科·卷一·种子》："女人无子，多因经候不调……若不调其经候，而与之合，徒用力于无益之地"。婚后未孕，然对于月经不调之人，欲使之孕，必先调其经。月经后期、经前胸胀、经行轻微腹痛，当属月经后期之血瘀气滞实证。外阴轻度瘙痒、白带略黄合脉舌观，乃湿热阻遏、阴血亏虚之征。清代吴谦等《医宗金鉴·妇科心法要诀》："女子不孕之故，由伤其冲、任也。……或因宿血积于胞中，新血不能成孕……"一则瘀血积郁胞中，新血不生；二则湿热在下，阻滞胞宫，故不能摄精成孕。患者已现阴血亏虚之象，是以用协 15（四物汤）补益阴精，以防伤正。而清利湿热亦存在伤阴之虞，且加杜仲、桑寄生、阿胶、西洋参、黄芪增强补精益血之力。再用协 7（香砂六君子丸）暖脾益气运湿，培土以制水。后用协 33（桂枝茯苓丸）活血祛瘀以行气，通阳调经以种子。湿热与瘀血互结，不能启动氤氲乐育之气，故加用苦参、蒲公英、土茯苓、益母草、全瓜蒌、焦山楂使清利湿热、化痰行气之力愈强。阳气已复，湿除热清，精血得充，安有不能生育之理？

暖肝补肾养心脾

【病案】朱某，女，28 岁。2012-07-22 初诊。

不孕半年。

今年春节后不久即月经后期（大多 50 天 1 潮），6 ～ 7 天方尽，本次月经未曾腹胀。自诉有Ⅱ度宫颈糜烂，白带色黄。性格内向，吃早餐稍迟则耳鸣。大便 3 ～ 4 日 1 行，尿微黄。脉细略沉，舌红，苔白，中根稍厚。证属肝阳亏虚，气血不足。治宜暖肝散寒，益气补血。方投协 35+ 协 25+ 全瓜蒌 15g，苦参 10g。7 剂。（因犹豫不决而未取药，故"顺其志"）

2012-09-18 二诊。欲做试管婴儿，又犹豫不决，遂来复诊。述近几次月经靠黄体酮维持，本次月经于今日来潮。梦多，睡眠欠深。依然吃早餐稍迟则耳鸣。大便变为 4 ～ 5 日 1 行，尿黄，饮水多则夜尿 1 次。多囊卵巢综合征待排。脉细，舌淡红，苔白。守上方，加肉苁蓉 15g，制何首乌 15g。7 剂。

2012-09-27 三诊。月经已潮。大便 2 ～ 3 日 1 行。脉细，舌红，苔少而白。守上方，加牡蛎 30g，淫羊藿 15g。7 剂。

2012-10-07 四诊。本次月经将于 18 日来潮。天凉时则两足冰凉。大便日 1 ～ 2 行，余尚可。脉细，舌红，苔少。守上方，加制附片 6g。21 剂。

2012-10-20 来电述已怀孕，故嘱停服上药，不必尽剂。

赏析：金元时期朱丹溪《丹溪心法·卷五·子嗣九十三》："妇人无子者，多由血少不能摄精。……若是瘦怯性急之人，经水不调，不能成胎。谓之子宫干涩无血，不能摄受精气。"患者初诊述月经后期（大多50天1潮）、6～7天方尽、吃早餐稍迟则耳鸣、大便3～4日1行，皆气血亏虚、脾运乏力之征。白带色黄、尿微黄则为下焦湿热之象。性格内向并结合脉舌看，辨属肝胃肾阳虚，精血不足。清代傅山《傅青主女科·种子》："夫寒冰之地，不生草木；重阴之渊，不长鱼龙，今胞胎既寒，何能受孕？……盖胞胎居于心肾之间，上系于心，而下系于肾，胞胎之寒凉，乃心肾二火之衰微也。"故处以协35（吴茱萸汤）暖肝散寒（正《金匮要略·妇人杂病》温经汤方后注"……妇人少腹寒，久不受胎"之例），配合协25（归脾汤）补益心脾以生气，且加重黄芪用量，径补其气以升阳，加延胡索则补而不滞，益母草、全瓜蒌、苦参清利湿热，活血行气。

但患者顾虑尚存，犹豫不决。《灵枢·师传》："岐伯曰：未有逆而能治之也，夫惟顺而已矣。顺者……百姓人民皆欲顺其志也。"故初诊索性顺其志而不予服药，待患者愿意配合治疗前来复诊时，便随证再加温而不燥之肉苁蓉，以助阳生精，制何首乌补精益血，且两者合用亦可收润肠通便之功。药后大便周期缩短、月经来潮，但脉舌未变，遂加用牡蛎软坚散结，再加淫羊藿增强温肾助阳之力。四诊时述天凉则两足冰凉，西晋时期王叔和《脉经·卷九·平带下绝产无子亡血居经证第四》："妇人少腹冷恶寒久，年少者得之，此为无子。……肥人脉细，胞有寒，故令少子。"故加制附片温补命门之火，以期收种子之功，共服用21剂后阳气得复，精血得充，便易种子矣。

补养心脾调阴阳

【病案】张某，女，35岁。2013-08-07初诊。

不孕10年。

10年前结婚，至今未孕，夫妻双方均查无异常。自月经初潮开始即痛经，近2年经行第3～4天痛，经色黑，有血块，伴胸胀、腰腹痛，7天干尽。白带味腥。精神差，易疲劳。现左耳道生疖疖，疼痛。大便3日1行。计划年底怀孕。脉细，舌红偏淡，苔白。证属心脾两虚，阴阳不足。治宜补养心脾，养阴扶阳。方投协

25+ 协 4+ 韭子 10g，菟丝子 10g，桑椹 20g，杜仲 15g，苦参 10g，黄柏 10g。7 剂。

2013–08–22 二诊。08–12 经潮，7 天尽，痛剧（共 4 天），停药则大便秘，白带可，外阴痒失。左耳疖依然疼痛。尿不尽。脉舌同上。守上方，去黄柏，加蛇床子 10g，车前子（布包）10g。7 剂。

2013–08–29 三诊。白带正常，耳疖减。但疲乏依然，梦多。大便 2 日 1 行，尿不尽。脉舌同上。守上方，去协 25，加协 7+ 协 39。7 剂。

2013–09–25 四诊。尿不尽、痛经俱减，余与上大同。脉细，舌红，苔薄黄。守上方，加玄参 10g。7 剂。

2013–10–31 五诊。尿不尽减轻。口干而苦。近发现子宫肌瘤、腺肌症。大便 2 ～ 3 日 1 行，尿黄。脉舌同上。守上方，加协 33+ 夏枯草 15g，牡蛎 30g，西洋参 10g，阿胶 15g，焦山楂 15g。20 剂。熬膏。

2014–04–23 六诊。述上药仅服 3 个月，已妊娠 17 周。

赏析：部分医者认为“治痛无补法”，然陈师在精研《金匮要略》后提出“治痛有补法”并应用于临床，多有奇效，本案即为典型。患者自月经初潮起即痛经，经色黑、有血块，伴胸胀、腰腹痛、大便 3 日 1 行，似一派“不通”之象，但与不孕、精神差、易疲劳、脉细、舌红偏淡及病程久等合参，实为心脾两虚，肝肾不足。白带味腥、左耳道生疔疖且疼痛及苔白乃湿热为患。故处方以补为主，兼祛湿热。首投协 25（归脾汤）补养心脾，使子（心）令母（肝）实，亦体现肾病实脾。次投协 4（一贯煎）合韭子、菟丝子、桑椹、杜仲滋补肝肾，养阴扶阳。再加苦参、黄柏清利湿热。二诊去黄柏，加蛇床子、车前子以强祛湿之功。至三诊，去协 25（归脾汤），加协 7（香砂六君子丸）+ 协 39（瓜蒌薤白半夏汤），在健脾益气、补益肝肾的基础上扶助胸阳，使子（心、肺）令母（肝、脾）实，亦为子（肾）病救母（肺），以振奋一身之气。四诊、五诊效果明显，使痛经等俱减，故守方加西洋参、阿胶、玄参等益气养阴，夏枯草清滋补太过而所生之热，因发现子宫肌瘤、腺肌症而加协 33（桂枝茯苓丸）合牡蛎化瘀消癥、软坚散结。续服膏剂 1 个月余便怀孕，足证补法治痛之奇效！

调治脾肝促再孕

【病案】石某，女，30 岁。2013-10-19 初诊。

2013-09-22 发现胎儿发育停止，进行药物流产。3 天前月经来潮，色黯，量极少，伴腰酸。5 天前开始少量鼻衄，鼻痒，常喷嚏。入睡难，梦多，易醒。余可。脉略沉，舌红，苔中白。证属脾虚有湿，肝血不足。治宜健脾运湿，补益肝血。方投协 7+ 协 15+ 黄精 10g，黄芪 20g，女贞子 15g，墨旱莲 15g，桑寄生 15g，杜仲 15g，白茅根 10g，百合 15g，白芷 6g。12 剂。

2013-11-05 二诊。疲劳，口干。余可。脉沉，舌红，苔白。守上方，去白茅根、白芷，加协 39。7 剂。

2013-11-13 三诊。口干、疲劳俱减。经先期而至，量少。大便稀，昨 2 行。脉细，舌红，苔少，微黄。守上方，加黄芩 10g。7 剂。

2014-05-25 四诊。经前有褐色分泌物 2 个周期。自从 2014-01 行宫腔粘连分离术后即月经紊乱，2014-03 经前 3 天有褐色或红色分泌物，月经 7 天方尽。2014-04 经前 5 天复有褐色分泌物。近 2 天（05-23 开始）前阴又有褐色分泌物，估计月经月底来潮。咳嗽 1 周，有白痰。脉细，舌淡，苔白。改投协 25+ 协 33+ 杏仁 10g，川厚朴 10g，桔梗 10g，天花粉 20g，三七粉（另包，分冲）6g。10 剂。

2017-03-23 面告 2015-01-30 生 1 男婴。

赏析：清代沈尧封《沈氏女科辑要·求子》曰："求子全赖气血充足，虚衰即无子。"明代张介宾《景岳全书·妇人规》亦云："妇人所重在血，血能构精，胎孕乃成。欲察其病，惟于经候见之；欲治其病，惟于阴分调之。"可见母体气血充足在孕育新生命中的重要性。患者孕期竟月经来潮且色黯、量极少，后发现胎儿发育已停止，结合其脉略沉、舌红、苔中白看，可知其乃脾肝两虚且兼湿邪。脾虚则气血生化不足，使肝血补充乏源，亦致鼻窍失养，气不摄血故鼻衄。外邪侵袭，正邪交争则鼻痒、常喷嚏。子（脾）病累母（心）故入睡难、梦多、易醒，肝病累肾则腰酸。故首投协 7（香砂六君子丸）合黄芪健脾运湿亦助气血生化，次投协 15（四物汤）合女贞子、墨旱莲、桑寄生、杜仲、黄精补益肝血、充养肾精，加白芷、白茅根、百合宣通鼻窍、养阴止血。二诊、三诊随证加减。至四诊，脉舌变为细、淡、白，故改投协 25（归脾汤）补益心脾，经前出现褐色分泌物，结合手术史故以协

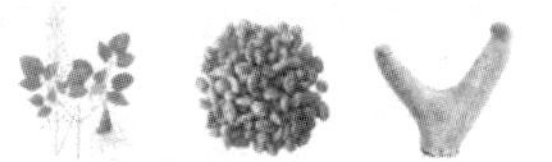

33（桂枝茯苓丸）合三七粉活血止血，用天花粉、杏仁、川厚朴、桔梗润肺止咳。前后调治共半年余，终助孕事再成！

（戴征浩　陈国权）

第十一节　产后病

产后病是产妇在产褥期内发生与分娩或产褥有关的疾病，是妇科的常见病、多发病。早在东汉末年的《金匮要略》即特设《妇人产后病》专篇，或详或略地论述了痉病、郁冒、产后腹痛、产后中风、产后烦呕及产后下利等病证。虽无产后下血证治，但《妇人妊娠病》反论及“有半产后因续下血都不绝者”，并设立芎归胶艾汤。一般认为，产后多虚，即“产后百节空虚”，气血俱伤，元气受损，抵抗力减弱，加之生活稍有不慎或起居失常，调摄失当，寒温失节，乃至情志所伤，则均可致气血不调、营卫失和、脏腑功能失常、冲任损伤而变生诸病。故金元时期朱丹溪《金匮钩玄·卷三·妇人科·产后补虚》认为：产后“必用大补气血，虽有杂症，以末治之……”，此乃言其常，未言其变也。因产后亦多瘀。《金匮要略·妇人产后病》共设10方论，除当归生姜羊肉汤以扶正为主外，余皆以祛邪（即瘀、热、寒、风、湿、气）为治。故明代张介宾《景岳全书·妇人规》云：“产后气血俱去，诚多虚证。然有虚者，有不虚者，有全实者。凡此三者，但当随证随人，辨其虚实，以常法治疗，不得执有诚心，概行大补，以致助邪。”可见辨明产后病的虚实十分重要，陈师非常推崇于斯，并将之运用于临床。同时非常注重产后用药“三禁”，即禁大汗以防亡阳、禁峻下以防亡阴、禁利尿以防亡津液。临床遵古训而不泥古，根据“勿拘于产后，亦忽忘于产后”之原则，运用经方加减治疗产后病，疗效满意。

本节共6案，分别为刮宫术后月经未潮、产后下血、人流后下血、产后黄疸及产后头痛诸症。初诊用方9首，按使用频率多少依次为：协15、协22（各3次）、协4、协21（各2次）、协3、协9、协37、协46、协51（各1次）。

一、从肝论治

养阴疏肝燮阴阳

【病案】肖某，女，35岁。2015-09-25初诊。

刮宫术35天后月经未潮。

2015-08-20行刮宫术后至今月经未潮。自汗，活动后加剧。易惊醒，时梦中寒战。或心慌，或头晕，或耳鸣，自觉大脑欠清醒。腰酸，背痛。凌晨5点小便1次。脉细，舌红，苔中微黄。证属阴虚气滞，阴阳失调。治宜养阴疏肝，调和营卫。方投协4+协22+协46+煅龙骨、煅牡蛎各20g，车前子（布包）10g。7剂。

2015-10-09二诊。09-27月经来潮，量多，持续6～7天方尽。入睡难，易醒，梦多，复睡难，翌日头昏。或耳鸣，或胸闷、心慌。晨起口苦。夜尿1～2次。脉细，舌红，苔白，中薄黄。改投协25+协4+川黄连6g，泽泻20g，郁金10g，玄参10g。7剂。

赏析：本病乃刮宫术后（肝）阴血受损，不与阳和，以至于营卫失调，虚热内生，气机阻滞而成。正因营卫不和、阴阳失调故自汗。动则耗气伤阴，故活动后汗出尤甚。母（肝）病及子（心），则心慌、易惊醒。阴不涵阳，则头晕、大脑欠清醒。子（肝）病累母（肾）致肾阴亦虚则腰酸、背痛、耳鸣。营卫不和则梦中寒战。脉细、舌红、苔中微黄乃阴虚有热之象。故投协4（一贯煎）加车前子滋补肝肾兼清热潜阳，合协22（桂枝汤）加煅龙骨、煅牡蛎即桂枝加龙牡汤调和营卫，辅协46(酸枣仁汤)养阴清热，宁心安神。诸药合用，阴阳、营卫调和，故09-27月经来潮。但二诊时诉仍有入睡难、易醒、梦多、复睡难、胸闷、心慌等症，且结合脉细、苔白中薄黄看，为气血两虚，肝肾不足，故改投协25（归脾汤）合协4（一贯煎）补养心脾，滋补肝肾，所加诸味以清热养阴。

平补阴阳和营卫

【病案】邵某，女，30岁。2013-05-08初诊。

产后下血40余天。

2013-03-27剖腹产下双胞胎后前阴下血，至今依然，或红或褐，伴右少腹痛、

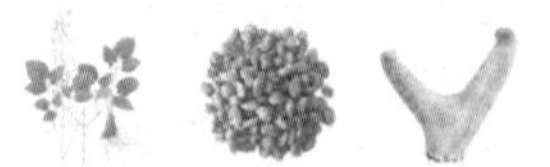

腰酸。曾发热 2 ～ 3 天，伴身痛，或面部肌肉胀痛。或头晕，易醒，复睡难。口中发木，口渴多饮，饮水则汗。尿黄，夜尿 1 次。脉细，舌暗红，苔白。证属阴阳两虚，营卫不和。治宜平补阴阳，调和荣卫。方投协 9+ 协 22+ 防风 10g，黄芪 20g，黄芩炭 10g，墨旱莲 20g，乌药 6g，天花粉 20g，黄柏 10g，延胡索 10g。7 剂。

2013–05–19 二诊。药至第 4 剂下血停止。口木、口渴及自汗俱减。颈肩部较舒适，面部肌肉胀痛略减。脉细，舌红，苔白。守上方，去黄芩炭、墨旱莲，加黄精 10g，红参 6g。7 剂。

赏析：《金匮要略·妇人杂病篇》："问曰：妇人年五十所，病下利数十日不止，暮即发热，少腹里急，腹满，手掌烦热，唇口干燥，何也？师曰：此病属带下。何以故？曾经半产，瘀血在少腹不去，何以知之？其证唇口干燥，故知之。当以温经汤主之。"陈师认为，此"下利"并非"下血"，但本案产后下血的病机却与之大同。尤其是所伴右少腹痛、口渴及舌暗红，几乎与温经汤所主如出一辙，即剖腹产后血虚，因虚致瘀，瘀血内阻，致肝经不利而少腹痛。肝病传脾，津不上输则口中发木、口渴，饮水则汗。营卫失调，以致发热 2 ～ 3 天，伴身痛且面部肌肉胀痛。肝气上冲及子则头晕、易醒。故首投协 9（《金匮要略》温经汤）温经散寒，调补冲任，养血行瘀，次投协 22（桂枝汤）调和营卫。加防风、黄芪益气固表，乌药、延胡索理气活血止痛。天花粉、黄柏、黄芩炭、墨旱莲养阴清热止血。诸药合用，能活血化瘀、平衡阴阳、和调营卫、瘀祛新生，血能归经，自然药到病除。

养血活血兼止血

【病案】邵某，女，26 岁。2005–11–25 初诊。

前阴下血 20 天。

患者 20 天前行人流术后前阴下血不止，色鲜红，腰痛，但腹痛已消失。面黄。B 超示：宫腔有 0.5cm×0.3cm 息肉。脉细，舌红，有瘀点，苔白。证属肝血亏虚，气虚血瘀。治宜养肝活血，益气止血。方投协 15+ 桃仁 10g，红花 10g，天花粉 15g，川续断 15g，茜草 10g，阿胶（另烊）15g，三七粉（另包，分冲）8g，黄芪 20g，炒谷芽、炒麦芽各 15g。10 剂。

2005–12–18 二诊。前阴仅下少许血液，偶尔右少腹痛，余无异常。脉细，舌红，苔少。守上方，去桃仁、红花，加地榆炭 10g，杜仲 20g，枸杞子 15g，吴茱萸 6g。10 剂。

赏析：患者接受人流术后前阴下血，日久则血虚及气，进而因虚而瘀，故舌红有瘀点。血藏于肝，肝血亏虚，累及其母（肾），致肝肾俱虚，故腰痛。肝病传脾，脾之气血化生乏源，统血不力，机体失养则面黄。故投协 15（四物汤）加桃仁、红花即桃红四物汤养血活血，以去其瘀。加天花粉、阿胶养血止血，黄芪、川续断、茜草益气止血，三七粉散瘀止血。全方合用共奏养肝活血、益气止血之功。

二、从脾论治

调补气血除黄疸

【病案】陈某，女，25 岁。1993-06-18 初诊。

产后黄疸半年。

患者妊娠 9 个月时，身、目出现黄染，经住院治疗而愈。产后复发，先后予中、西药治疗达半年之久，自觉症状虽有好转，但肝功能终无改善。查血清总胆红素仍在 37μmol/L，谷丙转氨酶 200U/L 左右。特求诊于陈教授。症见头昏乏力、巩膜黄染、尿黄及脉细微数、舌淡红、苔薄白。证属气血亏虚，湿热内蕴。治宜补益气血，清利湿热。方投协 51+ 协 15+ 协 3+ 炙黄芪 20g，肉桂 6g，党参 10g，茵陈蒿 20g，大黄 6g，败酱草 20g，赤芍 30g，益母草 15g，丹参 20g。15 剂。

1993-06-23 二诊。头昏减轻，精神转佳，尿时清时黄。余无异常。脉细，舌淡，苔白。守上方，去十全大补（协 15+ 协 51+ 炙黄芪、肉桂），加协 15，赤芍加至 50g。15 剂。

1993-07-08 三诊。目黄明显消退，小便色清，头昏消失。但月经 50 余天未行，妊娠试验（+）。脉细，舌红，苔白。血清总胆红素 19μmol/L，谷丙转氨酶 100U/L。为保证疗效，嘱暂不做刮宫术。守上方。15 剂。

1993-08-10 四诊。因担心胎儿健康问题，故已行刮宫术。上药尽剂后，自作主张再服 15 剂，现自觉症状均不明显。血清总胆红素 <17μmol/L，谷丙转氨酶 33U/L。嘱服当归补血汤（黄芪、当归）合协 1（逍遥丸加赤芍）以调理善后。随访

半年，未见复发。

赏析：本病乃产后气血亏虚，湿热之邪趁虚而入，阻结于内所致。病中又孕，再行刮宫，犹如雪上加霜，非清利之品可除，扶正祛邪方为正治。故予协 15（四物汤）加丹参、益母草滋养肝血，合协 51（四君子汤加重党参用量），并添炙黄芪、肉桂（加肉桂一可防苦寒太过，二可与协 15 共同组成十全大补汤）补脾益气，辅协 3（茵陈蒿汤加重茵陈蒿、大黄用量），合败酱草清热利湿解毒。全方合用，正气得补、湿热得除而黄疸自愈。

三、从肺论治

产后头痛顾正邪

【病案】曾某，女，32 岁。2012−10−11 初诊。

产后头痛 11 天。

患者 2012−09−22 接受剖腹产，09−30 洗头后翌日则头痛，10−07 复洗则疼痛加剧，以致头部左右前后活动时均欠通利。吞咽则左颈痛。心悸，喜静。口干苦，纳少。脉略数，舌红，苔白。咽红。证属血虚兼风，经气不利。治宜开泄太阳，滋补阴血。方投协 21+ 协 22+ 协 15+ 炙麻黄 8g，葛根 20g，羌活 10g，防风 10g，延胡索 10g，柴胡 10g。7 剂。

2012−12−07 因他病就医时述上证已愈。

赏析：妇人产后，气血暴虚，百节开张，加之洗头，使腠理疏松，“邪之所凑，其气必虚”，风邪易趁虚而入。太阳经受邪，经气不利，则头痛。“其支者，别颊上顿，抵鼻，至目内眦。”（《灵枢·经脉》）颈为太阳经循行之所，故头部左右前后活动时均欠通利，且吞咽时左颈痛。肺病侮心，心血不足，不养其心故心悸、喜静。子（肺）病累母（脾），脾气不运则口干、苦，胃之腐熟不及则纳少。故投协 22（桂枝汤）加葛根、炙麻黄即陈师新葛根汤开泻太阳，使经脉通利。协 21（玄麦甘桔茶加射干）滋阴润肺。协 15（四物汤）加延胡索、柴胡养血活血，疏肝行气止痛，以体现肺病实肝。并添

"风药中润剂"，性微温而不燥的防风，配以止痛力强，善治太阳经头痛的羌活。诸药相协，精妙而全面，用以治疗产后血虚兼风所致的头痛，自然药至即诸症悉除。

又：此头痛与《金匮要略·妇人产后病》"产后风，续之数十日不解，头微痛，恶寒，时时有热，心下闷，干呕，汗出，虽久，阳旦证续在耳，可与阳旦汤"有相似之处，即外邪开始传内，故同用桂枝汤即阳旦汤。只是本案以头痛为主诉，病程虽短，但病情较重而已。

润肺养阴泻脾胃

【病案】祝某，女，33岁。2013-03-15初诊。

流产后诸症20余天。

患者（妊娠30余天）2013-02-22不慎流产，前阴出血多，连续3天，精神差。孕期即盗汗，现稍轻。自觉胸内痒，欲咳。大便稀，日1行。脉略数，舌红，苔黄而干。咽红。证属阴虚气滞，中焦有热。治宜养阴理气，辛开苦降。方投协21+协37+协4+干姜6g，川黄连6g，枳实10g，薏苡仁20g，西洋参6g。7剂。

2013-04-10二诊。月经于03-30来潮，5天尽。现头沉，仍盗汗，偶尔胸内痒，咳减。大便稀，日1～2行。脉舌同上。咽红。守上方，加板蓝根10g，桑叶10g。7剂。

赏析：本案为流产后气阴两伤，又兼郁火所致。孕时阴虚内热则盗汗。流产后气虚不能摄血，故前阴出血多。心肺阴虚内热且化风，故自觉胸内痒、欲咳、苔黄而干。咽喉为肺之门户，咽红为郁热伤肺之征。故投协21（玄麦甘桔茶加射干）合枳实祛风止痒，养阴润肺利咽。协37（甘麦大枣汤）合薏苡仁，甘平以清养心肺兼除湿。药后大便稀，日1～2行，即湿邪外出之征，非病态也。协4（一贯煎）补肝益肾，一可生心火，二可使金水相生。加辛热之干姜温肺化饮，苦寒之川黄连清热燥湿，两者相合，辛开苦降，以祛中焦之邪。西洋参补气养阴，清热生津。综观全方，滋阴益气与清热化郁并进，是为标本兼顾。

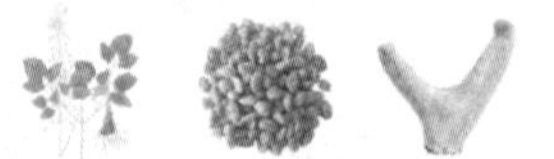

第十二节　乳房病

本节乳房病主要是指属于中医学乳癖范畴的乳腺增生病及属于中医学“乳岩”“癥”“积”等范畴的乳腺癌术后后遗症等，是临床妇科的常见病、多发病。中医药在治疗此类疾病中具有一定的优势和特色，有西医学无法替代的重要地位和作用。随着近年来乳腺癌生物学研究及循证医学研究的进展，乳腺癌单纯外科手术治疗模式已发展成为局部和全身齐头并进的综合治疗模式。局部治疗模式包括手术与放射治疗，全身治疗包括化疗、内分泌治疗及中医药治疗。其中放、化疗可控制或预防局部复发和全身转移，但同时也带来一定的不良反应，严重影响放、化疗的完成率。目前中医药在提高其手术耐受性，改善手术、术后放化疗及内分泌治疗的不良反应，提高患者生活质量以及预防术后复发转移等方面有着广阔的应用前景和独特的优势。对于乳腺癌术后并发、复发转移者，加强扶正祛邪的中医药治疗有助于病况稳定和提高患者生存质量，适当延长患者生命。

明代龚居中《外科活人定本·卷二》曰：“乳癖，此症生于正乳之上，乃厥阴、阳明之经所属也……何谓之癖，若硬而不痛，如顽核之类”。清代高秉钧《疡科心得集·辨乳癖·乳痰论》：“有乳中结核，形如丸卵，不疼痛，不发寒热，皮色不变，其核随喜怒为消长，此名乳癖……”。从病变经络、临床特征及发病规律等都进行了详尽的描述，被后世医家广泛沿用。其病因病机大多为饮食不节、劳倦思虑伤脾、脾失健运；或郁怒伤肝、肝气郁结、气滞血瘀；或痰湿内蕴，瘀血与痰浊等有形之邪互结，积聚乳络，日久而成包块。

陈师认为乳癖的病机，可由单个脏腑致病，亦可由多个脏腑合病。在本节中，单脏致病者（3 例），其病机分别是肝不条达、脾失健运、痰湿内生，且多见于中年妇女；或由脾阳不振致脾虚失运，肝血失濡者，多见于素体虚弱畏寒的青年女性。复合致病者（1 例）由下焦湿热，血虚而瘀所致。本节共 5 案，初诊用方 14 首。按使用频率多少依次为：协 4（2 次）、协 1、协 2、协 7、协 11、协 15、协 21、协 33、协 35、协 39、协 47、协 49、协 55 及协 56（各 1 次）。不难看出，其治疗主要立足于肝与脾，这多与肝经、胃经循经乳房有关。

一、从肝论治

疏肝健脾除湿热

【病案】罗某，女，53岁。2016-06-21初诊。

双侧乳房胀痛5年，加重半年。

患者从5年前开始每月经前10天即双侧乳房胀痛拒按，半年前开始加重。现每天都胀痛，但经前1周反而稍轻，可触及硬结。月经量少，有血块，色偏黯，3天即尽。入睡难。视物模糊。或口苦，腹胀，大便日1行，偏干，余可。脉弦，舌暗淡，苔白稍厚。证属肝郁脾虚，湿热阻络。治宜疏肝健脾，行气活血。方投协1+协2+协56+牡丹皮10g，栀子10g，茵陈蒿20g，牡蛎30g，延胡索10g，制香附10g，郁金10g，炒谷芽、炒麦芽各15g。10剂。

2016-07-05二诊。双侧乳房胀痛消失，但仍可触到硬结。月经量更少，2天即尽，依然有血块，初期鲜红、后期色黯。月经来潮时或前额痛胀，大拇指指关节痛。梦多，易醒，复睡难。眼干。若食冷饮则腹胀，口干、口苦。大便日1行，偏干。脉弦，舌红，苔白。守上方，去协2，加协15+砂仁6g。10剂。

2016-07-20三诊。上症俱失，但结节依然。近足心微汗，醒后能复睡。脉弦，舌淡，苔白。守上方。10剂。

赏析：日本学者丹波元简《金匮玉函要略辑义·妇人杂病脉证并治第二十二》云："今邪逐血并归肝经，聚于膻中，壅于乳下，故手触之则痛。"阴血下注血海，肝失血养，其气郁结，则可见经行头痛、乳房胀痛。本案由于肝郁多年不治，乘克于脾，以致脾虚，气血不充，反生痰池，湿阻气机，使肝木失其畅达，气滞郁阻，冲任不盈，乳络因虚而生结，故乳房可触及硬结。湿邪困脾，失于输化，故腹胀、口苦。肝失条达，气血瘀滞，新血难生，则月经量少、呈块状、色偏黯、舌暗淡。肝开窍于目，肝郁，则视物模糊。母（肝）病及子（心），心失所养，则入睡难。故投协1（逍遥散加赤芍）加牡丹皮、栀子即丹栀逍遥散，疏肝解郁，养血健脾，兼以清热，既可使脾健而不受肝乘，又使脾能化生气血。协2（五苓散）加茵陈蒿即茵陈五苓散健脾利水。协56（当归贝母苦参丸）合牡蛎养血开郁，清热除湿。炒谷芽、炒麦芽、延胡索、郁金、制香附舒肝理气，消胀止痛。诸药合用，共奏疏肝

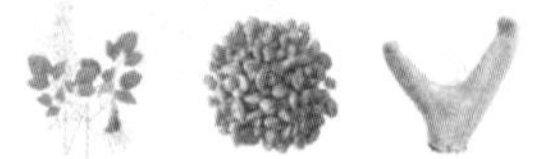

健脾、清热养血、理气止痛之功。肝木条达，气血调和，脉络通畅，则诸症可除。

疏肝养阴理气血

【病案】刘某，女，35岁。2015-06-29初诊。

经前乳房胀痛约4年。

患者4年前每逢经前10余天即双侧乳房胀痛，经潮3天后方缓解，经前小腹亦痛。自3年前上环后月经即9～10天方尽，量多，色黑，伴血块。头顶胀痛，睡眠不好则加重。2015-12行乳房B超示：乳腺增生（小于1cm）。白带量多，呈豆腐渣样，但未见感染。现左侧鼻塞，常觉鼻腔有黏液。咽中有白痰，量少。小腹胀，易上火，手足心热，唇周红疹。纳差，大便日1行，质稀，排出不畅。既往有左肾囊肿。脉细，舌红，苔白略干，边齿印。证属阴虚气滞，血瘀兼风。治宜疏肝理气，理血祛风。方投协4+协47+协49（去制何首乌）+制香附10g，郁金10g，蔓荆子6g，小茴香6g，夏枯草15g，炒栀子10g，玄参10g。10剂。

2015-07-13二诊。月经今日将干尽(共8天)，经至乳房依胀痛，但小腹胀痛失，手足心热亦失。现畏冷。睡眠可，纳可，二便调，脉细，舌红，苔白。改投协25+协35+黄芪20g，防风20g，丹参20g，黄精10g。10剂。

2015-07-27三诊。上次月经半月方尽，未乳胀，但头顶痛。依然手足心热且夜剧。口苦，不思食，脐下胀，尿黄。脉细，舌淡红，苔白。再改投协2+协15+协35+蔓荆子8g，地骨皮15g，黄柏10g，焦山楂20g，旋覆花（布包）10g，小茴香6g。7剂。

2015-08-03四诊。胸胀、头顶痛及手足心热俱减，余同上。脉舌同上。守上方，加胡黄连10g。7剂。

赏析：上案已言及，肝气郁结，疏泄失职则乳房胀痛。肝主疏泄，寒凝血瘀则月经色黑，伴血块。清代陆以湉《冷庐医话·头痛》："厥阴之脉，会于巅顶，故头痛在巅顶。""巅顶之上，唯风可到也"，故头顶胀痛，责之风邪上扰，壅滞经络，血脉不通。"肝藏血，血舍魂"，睡眠不好时，魂不守舍，气血阻滞更甚致头痛加重。阳失温煦，浊阴下浸，则白带量多。风邪易化燥伤阴，加之脾虚有湿，故易上火、手足心热、唇周红疹。肝病传脾，失于健运则纳差、小腹胀、大便质稀。浊阴上逆则咽中有少量白痰。故投协4（一贯煎）合协49（二至丸加制何首乌）平补肝肾。协47（四逆散）疏肝理气，加小茴香暖肝止痛。蔓荆子、夏枯草、炒栀子、玄参以祛风、清热、养肺。制香附、郁金以强理气活血之力。二诊时，小腹胀痛失，手足心热亦失，但乳胀依然且畏冷，故改投协25（归脾汤）加重黄芪用量，合丹参、黄精益气养血。协35（吴茱萸汤）暖肝补虚，助阳散寒。三诊时未乳胀，但头顶痛、手足心热且夜剧、口苦、不思食，是以再改投协2（五苓散）健脾运湿，协15(四物汤)养血活血，协35(吴茱萸汤)合小茴香、焦山楂暖肝和胃。加防风、蔓荆子、地骨皮、黄柏、旋覆花疏风清热。四诊述胸胀、头顶痛及手足心热俱减，方证相合，疗效显著，故宜守方续服以尽除其病。

又：宫内节育器（简称 IUD）避孕是我国目前应用较广的避孕方法之一，约占落实计划生育措施的育龄妇女的 50% 以上，经期延长是放置 IUD 的主要不良反应之一。在古代中医文献中无此病名更无专论，根据历代医家辨治经期延长的经验，结合节孕环卧于胞宫的特殊病因，近代中医妇科学家多将其命名为“上环后经期延长”，认为其发病机制以“瘀”“热”为主，兼及“湿”“虚”等，因损伤冲任，导致血海固藏失职而致之。陈师将此案辨证为阴虚气滞，血瘀兼风，正与此合拍，故疗效甚佳。

二、从脾论治

温暖脾肝扶胸阳

【病案】胡某，女，27 岁。2011-04-06 初诊。

双侧乳房胀痛约 2 年。

患者大约 2 年前每月经来潮前即乳房胀痛，扪之有块。月经前后右少腹疼痛喜按。白带偏多。胃痛多年，手足冰凉，且近半年有所加剧。梦多。大便 1 ～ 2 日 1 行，或夜尿 1 次。脉细略沉，舌红，苔白。证属脾肝两虚，胸阳不振。治宜温补脾肝，振奋胸阳。方投协 7+ 协 35+ 协 39+ 延胡索 10g，神曲 10g，槟榔 10g，牡蛎

20g，炒莱菔子 10g，苦参 10g。7 剂。

2011-04-20 二诊。乳房疼痛略减，大便每日两行。余如上述。脉细数，舌红，苔少。守上方，加黄芪 20g。7 剂。

2011-05-01 三诊。乳痛及胃痛俱减，白带依然偏多。或大便溏，夜尿 1 次。脉细微数，舌红，苔白。守上方，加乌药 6g。7 剂。

赏析：《灵枢·经脉》中有“胃足阳明之脉……是主血所生病者……循膺、乳、气街、股、伏兔、骭外廉、足跗上皆痛，中指不用”，阐明乳房与足阳明胃经的关系。脾为后天之本、气血生化之源，与胃相表里，胃经从缺盆下乳内廉，若饮食伤胃、劳倦伤脾，久而化源不足，月经不能以时下，则每发生乳胀腹痛；或气结不行，乳胀结核，经前胀甚，块核作痛。脾虚失运，湿邪蕴结，阻滞阳气布达，故手足冰凉。子病累母，蒙蔽神明，则梦多。肝病累母、脾湿传肾，则白带偏多。肝胃虚寒，失于温煦则胃痛多年。脉细略沉、舌红、苔白亦肝脾阳虚湿盛之象。故投协 7（香砂六君子丸）加炒莱菔子、神曲暖脾益气，和胃除湿，合协 35（吴茱萸汤）加延胡索、牡蛎暖肝温胃，散寒止痛，辅协 39（瓜蒌薤白半夏汤）振奋胸阳，以令脾实、生胃土。苦参、槟榔除湿利气。至三诊时，即主证俱减，但白带依然偏多，为湿邪外出之征，故加一味乌药，温阳利气以尽除余邪。

三、从多脏腑论治

除邪理血调肝胆

【病案】黄某，女，33 岁。2010-09-06 初诊。

乳房压痛月余。

患者月余前即乳房压痛，左侧略剧，伴胸闷。月经 8～9 天方尽，伴头痛、腰痛。白带黄（自诉有霉菌性阴道炎）。或两太阳穴附近疼痛，或口干，大便 2～3 日 1 行。脉沉缓，舌红，苔白。证属下焦湿热，血虚而瘀。治宜清利湿热，调和肝胆。方投协 11+ 协 15+ 协 33+ 牡蛎 30g，黄芩 10g，川芎 10g，青皮 10g，制香附 10g，郁金 10g，瓜蒌仁 15g，百部 10g，紫苏叶 10g。7 剂。

2010-09-14 二诊。首剂毕月经即潮，乳痛随之消失，头痛亦不明显。唯偶尔胸闷。大便日1行。脉略数，舌红，苔少而白。守上方，去协15，加协4。7剂。

赏析：脉沉缓、苔白、白带黄，为下焦湿热之征。从压痛的乳房、疼痛的两太阳穴附近看，系湿热蕴积于下，肝胆不相照，肝失疏泄、胆失清降，气郁痰阻、血瘀浊留所致。肝胆之气上冲，则头痛、胸闷、口干。肝血不足，湿热滞气，累及其母则腰痛。首选协11（四妙丸）加黄芩清热燥湿，次选协15（四物汤）合协33（桂枝茯苓丸）养血活血，化瘀止痛。加瓜蒌仁、百部润肺以防肝侮。牡蛎、川芎、青皮、制香附、郁金、紫苏叶行气开郁止痛。共奏清利湿热、调补肝胆之功，故首剂服毕月经即潮。血行则气行，是以乳痛随之消失，头痛亦不明显。唯偶尔胸闷，因而去协15，加协4（一贯煎）养阴理气以助下焦湿热尽除。

养阴利胆兼泻肺

【病案】殷某，女，54岁。2008-04-13初诊。

乳腺癌复发约半个月。

患者大约半个月前乳腺癌复发，主要表现为左侧头痛，活动不利，腮部亦痛。咽痒则咳喘，且不能平卧，或咽胀。失眠，腰痛。纳可，便秘，尿黄而少。脉沉，舌红，苔滑。证属阴虚胆郁，痰浊壅肺。治宜养阴利胆，泻肺逐痰。方投协4+协21+协55+牛蒡子6g，薏苡仁20g，川芎10g，黄芩10g，延胡索10g，葛根10g，西洋参（另包，先煎）6g，生姜3片。7剂。

2008-04-20二诊。头、腮痛均大减，但乏力、干咳。流清涕已数周。二便略好。脉舌同上。守上方，去川芎，加杏仁10g，茯苓15g。7剂。

赏析：脉沉、苔滑为痰湿内阻之象。"属少阳者，上至两角，痛在头角"（清代陆以湉《冷庐医话·头痛》），故左侧头痛伴活动不利、腮部亦痛，均责之少阳。咽喉又为肺之门户，胆经不利，痰浊壅肺则咽痒、咽胀、咳喘、不能平卧。"夫肝者，中之将也，取决于胆"（《素问·奇病论篇》），故有咽为胆之外使之说。胆病及子，血不养心则失眠，累肾则腰痛。痰湿困脾，运化失司则便秘。协4（一贯煎）平补肝肾，子母同调。协21（玄麦甘桔茶加射干）合西洋参清金养阴，通利咽喉。协55（葶苈大枣泻肺汤）加牛蒡子，泻肺逐痰、下气平喘。加黄芩、川芎、葛根、延胡索利胆通络，升津止痛。薏苡仁、生姜解毒和中。至二诊时，头、腮痛均大减。但仍乏力、干咳，故治守上方，仅去川芎，加杏仁、茯苓降气止咳，利水健脾，以奏全功。

第十三节　癥　　瘕

妇人下腹结块，伴有或胀、或痛、或满、或异常出血者，称为“癥瘕”。癥瘕是妇科临床的常见病、难治病。且近年来，流行病学显示，属于中医学“癥瘕”范畴的某些生殖系肿瘤、息肉、囊肿等疾病的患病率呈上升趋势。

早在《金匮要略·妇人妊娠病》就有关于癥的论述：“妇人宿有癥病，经断未及三月，而得漏下不止，胎动在脐上者，为癥痼害……所以血不止者，其癥不去故也，当下其癥，桂枝茯苓丸主之。”《金匮要略·五脏风寒积聚病》所论“积者，脏病也，终不移；聚者，腑病也，发作有时，展转痛移”与此近似，只是癥病范围稍小，而积证稍大而已。

癥者有形可征，固定不移，痛有定处；瘕者假聚成形，聚散无常，推之可移，痛无定处。临床结合患者病性，则血病多为癥，气病多属瘕，但通常情况下临床难以将二者明确划分，故并称“癥瘕”。《景岳全书·妇人规》曰：“瘀血留滞作癥，惟妇人有之，其证则或由经期，或由产后，凡内伤生冷，或外受风寒，或恚怒伤肝，气逆而血留……或积劳积弱，气弱而不行，总由血动之时，余血未净，而一有所逆，则留滞日积，而渐以成癥矣。”点明了癥病的总病机为“瘀血留滞”，并强调此病“惟妇人有之”。《医宗金鉴·妇科心法要诀》曰：“凡治诸癥积，宜先审身形之壮弱，病势之缓急而治之。如人虚，则气血衰弱，不任攻伐，病势虽盛，当先扶正气，而后治其病；若形证俱实，宜先攻其病也。经云：大积大聚衰其半而止，盖恐过于攻伐，伤其气血也。”故治疗本病既要温散陈寒痼冷，又要不失时机地温透血分的寒邪，寒邪外达后，诸症豁然。妇科癥瘕迁延失治，必然耗损正气精血，基于癥积（肿瘤）虚实夹杂、本虚标实的基本病机，调理脏腑阴阳气血、培养胃气就显得尤为重要。总之，观其脉证，谨守病机，辨清脏腑、经络、血气、营卫、阴阳等失调的客观存在，分清主次，少有不效者。

本节所载主要是属中医学癥病范畴的陶氏腔积液、子宫肌瘤、宫颈管息肉、慢性宫颈炎、宫颈增厚（内有小囊肿）及右侧附件囊肿。

本节共 5 案，初诊用方 11 首，按使用频率多少依次为：协 33（4 次）、协 4、协 15、协 34（各 2 次）、协 2、协 23、协 37、协 38、协 48、协 57、协 70（各 1 次）。多从肝胆论治，少从心脾肺论治。

一、从肝胆论治

养阴活血除湿热

【病案】杨某，女，30 岁。2011-10-21 初诊。

发现癥病（陶氏腔积液）3 个月余。

患者 3 个多月前凡经前则腰腹胀痛，经至则失，月经 4 ～ 5 天干尽。经检查发现陶氏腔积液。背部不适，大便稠。脉细，舌红，苔少。结合检查结果，当诊为中医学的癥病。证属肝肾阴虚，湿热瘀阻。治宜滋补肝肾，祛邪通络。方投协 4+ 协 33+ 防己 10g，苦参 10g，蒲公英 15g，制香附 10g，郁金 10g，乌药 6g，杜仲 15g，瓜蒌壳 10g，羌活 10g。7 剂。

2011-11-23 二诊。本次月经提前至昨晚来潮，腰腹痛俱失。但背部由不适变为疼痛。余可。脉舌同上。守上方，加防风 10g。7 剂。

2012-04-19 三诊。停药观察 4 个月余，未觉明显不适，但本次月经淋漓不尽达 10 天之久，与此同时肩背发酸，偶尔头昏，睡眠时易惊醒。纳少。脉细，舌红偏淡，苔白。改投协 22+ 协 25+ 葛根 15g，炙麻黄 6g，羌活 10g，防风 10g，阿胶（另烊）15g，川续断 15g，炙远志 6g，柴胡 6g。7 剂。

2012-04-26 四诊。药至第 3 剂血止、第 5 剂时前阴又出少许鲜血，但腹不痛。今用试纸测试已怀孕。月经上次 03-04 来潮，但 04-08 又出少许鲜血，多系胎漏（患者怀疑与之前饮啤酒 2 瓶有关）。嘱停服余药，且忌生气、勿劳累、别饮酒、禁房事，以观后效。

赏析：脉细、舌红、苔少示肝肾阴虚。母病及子（心）、子病及母（肺），两者相合致背部不适。脉细尚主湿，与阴虚所生之热下注致大便稠。阴虚气滞与湿热相搏，不通则经前腰腹胀痛，经至则湿热、滞气暂时随之而出故失。以协4（一贯煎）合协33（桂枝茯苓丸）滋阴利气，活血通络，加辛散苦泄之羌活、制香附、郁金理气宽中，活血止痛，苦寒之防己、苦参、蒲公英清热化痰，燥湿止痛。瓜蒌壳清热化湿，利气宽胸。乌药、杜仲为治疗阳虚而寒的腰痛之要药，故用之以滋补肝肾、行气散寒止痛。二诊述腰腹痛俱失，故效不更方。

活血除湿养肝血

【病案】熊某，女，31岁。2012-11-21初诊。

发现子宫肌瘤7年。

患者7年前发现子宫肌瘤多个，1年前曾手术摘除部分（大者）。现月经不畅，呈块状，7天方尽。咽中异物感。脉略沉，舌红，苔白。证属血络瘀阻，脾湿血虚。治宜活血通络，健脾养血。方投协33+协15+协2+丹参15g，黄芪20g，牡蛎30g，小茴香6g，杜仲15g，制香附10g，吴茱萸6g。10剂。

2012-12-08二诊。月经顺畅（来去果断），咽中异物感减轻，肠鸣矢气。脉舌同上。守上方，加夏枯草15g。7剂。

赏析：上已提及，西医学的子宫肌瘤证属《金匮要略》癥病范畴，病在脏、在血。血瘀或虚均可致气滞。日久水湿不利，故血乃至气、湿三者相搏而成癥。癥痼存内，肝疏不及，致月经不畅，呈块状，7天方尽。肝病侮肺，气不布津，聚而为痰，阻碍出入之气机，故咽中有异物感。故首投协33（桂枝茯苓丸）化瘀消癥，加小茴香、杜仲、制香附、吴茱萸温暖肾肝，理气活血，缓消癥块。次投协15（四物汤）养肝血以防伤正。苔白，乃气虚兼湿之象。后投协2（五苓散）加牡蛎健脾除湿，软坚散结，丹参、黄芪，以强养血益气之力。正邪兼顾，故7剂后虽子宫肌瘤仍在，但其所导致的月经不畅及咽中异物感俱除，为后续治疗打下了良好的基础。

清胆活血补肝肾

【病案】许某，女，45 岁。2011-09-23 初诊。

发现癥病（宫颈管息肉、慢性宫颈炎）约 20 天。

患者 2011-09 初因前阴出血而住院治疗，7 天之后出血方停止。检查发现宫颈管息肉及慢性宫颈炎，且白带偏多。夜尿 2 次，余可。脉沉濡，舌红，苔白，边齿印。证属痰湿阻络，阴阳两虚。治宜化痰通络，调补阴阳。方投协 34+ 协 4+ 协 33+ 协 48+ 蛇床子 10g，川续断 15g。10 剂。

2011-10-04 二诊。白带较前减少。夜尿依然 2 次，伴口渴饮水。（脉未见）舌红，苔白，边齿印（微信示，下同）。守上方，加芡实 20g，天花粉 15g。10 剂。

2011-10-21 三诊。上症略减，但依然舌干燥，饮水后燥减。或腰酸，或自觉有气血上冲于头。白带腥，尿微黄。（脉未见）舌红，苔白，边齿印。守上方，加蛇床子 10g。10 剂。

2012-03-16 四诊。经检查息肉竟消，白带较少。右额角上方有硬结多年，逐渐增大，但无明显不适。口干，但不欲多饮。夜尿仅 1 次。尿微黄。脉细略沉，舌淡红，苔白，边齿印。改投协 8+ 协 15+ 桂枝 3g，制附片 6g，桃仁 10g，红花 10g，黄芪 20g，制胆南星 6g，瞿麦 15g，夏枯草 15g，炒莱菔子 10g，砂仁 10g，鸡内金 10g。10 剂。

赏析： 女子年逾四十，则肾精自半，肝木易亏，乙癸两虚，冲任不固，则前阴出血 7 天方停止。见肝之病，知肝传脾，木郁乘土，脾失运化则湿邪内生且传之于肾，故白带偏多、脉沉濡、苔白边齿印。湿伤肾气，无以摄水，则夜尿 2 次。气不化水，水湿痰浊留滞，陈师认为，“水（湿、痰）不利则为血”，故血气郁滞，日久致宫颈管滋生息肉、宫颈慢性炎症。先用协 34（温胆汤）清胆化痰祛邪气，再用协 4（一贯煎）合协 48（缩泉丸）加川续断、蛇床子平补肝肾阴阳扶正气，后用协 33（桂枝茯苓丸）活血利湿，血水同治。四诊时息肉已消失，且脉象由初诊时的沉濡变为细略沉，表明患者肝肾两虚之象有所好转，但口干、不欲多饮、尿微黄、舌淡红，仍提示肾气不足，下元虚冷，故改投协 8 加桂枝、制附片即肾气丸益肾气以化阳，合协 15（四物汤）加桃仁、红花即桃红四物汤养肝血以令母实，黄芪、制胆南星、瞿麦、炒莱菔子、夏枯草益气活血，清木化湿。砂仁、鸡内金补脾土以防肝乘，体现肝病实脾之旨。

清胆养肝理气血

【病案】熊某，女，42岁。2011-07-05初诊。

小腹痛（子宫大，宫颈增厚）8年。

患者8年前即小腹痛，以胀为主。月经先期，7天方尽，或痛经。近半月尿道异物感，或尿频、尿痛。腰痛6年，阴天或冬天均加剧。检查示双肾小结石、子宫大、宫颈增厚（内有小囊肿）。脉濡，舌红，苔白。证属痰湿血虚，络阻兼风。治宜清胆养肝，活血祛风。方投协34+协15+协33+协70+鸡内金10g，桃仁10g，红花10g，车前子（布包）10g，独活10g，小茴香6g，姜黄10g，薏苡仁20g。20剂。

2011-09-16二诊。药后大便次数较多，但不伴腹胀腹痛，尿频、尿痛及尿道异物感俱消失。复查B超未见肾结石，但小囊肿仍在。两膝关节疼痛不明显，但近2天上北京，因行走较多，现略有疼痛。尿黄。余可。脉濡，舌红，苔少。改投协4+协12+炒莱菔子10g，防己10g，神曲10g，薏苡仁20g，姜黄10g，延胡索10g。20剂。

赏析：足厥阴肝脉“抵小腹”，小腹痛，以胀为主多责之肝气郁滞，痰湿内蕴，横逆乘脾犯胃所致。肝之疏泄太过则月经先期，7天方尽，气滞血瘀则痛经。胆湿累肾、脾湿传肾，痰湿之气留滞肢体腰部关节，经络痹阻不通故腰痛。阴天或冬天，阴长阳消，邪得天助，人体阳气进一步减弱，则痛加剧。肝经不能通畅地绕阴器，故尿道异物感乃至尿频、尿痛。冰冻三尺，非一日之寒。诸因相合，日久而成肾结石、子宫大、宫颈增厚，即中医学的癥病之辈也。以协34（温胆汤）理气化痰，和胃利胆。加薏苡仁、独活、小茴香祛风除湿止痛。再以协15（四物汤）加桃仁、红花即桃红四物汤合协33（桂枝茯苓丸）养血活血，消癥化瘀。加姜黄以强通络止痛之力。后以协70（芍药甘草汤）酸甘养阴，缓急止痛，以防活血理气而伤正。加鸡内金、车前子健胃清肝，利尿化石，以治双肾小结石。二诊时，诉药后大便次数较多，但不伴腹胀腹痛，尿频、尿痛及尿道异物感俱消失，为痰湿排出之征。舌红、苔少无疑乃肝肾阴虚之象，故改投协 4（一贯煎）滋养肝肾，协 12（乌梅丸加广木香）调肝理脾，散寒除湿，以巩固疗效。

二、从多脏腑论治

立足多脏消囊肿

【病案】陶某，女，24 岁。2000-08-06 初诊。

人工流产术后 2 个月。

患者 2 个月前经人工流产术后前阴出血不止，经两次清宫并配服中药后出血方止。现失眠、多梦，头晕脑涨。心烦胸闷，叹气则舒。右腰不适，饥不欲食，大便干。脉细数，舌红，苔白。B 超示右侧附件囊肿，妇检发现宫颈炎。证属肝郁乘脾，及心侮肺。治宜调理肝脾，清养心肺。方投协 57（去白芍）+ 协 23+ 协 38+ 协 37+ 薏苡仁 20g，苦参 15g。5 剂。

2000-08-13 二诊。自觉身体稍舒适，但右少腹疼痛，偶有头昏，睡眠中常身瞤。因病人求愈心切，自行复查 B 超，示右侧附件囊肿竟然消失。故守上方，略作损益，继服 5 剂后诸症均失。

解析：患者接受人工流产术时情绪紧张，因担心再次妊娠困难，加之术后出现诸多症状，致情志抑郁，以致气滞血瘀而成癥瘕（结合“右侧附件囊肿”的诊断），显系肝经不利而成。肝经不利，继而肝气郁结乘脾、及心、侮肺，目前所呈现的失眠、多梦及心烦多责之心肺，头晕脑涨、胸闷且叹气则舒则主要责之肝，饥不欲食责之于脾，右腰不适为肝病累母（肾）之象，大便干系脾运不及且阴虚内热所致。脉细数、舌红、苔白等为气郁有热、阴虚兼湿之征。足见心、肺、脾、肝乃至于肾五脏俱病，故不能但治其肝，在用协 57（当归芍药散去白芍）调和肝脾、除湿清热同时，合协 38（百合地黄汤）、协 37（甘麦大枣汤）清养心肺以实肝、治肝的“克我”之脏，虽非

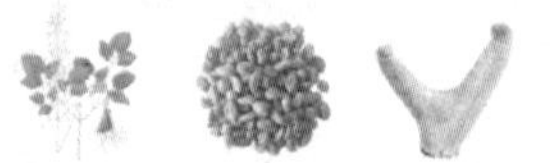

梅核气病，之所以加用协 23（半夏厚朴汤），是因为要取其宣肺降气健脾之功，以达助肝气条达、脾气旺盛之目的。同时参考相关检查，辨证与辨病相结合，多方合用，重拳出击，才能效如桴鼓。

第十四节　妇人杂症

除胎、产疾病以外，以经、带为主的妇人病统称为妇人杂病。《金匮要略·妇人杂病》广泛论及热入血室、梅核气、脏躁、妇人下利（温经汤所主）、经水不利或一月再见、下白物、腹痛、转胞、阴吹、阴疮，乃至少数产后病如半产漏下、产后水血互结于血室等。由于杂病范围广，其病因亦较复杂，故风寒湿热、情志因素、生活因素、体质因素均可致病。其病因病机主要是肝、肾、脾功能失常，气血失调，直接或间接影响冲任、胞宫、胞脉、胞络而发生之。妇人杂病的治疗《金匮要略》主要针对“因虚、积冷、结气”3 大病机，而本节之治法则将之细化，立足于肾、肝、脾三脏，调理其气血，调治冲任督带，调养胞宫，以恢复其生理功能，并注重祛邪。杂病大多病程日久，经年累月，治疗难图速愈，必须坚持调治，并配合心理治疗，假以时日，方显疗效。本节收载的常见妇科杂病有：卵巢癌术后、盆腔炎、经行头痛、经后感冒、人流后性欲低下（阴冷）及阴道摩擦感等中西医病证。

本节共 7 案，初诊用方计 13 首，按使用频率多少依次为：协 33（4 次），协 4、协 15、协 25、协 39、协 49（各 2 次），协 1、协 2、协 7、协 11、协 13、协 20 及协 22（各 1 次）。

一、从肝胆论治

暖脾活血调阴阳

【病案】满某，女，44 岁。2014-03-27 初诊。

卵巢癌术后。

患者 2013-10 因卵巢癌手术（卵巢未切尽）而化疗 6 次，感觉尚好，未见脱发。

术后月经未潮，或有白带，且发现已转移（膀胱、小肠）。喜叹气，自觉上眼胞很累。半月前即两腿酸软乏力，1周前两手肿胀。口干，饮水多。脉略数，舌红，苔白。证属血络瘀阻，气阴两虚。治宜活络益气，调和阴阳。方投协7+协33+协39+协49（去制何首乌）+薏苡仁20g，防风10g，苦参10g，川续断15g，天花粉20g，三七粉（另包，分冲）6g，制香附10g。10剂。

2014-04-17二诊。精神振奋，腿胀消失，手肿、口干及眼胞觉累亦减轻。但或失眠，膝关节行走时疼痛，足心凉，大便黑。脉右弦左沉，舌红，苔白。①守上方加萆薢15g，小茴香6g。7剂；②于①方加龟胶20g，土鳖虫10g，红参10g，红花10g，炒谷芽、炒麦芽各15g。20剂。蜜丸。

2014-10-14三诊。检查示肿瘤未增大，且标志物已减半。小腹痛1个月，夜甚。或压左少腹时矢气，痛随之消失。昨梦多，叹气多。易饥，腰痛。或肛门坠胀，大便日1行，尿可。余证基本消失。脉细数，舌红，苔少而白。守初诊方去防风，加广木香10g，延胡索10g，郁金10g，防己10g。7剂。

赏析：卵巢癌术后元气大伤，至就诊时，在长达5个月的时间中共接受6次化疗，虽未呈现脱发等不良反应，但先是两腿乏力，后是两手肿胀，与属脾之上眼胞觉累合参，知悉为脾气亏虚，湿邪内生之象也。脾湿侮肝，肝气不舒则喜叹气；传肾，则或有白带；及肺，津液不布则口干、饮水多。化源不足，加之久病入络，则月经未潮。脉略数，舌红，苔白为气阴（血）两虚兼湿之征。先投协7（香砂六君子丸）合协49（二至丸加制何首乌）加天花粉，暖脾益气，滋阴养血，使化源充足，冲脉充盈。继投协33（桂枝茯苓丸）加制香附、三七疏肝活血通络，后投协39（瓜蒌薤白半夏汤）振复心肺之阳，以令脾实、生胃土。所加薏苡仁、防风、苦参解毒祛风燥湿，全方合用，正邪兼顾，共助癌症术后康复。故二诊时即精神振奋、腿胀消失，手肿、口干及眼胞觉累亦减轻。效不更方，仅略作加减，蜜为丸，缓而治之。至三诊时肿瘤尚未增大，且标志物已减半。

疏肝健脾除瘀热

【病案】李某，女，26岁。2015-06-27初诊。

盆腔炎约半年。

患者2014-12发现胎儿停止生长（妊娠2个月时），经手术清除后月经久不来潮，经中药治疗后已来潮3次。本次月经于昨日来潮，伴小腹痛。有宫颈糜烂（Ⅲ度），白带多。入睡难半年。手足心汗出。口不干、苦，纳可。或腰痛，夜尿1次。脉数微弦，舌淡红，苔白边齿印。证属肝郁脾湿，血络瘀阻。治宜疏肝健脾，通络祛邪。方投协1+协2+协33+麦冬10g，炒莱菔子10g，茵陈蒿20g，制胆南星6g，通草3g，蒲公英20g，苦参10g。10剂。

2015-07-11二诊。药后矢气多，梦多，余同上。脉舌同上。守上方，去协2，加协15+焦山楂30g，炒酸枣仁20g，炙远志8g。10剂。

2015-10-31专程来述炎症几愈。

赏析：胎儿停止发育生长，在当今社会屡见不鲜，除环境污染（如雾霾）及食物中的农药、化肥残留外，与各种压力及身体素质无不相关。手术清除停止生长的胎儿仍属于《金匮要略》“半产”的范畴。耗气伤血，在所难免。脉舌说明，肝郁脾湿、血络瘀阻，乃本案基本病机。清代傅山在《傅青主女科·调经》言：“舒则通畅，郁则不扬，经欲行而肝不应，则抑拂其气而痛生。”胎儿停止发育，心情不好致肝郁，月经约3个月不潮加重其郁，传脾则生湿，故手足心汗出。肝气郁而不行，滞于本经，不通则痛，故见小腹痛，累母故腰痛。脾湿传肾，故白带多。肝藏血，心主血，肝气亏虚，母病及子，心气亦虚。心肝气滞，在志使神魂失养则入睡难。先投协1（逍遥散加赤芍）合协2（五苓散）加茵陈蒿即茵陈五苓散，疏肝养血，健脾除湿，制胆南星、通草、蒲公英、苦参以利胆通络，清热燥湿除白带，炒莱菔子化湿和胃。后投协33（桂枝茯苓丸）活血化瘀以助宫颈糜烂之愈，且有利于新血之生。二诊时，诉药后矢气多，乃湿邪排除之征也，故去协2（五苓散），加协15（四物汤）养肝血以升脾气，加焦山楂、炒酸枣仁、炙远志和胃宁心安神以疗梦多。

养肝清胆兼理气

【病案】谢某，女，35岁。2014-03-01初诊。

经行头痛约5年。

患者从5年前生产完后即经行头痛，从前额蔓延至后项，严重时伴呕吐、恶寒。

经行有块，色黯。梦多，易怒，久立则腰酸胀。夜尿 1 次。脉略沉微弦，舌红，苔少微黄。证属胆经不利，阴虚气滞。治宜清利胆经，养阴理气。方投协 20+ 协 4+ 协 49+ 黄芩 10g，川芎 10g，枳实 10g，乌药 6g，炒谷芽、炒麦芽各 15g。7 剂。

2014-03-08 二诊。自觉身体轻松，怒减。或夜尿。脉濡，舌红，苔少。守上方。7 剂。

2014-03-15 三诊。月经将至，经前约 1 周晨起短暂潮热。近几天面部红疹加剧，依然梦多。脉左略沉、右微数，舌红，苔白。守上方，加怀牛膝 15g。7 剂。

2014-03-22 四诊。本次月经 03-15 来潮，7 天方尽，但未伴头痛。梦多如故，翌日精神尚好。基本无夜尿。脉略数，舌红，苔微黄，略干。守上方，加桑椹 20g，黄精 10g。7 剂。

赏析：每经期头痛，属“发作有时”之类，多病在少阳经。胆经不利，传病于胃、反侮于肺，致膀胱经气不利，故见经期前额及后项疼痛。胆不照于肝，肝失所养，日久阴虚气滞，乃至血瘀，则经行有血块且色黯、易怒。木病及火，神不内藏则见梦多。呕吐正胆胃不和之象，恶寒为正邪相争使然。胆偏实、肝偏虚，加之肾阴亦虚，故久立则腰酸胀、夜尿 1 次。脉略沉微弦，为少阳枢机不利，肝气郁结之象。故首选协 20（小柴胡汤）和解少阳，舒畅气机，调和胆胃，胆利而头痛除、呕吐止、怒气消。加重黄芩用量使之与川芎相伍以快速畅利胆经。次选协 4（一贯煎）合协 49（二至丸加制何首乌）平补肝肾以助少阳和解。再加枳实、乌药、炒谷芽、炒麦芽健脾理气和胃。初诊方一以贯之，故至四诊述经行时不再有头痛相伴。

二、从脾论治

补养气血兼祛风

【病案】刘某，女，27 岁。2016-03-31 初诊。

经后感冒 1 个月。

患者上次月经于 2016-02 底干尽后即感冒，至今未尽愈，或鼻塞，或干咳。本次月经方尽。2015-12-05 曾被清宫（发现胎儿停止生长）。纳可，二便调。脉细，舌红，苔白，边齿印。证属阴血亏虚，肺气不足。治宜补养阴血，益气祛风。方投协 25+ 协 15+ 杜仲 20g，桑寄生 15g，薏苡仁 20g，白芷 6g，黄精 10g，焦山楂 20g，防风 10g，黄芪 20g。10 剂。

2016-04-12 二诊。上证除。仅吐少许痰，又腰痛且喜按 3 天。脉稍数，舌红，苔中白。守上方，去协 15、白芷，加协 2。10 剂。

赏析：患者月余前行清宫术后，本就气血亏虚，加之经行期间，阴血下注于胞宫，血室正开，体虚亦甚，风寒趁虚而入，侵袭肌表，无力宣散，故上次月经干尽后即感冒，至今未愈。风寒外袭，肺窍不利则鼻塞。肝血不足，逆犯肺金，肺失清肃，则或干咳。脉细、舌红、苔白、边齿印决定了必须培土生金，兼治“克我”“侮我”之脏。用协 25（归脾汤）补脾养心，协 15（四物汤）养肝血以治其本。防风、黄芪益肺，白芷祛风，杜仲、桑寄生滋肾令母实，以相对治其标。黄精、薏苡仁、焦山楂理气健脾，以强生金之力。药证相对，故二诊时即上证除。

三、从多脏腑论治

养脾活血扶胸阳

【病案】刘某，女，34 岁。2013-06-04 初诊。

人流后性欲低下 1 年。

患者 2012-05 因发现胎儿（5 个月）发育不良而行人流术，术后至今仍虚疲，特别是性欲低下，有时几乎全无性欲。月经量少，经前乳胀。或胸闷，或耳鸣。睡不安神，梦多。口周、目周均萎黄。呃逆，纳少，或反酸。久坐则腰痛，小便黄。脉细，舌淡，苔白。证属心脾两亏，阳虚络阻。治宜补养心脾，扶阳通络。方投协 25+ 协 39+ 协 33+ 川续断 15g，杜仲 20g，柏子仁 6g。7 剂。

2013-06-12 二诊。性欲依低。但神略振、睡眠略佳、未再腰痛。左侧头痛发作 3 次。余同上。脉左细右弦，舌淡，苔白。守上方，加川芎 10g，淫羊藿 15g。7 剂。

2013-06-23 三诊。性欲有所改进，感觉尚好。大便 2 日 1 行，或干或稀。脉细，舌淡，苔白。守上方，加肉苁蓉 15g。7 剂。

是年年底，因他证就诊时面告：性功能完全恢复正常。

赏析： 患者因发现胎儿（5个月）发育不良而行人流术，耗气伤血，加之思虑过度，伤及脾阳，化源不足，以致术后至今仍虚疲。脾主思，无论食欲减退还是性欲低下，皆关乎之。心脾两虚，君火不能引动相火，而引起性欲低下，有时几乎性欲全无。心血亏虚，神不守舍则睡不安神，梦多。土不生金、心病乘之，胸阳不振则或胸闷。脾开窍于唇，上眼胞属脾，目下乃胃脉所过，脾虚生湿，故口周、目周萎黄。脾病侮肝，经气不利，故经前乳胀。脾病及胃，纳腐失司，则呃逆，或反酸。月经量少自在情理之中。脾湿传肾则小便黄。脉细、舌淡、苔白，亦心脾两虚之象。协25（归脾汤）加柏子仁补养心脾，以复主思之功，合协39（瓜蒌薤白半夏汤）振复肺心之阳以令脾实、生胃土，协33（桂枝茯苓丸）加川续断、杜仲消补并行，活血通络，温肾扶阳，且可体现脾病实肾之旨。二诊时述性欲依然低，故守方加淫羊藿、川芎以温肾通络，如此则血满、阳壮，机体强健必情动而性欲自复。

清热利湿泻脾胃

【病案】刘某，女，32岁。2016-05-27初诊。

阴道摩擦感12年。

患者12年前即阴道有摩擦感，且肛门及小腹均不适（检查示：霉菌感染、膀胱白斑）。尿频、尿等待、尿胀、尿不尽、尿中断（经前、经潮则缓解）。或月经先期，呈块状（有子宫肌瘤）。或头晕，有痔疮。大便调。脉沉，舌红，苔白。证属湿热内蕴，升降失调。治宜清利湿热，辛开苦降。方投协11+协13+协4+苦参10g，小茴香6g，百部10g，土茯苓10g，艾叶10g，炒谷芽、炒麦芽各15g。10剂。

2016-06-13二诊。感觉稍轻松，若久坐则阴道方有摩擦、堵塞感。尿频、尿等待减轻，但仍有不尽感。最近梦多、头晕。余如上述。脉细，舌红，苔薄白。守上方，去协4，加协15+花椒8g，萆薢15g。10剂。

2016-06-28三诊。依然梦多、头晕（与睡眠相关），余症均不明显。守上方，去协13，加协2+干姜6g，川黄连6g。14剂。

赏析： 肾开窍于前后二阴，而肝经又绕阴器，若湿热内蕴并下注，肾肝承之，气机不畅，故阴道有摩擦感、肛门及小腹不适、痔疮。肝疏紊乱则尿频、尿等待、尿胀、尿不尽、尿中断。结合经前、经潮则缓解看，非膀胱之过也。脾湿兼热，不能统血则月经先期，气血瘀滞则呈块状。中下焦湿热，气机上逆，清阳不升则或头晕。脉沉非阳虚，湿热由中焦传下之象也。以协11（四妙丸）加苦参利湿兼清热，配协13（半夏泻心汤）辛开苦降，引湿热下行，以体现肾病实脾即治"克我"之脏之旨。加协4（一贯煎）滋阴疏肝，以助湿热之除。土茯苓、艾叶、小茴香、百部解毒杀虫，炒谷芽、炒麦芽和胃。二诊时主证有所好转，故去协4，加协15（四物汤）变养阴疏肝为滋补肝血，使母脏之气感于子脏，而除梦多、头晕。

养血通络和荣卫

【病案】刘某，女，30**岁。**2012–12–28**初诊。**

卵巢癌术后27天。

患者2012–12–01及12–12先后行卵巢癌手术。现耳鸣、头晕（化疗后）。或冷，或热，或盗汗。睡眠可，但梦多。呃逆，乏味，纳差。左腰不适。二便调。脉细，舌红，苔白。证属血虚而瘀，肺卫不固。治宜养血通络，调和荣卫。方投协15+协22+协33+桃仁10g，红花10g，天花粉20g，三七粉（另包，分冲）6g，黄芪20g，法半夏10g，川厚朴10g，红参10g，黄精10g，川续断15g。7剂。

2013–01–26二诊。头晕、呃逆俱失，梦减，左腰稍舒适。余同上。脉略弦，舌红，苔白厚，中见浮黄。守上方，去协22，加协20+干姜6g，川黄连6g。7剂。

赏析：此患者乍逢刀圭，元气大伤，再加化疗，以致耳鸣、头晕。在11天之内先后行两次卵巢癌手术，大肉尽脱，脾气虚弱，运化失职，胃气不降则呃逆、乏味、纳差；腠理疏松，肺卫不固，营卫化生、运行失和则或冷，或热。睡时营引卫气入于内则盗汗。脾胃病累心，神明失守故梦多。首选协15（四物汤）加桃仁、红花即桃红四物汤养血活血，红参温补元气。次投协22（桂枝汤）加黄芪即桂枝加黄芪汤合天花粉、黄精，调和营卫，益气养阴。后投协33（桂枝茯苓丸）合三七粉活血化瘀，缓消癥块。以法半夏、川厚朴燥湿理气，川续断补养肝肾，以兼顾肝、脾、肾三脏。方证相合，故二诊时头晕、呃逆俱失，梦亦减，左腰稍舒适。但脉略弦，苔白厚中见浮黄，仍示痰湿未化、血虚有热之象，故立法同前，仅去协22，加协20（小柴胡汤）和利枢机，以收全功。

（王思琪　陈国权）

参考文献

[1] 张玉珍．中医妇科学[M]. 2版．北京：中国中医药出版社，2007.

[2] 张元．夏桂成教授调周法治疗原发性痛经的经验[J]. 陕西中医学院学报，2009，32（6）：17-18.

[3] 王艳英．原发性痛经发病机制及治疗的研究进展[J]. 中华中医药杂志，2015，30（7）：2447-2449.

[4] 陈筱．浅谈阴痒患者的中医诊疗对策[J]. 世界最新医学信息文摘，2016，16（23）：153.

[5] 丰有吉，沈铿．妇产科学[M].2版．北京：人民卫生出版社，2012.

[6] 沈浣，田莉，罗福兰，等.B超监测卵泡发育对不明原因不孕症的病因学诊断意义[J]. 中国超声医学杂志，2003，19（3）：211-213.

[7] 李晓蕾．从肝论治不明原因不孕症的因机症治[D]. 黑龙江中医药大学，2012.

[8] 张帆，吴丽敏．韩明向治疗原因不明性不孕症经验[J]. 实用中医药杂志，2015，31（12）：1173.

[9] 陈莹．陈莹补肾健脾柔肝治疗卵巢早衰不孕[J]. 实用中医内科杂志，2015，29（1）：27-28.

[10] 牛月华．活血化瘀之法治疗不孕症的应用心得[J]. 中国医药指南，2016，14（1）：190.

[11] 陈国权．精华理论话金匮[M]. 北京：人民卫生出版社，2014：58.

[12] 陈国权．活用《金匮要略》方体会[N]. 中国中医药报，2002-08-05（2）.

[13] 何银柱．陈国权治疗妇科杂病验案3则[J]. 国医论坛，1995（3）：30.

[14] 谭志洪，邓小英．陈国权教授治疗痛经临证经验举隅[J]. 时珍国医国药，2014，25（9）：272-273.

[15] 胡倩，梁伟，徐慧琛．陈国权教授治疗环境改变型闭经的辨治思路[J]. 中华中医药杂志，2015，30（8）：2808-2811.

[16] 陈甜甜，陈国权．陈国权教授治疗闭经经验举隅[J]. 中医药通报，2014（3）：23-25.

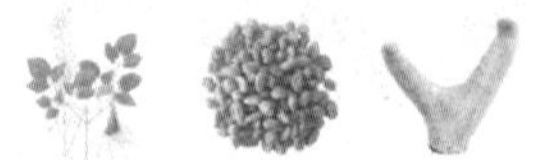

[17] 陈国权 . 四妙丸加味治疗外阴瘙痒的体会 [N]. 中国中医药报，2006-08-14（6）.

[18] 谭志洪 . 陈国权教授治疗不孕症验案 5 则 [J]. 国医论坛，2014，29（1）：26-27.

[19] 陈国权 .《金匮》温经汤所主“下利”非“下血”辩 [J]. 中医药通报，2007（5）：26.

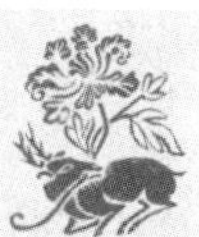

第2章 眼科病与耳鼻咽喉病

第一节 眼科病

早在殷、周时期就有描述目疾的记载。春秋战国时期对目疾与脏腑的关系在《黄帝内经》中就有了明确的认识。如《灵枢·脉度》之“肝气通于目，肝和则能辨五色矣”,《灵枢·大惑论》之“五藏六府之精气，皆上注于目而为之精。精之窠为眼……”等，此整体论述目其所以能视万物、辨五色，全赖乎肝乃至于其余四脏及六腑的精气上达灌注。此外，还具体论及肝、心、肾等脏与目之关系。如《灵枢·大惑论》之“目者，五藏六府之精也”。精藏于肾，而“肾者主水，受五藏六府之精而藏之”(《素问·上古天真论》)。从《灵枢·决气》“气脱者，目不明”可知，目疾也关乎脾肺，脾气虚或肺气虚则不能上注于目而视物模糊及生内障等。目疾关乎经络自不赘言,“诸脉者，皆属于目”(《素问·五藏生成》)即是明证。《素问·解精微论》之“夫心者，五藏之专精也，目其窍也”则是又一明证。继承并发展了《黄帝内经》相关理论的东汉时期的张仲景《金匮要略》对目疾的论述则主要体现在望诊上。如《百合狐蜮阴阳毒病》之“……初得之三四日，目赤如鸠眼；七八日，目四眦黑。若能食者，脓已成也……”,《惊悸吐衄下血胸满瘀血病》之“师曰：夫脉浮，目睛晕黄，衄未止；晕黄去，目睛慧了，知衄今止”,《肺痿肺痈咳嗽上气病》之“咳而上气，此为肺胀，其人喘，目如脱状，脉浮大者……”,《水气病》之“寸口脉沉滑者，中有水气，面目肿大，有热，名曰风水。视人之目窠上微拥，如蚕新卧起状……”,《中风历节病》之“……浮者血虚，络脉空虚，贼邪不泻，或左或右，邪气反缓，正气即急，正气引邪，㖞僻（口、眼）不遂”,《五脏风寒积聚病》之“肝中风者，头目瞤，两胁痛，行带伛，令人嗜甘”及《脏腑经络先后病》之“其目正圆者痉”等。虽尚未对目疾形成完整的诊断、治疗等理论体系，却对后

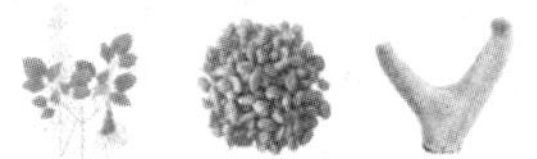

世中医眼科学的形成、完善和发展奠定了坚实的基础。

西医眼科学在眼科疾病的检查、诊断、治疗，特别是手术治疗方面有中医眼科学无法替代的作用，但也有许多目疾无论是用药物治疗还是用手术治疗都是无法解决的，如干眼症、飞蚊症、视物模糊、迎风流泪等，这些与脏腑休戚相关的目疾，中医疗效无可替代。陈师透过这些目疾的现象，应用脏腑相关理论，寻找其发病的本质，通过调理、改善脏腑功能而达到根除目疾的目的，每获良效。

本章所载眼科验案10例，有眼部灼热，不能垂视（急性缺血性视盘病变），眼结膜出血，眼部的干涩、疼痛、流泪、肿胀，视物模糊、不欲睁眼及中心视网膜炎等病证。其形成除正气亏虚外，邪气为患如湿、热、寒、瘀、气，尤其是风不可忽略。初诊用方共10首，按使用频率多少依次为：协4（7次），协11（5次），协2（3次），协1、协12、协13、协20、协29、协32、协49及协59（各1次）。不难看出，其治疗或养肝肾之阴，或疏肝解郁，或暖肝散寒，或利胆和胃，或调理中焦，或清利湿热。以治肝胆为主，兼治其脾与心。

一、从肝胆论治

滋养肝肾除风热

【病案】付某，女，55岁。2013-04-02初诊。

眼部灼热2年。

患者2年前即感眼部灼热，近半年又干涩，视物模糊。鼻塞1天。或心慌。食入则胃不适或痛，呃逆。夜尿2次。脉左细右弦，舌红，苔白。证属肝肾不足，胃热兼风。治宜养阴疏肝，滋胃祛风。方投协4+协32+延胡索10g，川黄连8g，桑叶10g，菊花12g，密蒙花10g，白芍15g，荆芥10g，薄荷8g，枳实10g，法半夏10g，制附片6g。7剂。

2013-04-13二诊。眼部灼热及干涩俱略减。未感心慌，但口臭。夜尿1次。脉细略沉，舌红，苔中微黄。改投协4+协13+龙胆10g，桑叶10g，菊花10g，沙苑子10g，制附片8g。7剂。

2013-04-23三诊。眼部灼热又减，口臭略减。近来肩部酸胀。夜尿1次。脉微弦，舌红，苔少，中部微黄。守上方，加协49（去制何首乌）+羌活10g。7剂。

2013-05-08四诊。眼灼、口臭俱轻，肩部适，未觉心慌。睡眠时间偏短。纳尚可，但矢气多。大便日1行，夜尿1次。脉略弦，舌红，苔中黄。守上方，加柏子仁 8g。7 剂。

赏析： 肝开窍于目。“肝受血而能视。”（《素问·五脏生成篇》）弦脉多主肝病，脉左细乃气血虚弱，脉右弦为肝气犯胃之象。阴血虚所生之热传病于胃，伤其阴液，食入后因胃津不润，气滞不通而不适或痛、呃逆。金元时期李东垣《脾胃论·脾胃虚实传变论》曰：“九窍者，五脏主之，五脏皆得胃气乃能通利。”肝之阴血虚，不能濡养于目，加上胃热反侮于肝，造成眼部灼热、视物模糊、干涩。肝病侮肺及心，肺热气郁而鼻塞，心阴不足而心慌。木虚累母，肾气化不足而夜尿偏多。用协 4（一贯煎）加白芍滋养肝阴、养血敛阴，桑叶、菊花、密蒙花清肝润目。再用协 32（玉女煎）清胃养阴，川黄连、枳实、法半夏、延胡索清热燥湿，降逆止呃，活血防瘀，共奏治胃实肝之功。荆芥、薄荷疏风畅鼻。制附片温肾缩尿。二诊眼之灼热、干涩及夜尿俱略减，未现心慌。热象仍重，故口臭、舌红、苔中微黄。改投协 4+ 协 13（半夏泻心汤）滋阴疏肝，开降湿热，所加余味清肝祛风，平调阴阳。三诊加二至丸以强养阴之力。四诊述矢气多，乃湿热外达之象也，再增柏子仁，养心以实其母。

调理肝胆除湿热

【病案】余某，男，64 岁。2004-05-27 初诊。

不能垂视（急性缺血性视盘病变）约 8 个月。

患者 2003-09 上旬突发左眼下半部视力减退（只能平视，不能垂视），今年元月右眼下半部亦突发视力减退，自觉视疲劳，轻度干涩，经爱尔眼科医院确诊为左眼急性缺血性视盘病变。脉弦数，舌红偏暗，苔中根白。咽部充血。血压 134/60mmHg，证属阴虚血瘀，湿热内蕴。治宜滋阴疏肝，利湿除热。方投协 4+ 协 11+ 夏枯草 20g，赤芍 30g，玫瑰花 10g，玄参 10g，青葙子 10g，木贼草 10g，丹参 15g，板蓝根 12g，柴胡 6g，延胡索 10g，菊花 15g，枸杞子 15g，炒枳实 15g。6 剂。

2004-06-03 二诊。干涩略减，余如上述。脉舌同上。守上方，加葛根 10g。10 剂。

2004-06-17 三诊。两目干涩又略减，但仍觉目胀。大便溏，日 1 次，尿微黄。脉弦数，舌红，苔少。改投协 1+ 协 4+ 协 49（去制何首乌），菊花 12g，川牛膝

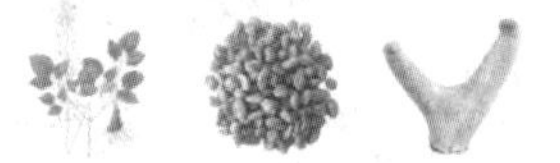

10g，夏枯草15g，青葙子10g，桃仁10g，红花10g，瞿麦10g。6剂。

2004–06–24四诊。两目轻微发胀，依然大便溏，日1行，偶2行，余同上。守上方，加苍术10g，川厚朴10g。6剂。

2004–07–15五诊。两目微胀，大便日1～2行，余可。脉弦滑，舌红，苔少。再改投协34+协4+炒枳实10g，制胆南星6g，川黄连8g，赤芍15g，密蒙花10g，怀牛膝15g，夏枯草15g，牡蛎30g，瞿麦10g，炒白术10g，菊花15g。6剂。

2004–07–22六诊。目胀减轻，大便如故。尿黄。脉弦微数，舌红，苔白。守07–15方。10剂。

2004–09–06七诊。自觉无明显不适，视力正常。守上方，去瞿麦，加炒栀子8g，牡丹皮12g，葛根10g。7剂。

上述共七诊，在3个多月中共断续服药57剂，视力终于恢复正常。追访至2009–06–25，视力基本稳定。

赏析：明代傅仁宇《审视瑶函·卷五·运气原证·目昏》指出："然玄府者，无物不有……乃气出入升降之道路门户也……人之眼耳鼻舌身意，神识能为用者，皆由升降出入之通利也，有所闭塞者，不能为用也。目无所见，耳无所闻……"脉弦数、舌红偏暗乃阴虚有热，血瘀气滞之象。血瘀气滞，玄府闭塞，乘克于肝，导致肝经郁滞，乃至眼部活动受限，不能垂视；阴虚有热，血虚失养，故目干涩、视力减退、视疲劳。肝病传脾，脾失输化，湿邪内生且下注，故苔中根白。脾湿化热炎于上，累及其母而咽红。故以协4（一贯煎）加玄参、枸杞子、柴胡、炒枳实、夏枯草、菊花、赤芍养阴清热，疏肝活血；青葙子、木贼草清肝明目，木贼草还可导湿下行；玫瑰花、丹参、延胡索活血散瘀，通经除胀。再以协11（四妙丸）清利湿热；板蓝根、玄参解毒利咽。二诊、三诊时目干减，但仍觉目胀，结合脉弦数、舌红、苔少看，其阴虚仍在，湿热未尽。故改投协1（逍遥散加赤芍）合协4（一贯煎）加协49（去制何首乌）即二至丸疏肝养阴以除热。四诊目胀减，但湿气仍重，加苍术、川厚朴燥湿行气。五诊两目微胀，综观脉弦滑、舌红、苔少，乃阴虚痰瘀之征。故再改投协34（温胆汤）加制胆南星清胆化痰，协4（一贯煎）滋阴补肝，余味清热活血，健脾除湿。六诊、七诊目胀渐失，视力正常。故略作损益，以巩固疗效。

养肝除湿祛风热

【病案】曾某，女，51 岁。2005-06-13 初诊。

双眼结膜出血、充血半年。

患者半年前曾患过敏性结膜炎，双眼结膜出血、充血。本次系用“润洁”洗眼而发。现双眼瘙痒、干涩、发胀，早晚有眼屎、流泪。有时头痛，轻度耳鸣，听力下降。睡眠一般。性格不开朗，心情郁闷，爱着急。月事半年未潮。或有白带。食可。脉略数，舌红，苔少。证属肝虚气滞，湿热兼风。治宜养阴理气，清肝化湿。方投协 4+ 协 11+ 桑叶 10g，菊花 10g，炒栀子 10g，赤芍 15g，白芍 15g，玄参 10g，牡丹皮 10g，薄荷 8g，郁金 10g，制香附 10g。7 剂。

2005-06-20 二诊。服第 2 剂时眼结膜红甚，服毕 3 剂眼肿、胀难受，经配用西药 2 次，红退肿消。现眼略涩，不流泪，头不痛，耳未鸣。脉细，舌红，苔少。嘱上药所剩 4 剂分 8 天服完，以观后效。

赏析：患者脉略数、舌红、苔少，一派肝肾阴虚之象。阴虚耗血，则冲任空乏而经闭，血虚生风或感风邪，郁热挟湿上达于目而眼瘙痒、干涩、流泪、生眼屎；肝气郁滞而眼胀、郁闷、急躁；肝病出胆，胆经气滞而头痛、耳鸣。《审视瑶函 · 五轮不可忽论》道：“夫目之有轮，各应乎脏，脏有所病，必现于轮，势必然也。肝有病则发于风轮，肺有病则发于气轮，心有病则发于血轮，肾有病则发于水轮，脾有病则发于肉轮，此五轮的易知者。”这多半是受示于金元时期刘河间《黄帝素问宣明论方 · 卷十四 · 眼目门》的“夫人之眼目者，是天地之日月也。若人无双目，岂能辨贤愚。天无日月，万物安能照耀？是以眼通五脏，气贯五轮，外应肝候”之论。球结膜覆盖于眼球的前方，属气轮即白睛的范围。睑结膜在眼睑内里，属肉轮的范围。木旺侮金，血热熏肺，血出眼络而球结膜出血、充血。《审视瑶函 · 识病辨症详明金玉赋》又道：“色似胭脂，血热妄侵白睛赤……”“似胭脂”即指球结膜下出血。肝热犯脾，脾经热邪伤络，使肉轮之上眼睑内充血。脾虚生湿化热，湿热下注而白带多。肝病及心而眠不安。以协 4（一贯煎）滋补肝肾以活源头之水。再以协 11（四妙丸）导湿热下行，祛湿止带。炒栀子、玄参清热养阴，清心安神。郁金、制香附畅络解郁，调和肝脾。牡丹皮、赤芍、白芍、桑叶、菊花、薄荷凉血活血，清热祛风。二诊时述服上药第 2 剂时眼结膜红

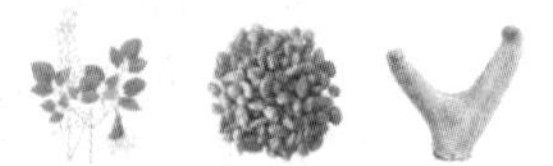

甚，服毕3剂眼肿、胀难受，此乃肝经之热与风上越、外出之征，因患者难以承受而配用西药2次，则红全退、肿尽消。现双眼略干涩，但泪不流、头不痛、耳未鸣。湿热、阴虚之症未尽，是以嘱将余药减量服用，使祛邪而不伤正。

养肝清肝除湿风

【病案】王某，男，22岁。2008-05-29初诊。

双目干涩、发痒、流泪、生眼屎约6年。

患者大约6年前即双目干涩、发痒、流泪、生眼屎，或畏光，看书半小时以上则双目胀剧。偶尔轻微胸闷或痛，或心慌。或咽中有异物感，或流鼻血，鼻干。嗳气。近5天大便日1～2行，质偏稀，小便尚可。脉弦微数，舌红苔薄白，咽略红。证属阴虚肝郁，湿热兼风。治宜养阴调肝，清利祛风。方投协4+协11+菊花15g，炒栀子10g，夏枯草15g，炒谷芽、炒麦芽各15g，桑叶10g，连翘10g。4剂。

2008-06-02二诊。两目干涩减轻，胸闷亦减，今晨曾鼻衄。脉微数，舌红，苔少中根微黄。守上方，去连翘，加板蓝根10g。7剂。

2008-06-16三诊。双目干涩又减，流泪不明显，胸闷消失。或自觉出气时间长、吸气时间短。口干思水，大便偏稀。余可。脉微数，舌红，苔白。守上方。3剂。

2008-06-19四诊。咽部较舒适，但左眼或胀痛或刺痛，或眼角膜发红。大便稀，余可。脉微数，舌红，苔薄白。守初诊方，去连翘、桑叶、薏苡仁，加川黄连8g，白芍15g，青葙子10g。4剂。

2008-06-26五诊。眼部较前舒适，但自觉酸软、乏力，左上肢亦发酸。口干思水，大便溏，日1～2行。脉微数，舌红，苔白。守上方。4剂。

赏析：清代沈金鳌《伤寒论纲目》卷三："眼眵多结者，必因有火，盖凡有火之候，目必多液，液干而凝，所以为眵。"眵多、流泪、羞明，与风、湿、热有关。脉弦数、舌红、苔薄白乃肝肾阴虚，化火生风之象，加上湿阻肝经，阴血不能上润于目而不耐久视。阴衰血少，肝络空虚，不能运精华以胜外之阳光而羞明，风热湿上扰而眵多流泪。肝病传心，气血瘀滞，则心慌、胸闷、胸痛。鼻为肺窍，木旺侮金，肺火上炎，血热伤络则鼻干、鼻衄、咽红、咽痛。肝气乘脾，脾不化湿，胃气上逆则便稀、嗳气。以协 4（一贯煎）加菊花、桑叶、连翘养护肝阴，祛风散热，夏枯草清热平肝。又以协 11（四妙丸）导湿热下行。炒栀子清心安神，炒谷芽、炒麦芽调和肝脾。药后干涩、流泪、胸闷、咽痛均有好转，其间左眼或胀痛，或刺痛、眼角膜发红，二至四诊守方更药，故五诊时眼部已向好，续服巩固。

又：以上 3 案，同属肝肾阴虚兼湿热内蕴，故悉用协 4（一贯煎）合协 11（四妙丸），但前案肝热甚兼血瘀，故加清肝活血之品；中案热郁兼风，故添清热祛风之味，因热盛则肿；本案兼肺脾之症，故加炒谷芽、炒麦芽以实肝、生肺。

疏肝健脾除风热

【病案】涂某，女，63 岁。2008-11-24 初诊。

不欲睁眼 2 个多月。

患者 2 个多月前即不欲睁眼。恶风冷，见太阳则舒适，偶尔眠差。脉微数略弦，舌红，苔白略腻。证属肝郁脾湿，风热相搏。治宜疏肝运脾，祛风清热。方投协 1+ 协 2+ 浙贝母 10g，防风 10g，薄荷 8g，桑叶 10g，菊花 12g，白茅根 15g，枸杞子 15g。7 剂。

2008-12-01 二诊。眼部较舒适，能正常睁眼，未见流泪。昨晚眠可。依恶风，但较轻微。脉舌同上。守上方，加牡丹皮 10g。7 剂。

赏析：患者脉弦数、舌红、苔白略腻乃肝郁脾湿之象，为本案辨证之要点。肝郁则气滞，进而生热，脾湿郁久亦化热，两热相搏而生风，风热相合而伤津灼血，故目珠干涩、不耐久视。金元时期李东垣《兰室秘藏・眼耳鼻门》曰："夫五脏六腑之精气，皆禀受于脾，上贯于目。"上下眼睑分属脾胃，司开阖，保护眼睛，湿邪困脾则致上胞垂缓不用；脾湿困阳，土不生金，肺卫不固则恶风冷。见太阳则舒适是因为得自然界阳气之助，体内脾阳有所伸展，肺卫之气有所振复。肝病扰心而偶眠差。以协 1（逍遥散加赤芍）疏肝解郁，合协 2（五苓散）加白茅根健脾祛湿，导湿热下行。浙贝母清肺实肝，即治肝之“克我”，防风、薄荷、桑叶、菊花清热祛风，以助浙贝母一臂之力，枸杞子养肝明目。二诊眼部舒适，睁眼正常，睡眠亦可，加牡丹皮活血凉血以治其本。

养阴疏肝除邪气

【病案】高某，男，50岁。2016-02-16初诊。

开车则视物模糊、眼部灼热约半年。

患者约半年前凡开车行驶约10公里后即眼部灼热，视物不清。头昏，头皮绷急。血尿酸500 mol/L，转氨酶偏高，血压140/90mmHg左右，体检发现脂肪肝。脉左弦右濡，舌红，苔白。证属阴虚肝郁，湿热兼风。治宜养阴清热，利湿祛风。方投协4+协11+协49（去制何首乌）+桑叶10g，菊花10g，夏枯草15g，沙苑子10g，白术10g，炒莱菔子10g，赤芍15g，白芍15g，栀子10g，牡丹皮10g，槟榔10g，萆薢15g，制龟甲20g。20剂。蜜丸。

2016-10-02其姐代述：上药过半即眼部舒适。嘱尽剂，以防复燃。

赏析：足厥阴肝脉“连目系”，目乃肝窍，肝藏血则目视正常。脉左弦、舌红乃肝郁血虚之象，气滞生热则两目灼热，阴血不能上达于目则视物模糊，久视更伤阴血而不耐视。血虚不能上荣于头部，经络失养，则头昏、头皮绷急。肝病乘脾，脾湿不化则右脉濡乃至尿酸高、转氨酶异常。用协4（一贯煎）合协49（去制何首乌）即二至丸加沙苑子、制龟甲、白芍滋阴疏肝治其本。白术、炒莱菔子、槟榔健脾化湿，以体现肝病实脾。桑叶、菊花、夏枯草、栀子及赤芍、牡丹皮清热疏风，凉血活血治其标。协11（四妙丸）加萆薢主要是导眼部之湿热下行，同时也兼顾了血尿酸高之本，即下焦的湿热。故丸剂甫过半则眼部已舒适，嘱尽剂以防复燃。追访年余，尚未复发。

寒热并投散风热

【病案】周某，女，46岁。2012-12-21初诊。

两目肿胀1年。

患者 1 年前面部红疹，约 3 个月后两目肿胀，入夜消失。现面热足冷，咽中不适，且发红。大便日 1 行，质干。脉沉弦，舌红，苔白。证属上热下寒，脾虚风热。治宜散寒清热，健脾祛风。方投协 12+ 协 2+ 防风 10g，玄参 10g，白芷 6g，沙苑子 10g，菊花 10g，桑叶 10g，何首乌 15g。7 剂。

2013-01-04 电话述肿胀大减，但自觉上火。守上方，加麦冬 10g。7 剂。

赏析：面热足冷即上热下寒乃本案辨证的切入点及病机之所在。两目之下，两颊之间，以鼻为核心，谓之面，系脾胃所主。湿热犯脾胃，加之风邪侵扰，3 者相合，上蒸于面而起红疹且发热。入夜则阴进，故相合的湿乃至热、风随阳而退，是以肿胀消失。湿热反侮于肝，加之风邪淫上，故肝之窍出现肿胀。湿热及肺，上炎于咽，故发红且不适。阳气被郁兼阳虚故足冷，脉沉乃下焦湿热寒之征。用协 12（乌梅丸加广木香）散寒清热，调和上下，加菊花、桑叶清热平肝，沙苑子、何首乌补益肝肾，养血祛风。协 2（五苓散）健脾利湿，防风、白芷、玄参清热散风，滋阴利咽。药后肿胀大减，但自觉上火，守上方加麦冬养肺胃之阴以防复燃。

养肝利胆理气血

【病案】陈某，女，62 岁。2014-03-09 初诊。

右眼飞蚊症约 5 年。

患者 2009 年鼻息肉手术后不久即右眼有蚊飞感。且自觉全身不通，检查发现总胆固醇升高且逐年递增。或咽痛，耳（先左后右）鸣。每凌晨 3 点醒来后复睡难。大便早晚各 1 行，每日 17 点左右即小便难，且带泡沫，夜尿 1 ～ 2 次。脉微弦，舌红，苔少而黄。证属胆经不利，阴虚兼风。治宜利胆养肝，活血祛风。方投协 20+ 协 4+ 泽泻 20g，郁金 10g，桃仁 10g，红花 10g，葛根 30g，羌活 10g，独活 10g，炒莱菔子 10g，焦山楂 20g，茵陈蒿 20g，虎杖 20g，炒谷芽、炒麦芽各 15g。7 剂。

2014-03-15 二诊。右眼飞蚊症减轻。胃脘不适牵引右肋间不适，左上肢、左胸及左耳自觉不通。梦多，饭后呃逆。大便日 2 次，欠通畅，小便较通畅。脉略数，舌红，苔白。守上方，加制香附 10g，天花粉 20g。7 剂。

2014-03-22 三诊。左上肢、左胸及左耳稍适，呃逆减轻，胃脘仍不适。夜晚基本不再醒来。现口腔右侧不适，轻度肿胀。大便日 1 ～ 2 行。脉微弦，舌红，苔少微黄。守上方，去独活，加知母 10g。7 剂。

2014-04-01 四诊。飞蚊症已不明显，右眼稍干涩。右胁下不适，牵拉右腰也不适，约 1 个小时后矢气或呃逆则右胁下不适及右腰牵拉感俱失。余症悉失。脉弦，舌红，苔少而黄。守上方，去虎杖，加枳实 15g。7 剂。

赏析：每凌晨 3 点醒来、每 17 点左右即小便难，悉属“发作有时”之辈，多系少阳胆经郁滞，疏泄异常所致。自觉全身不通亦然。胆病入肝加之肝肾阴虚，肝不能正常地开窍于目，故有飞蚊感。胆气上逆，反侮于肺则咽痛、耳鸣（胆脉循经耳之前后），胆病及心则每凌晨 3 点钟醒来，胆病累肾则每 17 点左右小便难且带泡沫，夜尿 1 ～ 2 次。脉微弦、舌红、苔少而黄，乃胆经郁滞，肝肾阴虚有热之象。故明代王肯堂《证治准绳·杂病·云雾移睛论》所论（飞蚊症）“乃玄府有伤，络间精液耗涩，郁滞清纯之气，而为内障之证。其原皆属胆肾……”之病机与本案有相近之处。故首选协 20（小柴胡汤）和利胆经，理气泻热，加桃仁、红花、茵陈蒿、虎杖活血化瘀，清热利湿。次选协 4（一贯煎）滋阴养肝，以体现腑病治脏，况且肝肾已阴虚。泽泻、郁金清肝开窍，葛根、羌活、独活升津祛风，通利经络。炒莱菔子、焦山楂、炒谷芽、炒麦芽调和肝胃，行气消胀。二诊虽右眼飞蚊症减轻，但胃脘不适牵引右肋间不适，且左上肢、左胸及左耳自觉不通，梦多，饭后呃逆，大便日 2 次，欠通畅，多系肝经不利，且传胃及心所致，是以加制香附、天花粉行气导滞，清热生津。四诊述飞蚊症已不明显，但肝经症状依然存在，如右眼稍干涩、右胁下不适等，故效不更方，加理气清肝之味，以收全功。

二、从脾论治

开降养阴除湿热

【病案】贺某，男，61 岁。2013-02-06 初诊。

上眼胞肿 2 个月，加重 1 周。

患者 2 个月前即上眼胞肿，以晨起为剧，大小便后迅即消失。且尿毕则腰部、肛周舒适。口干舌燥。晨起或流眼泪，手足欠灵活。鼻炎数十年，四季清涕不断。纳佳。大便日 2 ～ 3 行，先干后稀，便末带鲜血已 4 年（混合痔手术已 4 年）。夜尿每 2 ～ 3 小时 1 次。高血压 10 余年，血压 150/116mmHg。幽门螺杆菌感染，新发现尿隐血（+）。脉沉，舌边红，苔微黄稍厚。证属湿热痞阻，阴虚气滞。治宜开降养阴，健脾理气。方投协 13+ 协 4+ 协 2（去茯苓）+ 协 59+ 金钱草 20g，苍术 15g，白芷 8g，槟榔 10g，枳实 10g，墨旱莲 20g，辛夷 10g。14 剂。

2013–02–21 二诊。药后肠鸣、矢气频频（长达数月未矢气），夜晚尚能安眠。或喘气，右肋间、右胸或痛，右腰痛波及右少腹，偶夜头痛。或咽中有痰，口气重，纳佳。大便呈糊状，日 2 ～ 3 行，夜尿减。余如上述。脉微弦，舌红，苔白厚微黄。血压 136/66mmHg。守上方，去协 4、枳实，加协 1+ 玫瑰花 10g，炒莱菔子 10g。7 剂。

2013–03–02 三诊。眼胞肿胀减轻，早起流泪、口气略减，停药后则大便不成形。脉弦，舌红，苔黄稍厚。血压 118/68mmHg。守上方，加牡丹皮 10g，栀子 10g。7 剂。

2013–03–09 四诊。眼胞肿又减。夜尿 1.5 ～ 2 小时 1 次。或牵引阴囊疼痛，依然流泪。血压 118/66mmHg。脉弦，舌红，苔中黄。改投协 17+ 协 4+ 防风 10g，菊花 10g，桃仁 10g，红花 10g，槟榔 10g，枳实 15g。7 剂。

2014–03–05 面告：上证早已愈（后发现肠息肉，已手术）。

赏析：前已言及上眼胞在脏属脾，脾主肌肉，故称肉轮。上眼胞肿，结合大便日 2 ～ 3 行且先干后稀、口舌干燥、手足欠灵活及苔微黄稍厚看，当属湿热痞阻脾气，上应于脾之所主故上眼胞肿。晨起阴退阳旺，湿热得天之助，故上眼胞肿胀加剧。大小便后，脾胃湿热从前后二阴分消，故肿胀旋即消失。腰部、肛周俱舒适亦然。脾不升清于上，故口舌干燥。脾不主四肢手足，湿热漫溢，气机阻滞，是以手足欠灵活。湿热下注于肠，导致大便日 2 ～ 3 行。其夜尿每 2 ～ 3 小时 1 行亦然，非肾虚也。湿热反侮于肝，加之肝肾阴虚，其气上逆，则晨起见风或流眼泪，况"风气通于肝"。鼻炎数十年，四季清涕不断，子病逐渐累母，而导致脾胃病暴发。舌边红属肝肾阴虚无疑。脉沉、苔微黄稍厚乃湿热内盛、气机阻滞之象。用协 13（半夏泻心汤）开降气机除湿热，协 4（一贯煎）加墨旱莲养阴疏肝润其目，协 2（五苓散）健脾利湿，去其中茯苓者，因已有半夏泻心汤的开降，为防利湿太过而去之也，代之以苍术、槟榔、枳实行气导滞化湿，与白芷、辛夷合用，一可祛风消肿，二可载药上行以利肿消。协59（赤豆当归散）加金钱草清利湿热、养血止血而除其便末带鲜血也。二诊肠鸣、矢气频频、夜尿减、尚能睡眠、血压降至正常范围，但肝郁脾湿较重，故右肋间及右胸或痛、右腰痛波及右少腹、偶夜头痛、口气重、大便呈糊状且日2～3行及脉微弦、苔白厚微黄。脾胃病累肺致或喘气，或咽中有痰。是故守上方，去协4、枳实，加协1（逍遥散加赤芍）添玫瑰花疏肝健脾、理气活络，炒莱菔子消痰平喘。三诊诸症均减，血压又降，但脉症显示肝郁有热，故守上方加牡丹皮、栀子以成丹栀逍遥散凉血清肝。四诊眼胞肿又减，但夜尿1.5～2小时1次，或牵引阴囊疼痛、依然流泪、脉弦、苔中黄、舌红，改协17（龙胆泻肝汤）加协4（一贯煎）泻肝养阴清热，防风、菊花、桃仁、红花、槟榔、枳实则祛风、活血、行气。

三、从多脏腑论治

祛邪活血兼通络

【病案】刘某，男，39岁。2006-04-17初诊。

发现中心性视网膜炎1个月。

患者1个月前发现右眼中心性视网膜炎，经治疗有所好转，但旋即复发。或右眼角鱼尾纹处疼痛，右眼视力下降到4.4。早在4年前右膝关节即疼痛，受凉或劳累后则不仅痛而且酸，若热敷之则减轻或消失。余无明显异常。脉细，舌红，苔白而根黄厚。避卒病就痼疾，就右膝关节疼痛而论，证属下焦湿热（湿重于热），肝肾不足。治宜利湿清热，散寒通络，理血养肝。方投协11+协29+桃仁10g，红花10g，丹参15g，川厚朴10g，地龙10g，北细辛6g，木瓜10g，密蒙花10g。7剂。

2006-04-23二诊。断断续续达4年之久的右膝关节疼痛居然消失。但彼伏此起，药至第3剂时右眼角鱼尾纹处酸胀而痛又作，持续约半小时（每次疼痛发作所持续的时间均如此），7剂服毕，则视力提高到4.9以上。脉细弱，舌红，苔白。守上方，加枸杞子15g，菊花20g。7剂。

2006-04-30三诊。右眼角鱼尾纹处疼痛减轻，视物较前清晰，但所视之物均呈黄色，喜视力稳定在上述水平，黄昏时的视野则有由大变小之感。服药期间曾腘窝痛 2 次。脉舌同上。守上方，去川厚朴，加女贞子 15g，墨旱莲 15g。7 剂。

2006-05-07 四诊。右眼角鱼尾纹处感觉舒适，右眼所视之物自觉略小于左眼，但视力依然稳定。腘窝疼痛减轻。近几天胃脘嘈杂。脉舌同上。守上方，加炒谷芽、炒麦芽各 15g。7 剂。

2006-05-28 五诊。视物之颜色感觉较前有光泽，但右眼略干涩，自测视力稳定在 5.0 以上。手足心汗出，夜晚腰以下亦汗出。脉略数，舌红，苔白。守上方，加白芍 10g。7 剂。

解析：西医学认为，中心性视网膜炎是一种有自愈倾向的疾病，发病原因尚不十分清楚。治疗上多对症处理，如药物、激光及注射等，一般预后较好。初次发病 90% 的病人视力可恢复正常。问题是容易复发，若多次复发，由于新生血管的渗漏、出血、机化，最后形成瘢痕，则视力会遭到永久性损害。故不少患者求治于中医。中医辨治本病，可谓见仁见智：对肝气郁结者用丹栀逍遥散加减；阴虚火旺者用知柏地黄汤加活血化瘀药；如黄斑病变趋于机化者加软坚散结药；脾虚气弱者用参苓白术散或归脾汤加活血化瘀药等。甚或分期论治，如活动期、恢复期及瘢痕期等，精彩纷呈。

笔者所经治的该案，以右眼中心性视网膜炎 1 个月为主诉就诊，但同时叙及右膝关节断续疼痛达 4 年之久，卒病与痼疾同在。按《金匮要略》“夫病痼疾加以卒病，当先治其卒病，后乃治其痼疾也”的理论，当先治其中心性视网膜炎、后治其右膝关节疼痛。若按《伤寒论》“喘家作，桂枝汤加厚朴杏子佳”的理论，当在治中心性视网膜炎的同时适当兼顾治右膝关节疼痛。本案之治似乎大逆不道，公然违背仲景上述之旨，反把治痼疾作为切入点，即在治右膝关节疼痛的同时，略微兼顾了治卒病（中心性视网膜炎），以至几乎到了忽略不计的地步。将膝关节疼痛与脉细、苔白、根黄而厚合参，知此疼痛为肝肾不足，湿热下注，经络不通所致。“膝者筋之府”也，而筋又主于肝。再合参其受凉或劳累后即右膝关节痛而酸发作，且热敷之则减轻或消失的特点，可知筋骨之中尚有寒邪，而寒性凝敛，可加剧经络气血的阻滞。故首先用协 11（四妙丸）加川厚朴清除下焦湿热、理气通络，合协 29（《金匮要略》治寒湿历节病的乌头汤）并加桃仁、红花、地龙、细辛、木瓜散寒除湿、活血止痛，共治其痼疾。后用丹参、密蒙花养肝活血明目，兼顾其卒病。故二诊时右

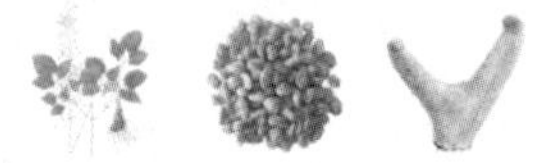

膝关节疼痛即消失。虽述其右眼角鱼尾纹处胀痛发作，但与服药前的胀痛不能相提并论，此乃正邪交争，肝胆经络欲畅通而暂且不能全畅通的征兆，否则其视力不会由4.4猛升到4.9以上，这可能就是我们常说的“祛邪即所以扶正”吧。前已言及，右膝关节疼痛病在筋骨，诚然筋虽主于肝，而骨又主于肾，浸渍于右膝关节的湿、热、寒得以排出，正气得以伸展，肝之阴血能正常地上濡于目，其视力岂有不提升之理？！其余诸诊先后加枸杞子、菊花、二至丸及白芍药以养肝补肾，一可防祛邪而伤正之弊，二可稳定已基本恢复正常的视力，三可预防右膝关节疼痛复燃。可谓一石三鸟。若要给本案定型，肯定不在上述3型之中，姑且称之为湿热寒兼郁型，故其治不离利湿、清热、散寒、通络，其扶正之药则不足挂齿。此中医学治病求本之又一典型案例也！因为长达4年的右膝关节疼痛为右中心性视网膜炎的暴发埋下了祸根，此二者同病在肝乃至于肾。

（余　潇　陈国权）

第二节　耳　　病

耳为听觉器官，中医学认为肾开窍于耳，故耳的听觉功能与肾的精气盛衰有密切关系。肾精充足，髓海得养，则耳的听觉功能正常。肾精虚衰，髓海空虚，则听力减退，或有耳鸣、耳背、耳聋等，故中医多用补肾法以治耳功能减退。本章主要涉及耳鸣（其中1例兼耳聋），其次是耳背的辨治经验。在为数不多的病例中，其论治虽有着眼于肾者，但多从肝（胆）、少从脾胃着眼。本章共7案，初诊用方计10首，按使用频率多少依次为：协4（4次），协2（3次），协15、协34、协47、协49（各2次），协1、协11、协22、协39（各1次）。故多立足于治肝（胆），盖子能令母（肾）实，其次为脾肾，因肾病可实脾，治“克我”之脏也。

一、从肝胆论治

养肝健脾除痰湿

【病案】冯某，男，18岁。2005-06-16初诊。

耳鸣断续发作1个月。

患者近 1 个月来断续耳鸣。时发鼻涕多，伴耳干燥而痒。或两太阳穴附近疼痛。或腹痛，便后痛除。尿略黄。脉略数，舌红，苔少而白。血压 140/86mmHg。证属阴虚气滞，脾虚痰湿。治宜养阴健脾，理气除湿。方投协 4+ 协 2+ 广木香 10g，焦山楂 30g，黄芩 10g，玄参 10g，葛根 10g，防己 10g，炒枳实 10g，法半夏 10g。7 剂。

2005-06-27 二诊。上药服毕观察 3 天，耳鸣未再发生。但曾腹痛 1 次。脉舌同上。咽红。血压 136/86mmHg。守上方，加桃仁 10g。7 剂。

赏析：《素问·至真要大论》之“……六气相胜奈何？……厥阴之胜，耳鸣头眩……胃脘当心而痛，上支两胁，……少腹痛，注下赤白……”将耳鸣责之于肝，《灵枢·决气》“……精脱者，耳聋……液脱者，骨属屈伸不利，色夭，脑髓消，胫酸耳数鸣”，则将之归于液脱，《灵枢·海论》“髓海不足，则脑转耳鸣”更是不言自明，髓海不足，致耳鸣。就内伤论，耳虽为肾窍之一，但五脏六腑功能异常均可致耳病。从或太阳穴附近疼痛看，多为肝肾阴虚，波及其胆，气机阻滞使然。肝木横犯脾土则腹痛，便后则痛除，乃湿邪、滞气从后阴出而然。脾虚易生痰湿，致清阳不升、浊阴不降，故患者断续耳鸣。痰湿之邪贮于肺、溢于鼻而见涕多。方选协 4（一贯煎）加玄参、葛根、黄芩、木香、枳实等味以滋阴疏肝，理气清胆，又选协 2（五苓散）添防己、法半夏、焦山楂等品以健脾除湿，调肝和胃。肝脾同治，而非尽治其肾也。

调肝健脾和胃气

【病案】郑某，男，24 岁。2008-12-15 初诊。

左耳鸣半年。

患者半年前左耳鸣，至今依然。天热则腋下汗出、天冷则流涕。手足心汗出而冷，但睡眠及饮食均正常。大便少，尿黄。脉微数，舌边红，苔中白。证属阴虚气滞，脾虚有湿。治宜养阴疏肝，健脾和胃。方投协 4+ 协 2+ 协 47+ 茵陈蒿 20g，法半夏 10g，生姜 3 片。4 剂。

2008-12-18 二诊。手足心汗出略减，有时阴囊潮湿。大便稍多。余同上。脉微数略弦，舌红，苔少而白，边齿印。守上方，去协 2、茵陈蒿、法半夏、生姜，加协 22+ 煅龙骨、煅牡蛎各 20g，苦参 10g。3 剂。

2008–12–22 三诊。左耳鸣减，手足心汗出又减，阴囊潮湿好转。大便日 1～2 行，尿微黄。脉舌同上。守上方，加川芎 6g。3 剂。

2008–12–25 四诊。左耳鸣消失、右耳鸣又现。手足心汗出再减，昨日大便稀溏。脉微数，舌红，苔少。守上方，加黄芪 20g。3 剂。

赏析： 肺降于右，肝升于左。耳鸣，结合天热则腋下汗出及舌边红看，为肝阴虚气滞且已化热所致。是以《素问·至真要大论》曰“厥阴司天，客胜则耳鸣掉眩。”“厥阴之胜，耳鸣头眩，愦愦欲吐，胃膈如寒。”肝病最易传脾，脾主四肢又主运化水液，若脾失健运，津液旁达，则见手足乃至于四肢出汗，舌苔中部色白为脾虚有湿之证。脾虚不运，日久反侮于肝，加剧肝失疏泄，肝气通于耳而见耳鸣。湿邪内蕴，日久易伤阳气，阳气不至四肢而手足厥冷，近乎《金匮要略·呕吐哕下利病》橘皮汤所主之“手足厥”。仍如前案方选协 4（一贯煎）养阴疏肝，合协 2（五苓散）加茵陈蒿即茵陈五苓散健脾利湿，又选协 47（四逆散）调和肝脾，使耳鸣渐愈。

又：以上两案，病机非常相近，同属阴虚气滞、脾虚痰湿，均选用协 4（一贯煎）合协 2（五苓散）。而本案兼手足心汗出而冷，具肝脾不调、气机不畅之病机，故又选协 47（四逆散）疏肝理脾，透邪解郁。一旦肝脾得养、湿除气顺，岂有耳鸣不愈之理？

疏肝清胆化痰湿

【病案】王某，男，30 岁。2000–07–03 初诊。

梅尼埃综合征发作约半月。

患者 3 年前首次发作梅尼埃综合征（又称内耳眩晕症），经治疗痊愈。半月前因感冒而诱发，现耳鸣、头昏、头重、恶心，有天旋地转之感。晕则厌食。脾气躁，梦多。脉弦，舌暗，苔白，咽红。血压 104/66mmHg。证属肝胆郁热，痰湿壅滞。治宜疏肝清胆，化痰祛湿。方投协 1+ 协 34+ 川黄连 8g，制胆南星 6g，羌活 10g，泽泻 20g，炒白术 10g，郁金 10g，石菖蒲 10g，炙远志 6g，神曲 10g，炒莱菔子 10g，麦冬 10g，佩兰 10g。7 剂。

2000–07–10 二诊。上证基本消失，唯晨起眩晕，喜饮。大便日 2 行，便后舒畅

（便前腹略痛）。余可。脉舌同上。守上方，去石菖蒲、羌活、炒莱菔子，加焦山楂 20g，栀子 10g，白芷 5g。7 剂。

赏析： 从《素问·至真要大论》“诸风掉眩，皆属于肝”可知，眩晕与肝胆关系之密切，而痰饮亦是眩晕的一个重要致病因素，故有“无痰不作眩”之说。患者因外感诱发本病，以眩晕、耳鸣为主要表现。晕则厌食、脾气躁、梦多、脉弦等脉证，足以判断其病机为肝胆郁热，痰湿壅滞。木病传土则恶心、晕则厌食，及心则梦多。脾气躁、脉弦为木失条达、痰热内郁之征。故首选协 1（逍遥散加赤芍）以疏肝健脾，再选协 34（温胆汤）加川黄连即黄连温胆汤以理气化痰、清胆和胃。制胆南星、炒白术、泽泻、佩兰、石菖蒲、郁金等以燥湿化痰、清热活血，以助眩晕、耳鸣之除。祛风之羌活不可或缺。组方严谨，故取效喜人。

清胆养肝兼祛风

【病案】周某，女，56 岁。2016-05-07 初诊。

耳鸣 4 年。

患者 4 年前突发耳鸣，发无定时，伴头涨、睁眼则头晕。晕则数天不起，伴恶心、呕吐。手麻多年。白天口干，夜尿 1 次，小便黄。脉濡，舌红，苔白。证属胆经痰湿，阴虚兼风。治宜清胆养肝，祛风化痰。方投协 34+ 协 15+ 协 49（去制何首乌）+ 天麻 10g，僵蚕 10g，炒莱菔子 10g，泽泻 20g，郁金 10g，石菖蒲 10g，葛根 20g，羌活 10g，桑枝 20g，黄芪 20g，桃仁 10g。10 剂。

2016-05-12 二诊。上药未尽，今晨 2 时耳鸣复发，头闷，晨起恍惚。耳鸣则晕失、晕则耳鸣失。纳可，口干思水。大便日 1 行，质稀。脉舌同上。守上方，去协 15，加协 20。10 剂。

2016-05-23 电话述：头晕减，耳鸣依然。头闷，入睡难，气呃。余同上。脉舌未见。守上方，加炙远志 8g。10 剂。

2016-06-04 电话述：耳鸣、头晕俱减。但口干、口苦。余证失。守上方，加茵陈蒿 20g。10 剂。

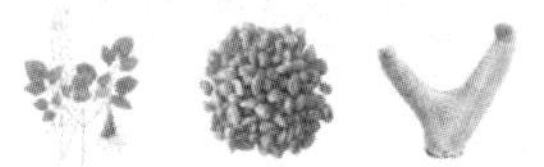

赏析：《素问·五常政大论》曰："厥阴司天，风气下临，脾气上从……体重，肌肉萎，食减口爽……目转耳鸣。"《素问·六元正纪大论》曰："凡此厥阴司天之政……三之气……民病泣出，耳鸣掉眩。""木郁之发……甚则耳鸣眩转。"这三段论述均旨在说明外风可诱发耳鸣，因"风气通于肝"。本案则尚兼内风。患者断续耳鸣4年又伴头涨头晕，其肝胆经气不利明矣，加之恶心、呕吐，可见其胆经痰湿，已病传于胃。手麻多年，为肝血不濡所致。白天阳旺，不利于阴血亏虚之体，是以口干。阴血虚不仅生热，且可生风，故耳鸣时伴头涨、睁眼则头晕。脉濡，胆经痰湿之象也。故首选协34（温胆汤）清胆化痰，再选协15（四物汤）与协49（去制何首乌）即二至丸，涵养阴血。所加各药，或用以行气化痰，或用以化痰开窍，或用以益气生血，或用以祛风行痹。二诊已初见效果，耳鸣、头晕不再同时发作，是以去协15，加协20（小柴胡汤）以和解少阳胆经之气机，患者药后耳鸣、头晕渐愈。

二、从肺论治

养血活血开太阳

【病案】曹某，男，22岁。2015-11-21初诊。

耳鸣11个月。

患者自2014-12起即耳鸣，与此同时左手足发麻。有颈椎病多年。鼻炎10年，或鼻不适，咽中有痰。纳可。脉细，舌红，苔白。证属经气不利，血虚兼瘀。治宜开泄太阳，养肝活血。方投协22+协15+葛根20g，炙麻黄6g，羌活10g，桃仁10g，红花10g，防风10g，桑枝20g，泽泻20g，郁金10g。10剂。

2015-12-12二诊。耳鸣略减，现右手有知觉（服药前无）。劳则背部不适。余同上。脉细微数，舌红，苔薄白。守上方，加全瓜蒌15g。10剂。

赏析：《难经·四十难》曰："肾者，北方水也，水生于申，申者西方金，金者肺，肺主声，故令耳闻声。"金元时期李东垣《脾胃论·卷下·五脏之气交变论》曰："耳者上通天气，肾之窍也，乃肾之体而为肺之用。盖肺长生于子，子乃肾之舍而肺居其中，而能听音声也……脱精者耳聋，心肺有病而鼻为之不利。此明耳、目、口、鼻为清气所奉于天，而心劳胃损则受邪也。"此两论虽非针对耳鸣而言，但可知耳窍正常与否关乎肺。患者左手足发麻，其发生与颈椎病同时，从脉细、舌红看，为肝血不足使然。可见其太阳经经气长期不利，是故鼻炎长达 10 年之久，故或鼻不适，且咽中有痰，不仅致耳鸣，且致肺病乘肝。方选协 22（桂枝汤）加炙麻黄、葛根即陈师新葛根汤，佐以羌活、防风等以助其开泄太阳。又选协 15（四物汤）加桃仁、红花即桃红四物汤，佐郁金、桑枝等以养肝活血行痹。二诊患者述耳鸣减轻，右手恢复一定知觉。一般认为耳病多与肾、心、肝、胆等脏腑有关，由本案可知，只要辨证准确，抓住病机，有时从肺论治亦有良效。

三、从多脏腑论治

除湿清热调肝肾

【病案】刘某，女，46 岁。2014–09–10 初诊。

左耳鸣、耳聋 2 个月。

患者 2 个月前突发左耳鸣、左耳聋，经治后好转。或头晕，两目干涩，睡眠时间短。经闭 3 个月。夜尿 1 次（早上 5 点）。脉细滑，舌红，苔白，根微黄而干。证属湿热兼瘀，阴虚气滞。治宜除湿清热，养阴通络。方投协 11+ 协 4+ 协 49（去制何首乌）+ 泽泻 20g，郁金 10g，柴胡 10g，枳实 10g，桃仁 10g，红花 10g，沙苑子 10g，桑叶 10g，菊花 10g，夏枯草 15g。10 剂。

2014–10–15 二诊。耳鸣消失，睡眠时间稍长。月经仍未潮。脉细，舌红，苔白。守上方，去协 11、菊花、夏枯草，加协 33+ 制附片 6g。10 剂。

赏析：《素问·至真要大论》曰："少阳之胜，热客于胃，烦心心痛，目赤欲呕，呕酸善饥，耳痛溺赤，善惊谵妄……少腹痛，下沃赤白。……治以辛寒，佐以甘咸，以甘泻之。"耳鸣、耳聋兼两目干涩、头晕、睡眠时间短，乃肝肾阴虚，母病及子，水不济火所致。肝之阴血不足，无以正常调控血量，致闭经3个月。每夜尿1次，与舌苔根部微黄而干、脉细滑合参，知下焦湿热又加剧了肝肾阴虚，故膀胱藏贮乏力。先用协11（四妙丸）加泽泻、桑叶、菊花、夏枯草以清热利湿、祛风明目，再用协4（一贯煎）合协49（去制何首乌）即二至丸加沙苑子、郁金、柴胡、枳实、桃仁、红花等滋阴理气、活血祛瘀。

但调其经耳背失

【病案】万某，女，40岁。2013-04-03初诊。

耳背2个月。

患者2013-02-10因外感用阿奇霉素、头孢后出现耳背，伴轻度耳鸣、气短、腰背痛。既往左肢体麻5年（颈腰椎病）。月经2个月未潮。夜尿1～2次。脉细，舌红，苔白。证属脾湿气滞，阴阳两虚。治宜健脾除湿，调补阴阳。方投协2+协4+协39+协47+党参15g，制附片6g，郁金10g。7剂。

2013-04-12二诊。左肢体麻减轻，气短亦减，腰背痛失。月经今早来潮。夜尿1次。余同上。脉右弦左细，舌红，苔少。守上方，去协2、协22，加石菖蒲10g。7剂。

2013-05-15其姊就诊时诉其妹耳背已瘳。

赏析：《素问·玉机真藏论》曰："其不及，则令人九窍不通，名曰重强。"《素问·通评虚实论》曰："头痛耳鸣，九窍不利，肠胃之所生也。"此等旨在说明，耳疾尚关乎脾胃肠。患者以耳背为主诉，其经闭即月经2个月未潮，几乎相伴发生。故根据其脾湿气滞、阴阳两虚的病机，确定了健脾除湿、调补阴阳的治法。正因为气滞与痰湿泛耳，阻闭清窍故背。虽具体病机不同，但只要基本病机相同，亦可致经闭。肝阴虚气滞，横克脾土，致脾虚湿盛、气血生化不足，加之胸阳不振而致闭经。药后阴虚得复，肝气畅达，脾运正常，湿邪得除，胸阳振奋而经闭消失，故未经治其耳背而耳背随之畅然，盖治病求其根本也！

（李云海　张雪荣）

第三节　鼻　　病

鼻为肺之窍，又为肺之官，鼻下连于肺，肺上通于鼻。《素问·阴阳应象大论》说："肺主鼻，在窍为鼻。"《素问·金匮真言论》说："西方白色，入通于肺，开窍于鼻。"正是由于鼻与肺之间的密切关系，故现临床上多从肺论治鼻病。然五脏之间存在生克乘侮关系，一脏有病每每累及他脏，如木火刑金等亦会导致鼻部出现异常，故陈师临证过程中常从五行、脏腑、经络、气血等多个角度入手。本章 14 案，主要涉及鼻衄，其次是鼻炎和鼻塞。初诊用方 14 首，按使用频率多少依次为：协 4（8 次），协 21（6 次），协 19（4 次），协 5、协 7、协 11、协 49、协 51（各 2 次），协 1、协 13、协 16、协 23、协 37 及协 38（各 1 次）。不难看出着眼于肝肾者较多，因肝病可以侮肺、子病亦可累母（肺）。其次是着眼于肺与心，因心病可以乘克于肺。

一、从肝胆论治

养阴开降理肺心

【病案】潘某，女，38 岁。2015-01-14 初诊。

鼻涕中见血迹 3 周。

患者 3 周前即鼻涕中见血迹。额部红疹，不痛但痒。乏力，或左腿痛。饥则胃适，食后亦无不适。二便可。脉细，舌红，苔微黄。咽红。证属阴虚有热，中焦痞阻。治宜养阴清热，辛开苦降。方投协 4+ 协 21+ 协 49（去制何首乌）+ 干姜 5g，川黄连 5g，白茅根 20g，竹叶 10g，桑叶 10g，生石膏 20g，鸡血藤 20g，川续断 15g，白芷 6g，焦山楂 20g。7 剂。

2015-01-21 二诊。血迹、红疹俱减，痒失。但腰酸。纳可。脉细，舌红，苔中厚微黄。守上方，加川厚朴 10g。7 剂。

2015-01-29 三诊。血迹极少，红疹几乎消失。脉舌同上。守上方。7 剂。

2015-02-06 四诊。鼻涕中偶尔有血迹。前晚身体上部干燥、不思水、无汗，持续 2 小时后消失。脉细，舌红，苔白。咽红。改投协 4+ 协 7+ 防风 10g，黄芪 20g，白茅根 20g，墨旱莲 30g，百合 15g。7 剂。

2015–06–29 因他病就诊时述 4 个月来未曾鼻衄。

赏析：《素问·五常政大论》曰："少阳司天，火气下临，肺气上从……欬嚏鼽衄鼻窒。""少阴司天，热气下临，肺气上从……嚏鼽衄鼻窒。"火热之气下临，肺气上从而致鼻疾。患者于气候较为干燥的冬季发病，伴有舌红、苔微黄、咽红，乃肝肾阴虚内热之征，肝阴虚所生之热侮肺即木火刑金、肾阴虚所生之热累母，两者相合致肺络受伤而出血，故患者鼻涕带有血迹。额部乃心之分野，肝病及子、肾阴虚不能上济心火而致额部红疹伴瘙痒。苔黄结合中焦痞阻看，为热与湿相搏于脾胃之征。脉细提示阴虚为本。方用协 4（一贯煎）合协 49（去制何首乌）即二至丸滋养肝肾，壮水之主，以制阳光。配协 21（玄麦甘桔茶加射干）养阴润肺，清利咽喉。干姜、川黄连辛开苦降，佐竹叶、白茅根、桑叶、生石膏、焦山楂等清热利湿和中，调和中焦气机，鸡血藤、川续断养血补肾以除腿痛，故能取得良效。饥则胃适，是因中焦湿热相对为少。后续继用养阴之品，是以初诊即大见成效，故二三诊基本守初诊方，四诊以养阴暖脾、扶助肺卫为治，以奏全功。

疏肝润肺兼理表

【病案】周某，男，32 岁。2015–03–07 初诊。

鼻炎半年。

患者 2014–09 感冒后即鼻部不适，或鼻塞、流清涕，现遇冷风则亦流清涕，背部酸胀。或头晕，吹冷风后尚流泪，眼痒，痰多。饮水多则夜尿 1 次。脉弦，舌红，苔白。咽略红。证属肝郁肺虚，阴虚兼风。治宜疏肝健脾，理肺祛风。方投协 1+ 协 21+ 防风 10g，黄芪 20g，白芷 6g，炒莱菔子 10g，羌活 10g，葛根 15g，桃仁 10g。10 剂。

2015–04–09 二诊。上证本愈，半月前复燃，现鼻塞、流清涕、喷嚏。头晕甚，或流泪，目痒。咽痒则咳，或咳黄痰。饮食、二便尚可。脉微弦，舌红，苔白。咽红。守上方，加槟榔 10g，辛夷 10g，黄芩 10g。10 剂。

赏析：《灵枢·忧恚无言》曰："故人之鼻洞涕出不收者，颃颡不开，分气失也。"此颃颡不开，分气失职（清气不行，浊液聚下）主要责之内伤，本案则外感尚未尽愈。患者感冒后遗留鼻部不适、鼻塞、清涕、眼痒、背部酸胀等，是风邪恋表，干扰清窍，且乘肝侮心之结果，属于《灵枢·本神》"肺气虚则鼻塞不利少气"之范畴。脉弦提示肝郁气滞，最易克犯脾土而致脾胃虚弱。舌红、苔白、咽红表明脾湿阴虚。用协 1（逍遥散加赤芍）加桃仁等疏肝健脾理血脉，协 21（玄麦甘桔茶加射干）加炒莱菔子、羌活、白芷、葛根润肺利咽，祛风除湿，再加黄芪、防风即玉屏风散以固护卫气，增强抗病能力，故初诊显效。但因其素体较虚，正不胜邪，致老病复燃，且热邪偏重，故二诊加黄芩直清里热，辛夷、槟榔祛风理气化湿，以期远期疗效益显。

养肝暖脾实肺卫

【病案】余某，女，36 岁。2015–10–27 初诊。

鼻炎 5 年。

患者 5 年前即患鼻炎，晨起打喷嚏、流清或浊涕（过敏性），温差大则易发。或两太阳穴附近发胀，或头闷而重。睡眠可，夜进冷食则咽中有痰，但纳可。月经调，二便可。脉细，舌红，苔少。证属阴虚气滞，脾虚兼风。治宜养阴行气，暖脾祛风。方投协 4+ 协 7+ 白芷 6g，辛夷 10g，防风 10g，黄芪 20g，炒莱菔子 10g，川芎 10g，黄芩 10g，蔓荆子 6g。10 剂。

2015–11–24 二诊。头部舒适。余同上。守上方，加苍术 10g。10 剂。

赏析：《素问·五藏别论》曰："故五气入鼻，藏于心肺，心肺有病，而鼻为之不利也。"患者久病不愈，正气耗伤，正邪相争于鼻窍，日久金邪乘木，胆经不利，致双侧头痛。邪居半表半里，进而乘克脾土，以至夜进冷食则咽中有痰，盖所进之冷食与中焦之湿甚至寒相搏，上贮于肺而然也。况夜属阴，中焦之湿寒得天助而益剧。温差大则发，其理大同。合参脉舌可知阴虚之象明矣。肝阴不足，易生风上逆而致头闷而重，横逆中焦则克犯脾土。

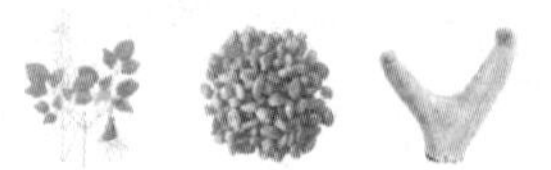

脾气虚弱往往不生肺金而致肺卫更虚。故投养阴疏肝之协4（一贯煎），合暖脾益气之协7（香砂六君子丸），又增益气固表之玉屏风，加清利头目之蔓荆子，健脾化痰之炒莱菔子，利胆清热之川芎、黄芩，通利肺窍之辛夷、白芷，头部舒适则鼻炎痊愈指日可待。

平调阴阳理气血

【病案】江某，男，48岁。2012-10-31初诊。

鼻咽炎20年。

患者20年前即患鼻咽炎，常鼻塞，咽干、咽痒而有痰。全身痛5年，冬天加剧，手足冰凉。患糖尿病已3年，1周前查餐前血糖9.7mmol/L。嗜睡，胸闷，背不适，耳鸣。口干，夜流口水。大便干，夜尿1～2次。脉略数，舌红，苔白。证属阴阳两虚，气虚血瘀。治宜养阴扶阳，益气活血。方投协4+协16+桃仁10g，红花10g，羌活10g，独活10g，苍术10g，玄参10g，天花粉20g，黄芪20g，川黄连6g，白芷6g，辛夷10g，防风10g，全瓜蒌15g，肉苁蓉15g。7剂。

2012-12-11二诊。述上证明显减轻。其子要求继服上药。守上方。7剂。

赏析：明代李梴《医学入门·外集·卷四》曰："鼻窍于肺，而能知香臭者，心也。人身水升火降，荣卫调和，则鼻司呼吸往来不息而已。"鼻咽疾病，就脏腑而论，主要病在肺脾。就病机而言，尚有营卫不和之因素。而营卫乃脾胃所化生，化源乏力，累心及肺，肌肉失主，皮毛失合，故身痛且冬剧、手足冰凉、嗜睡、胸闷、背不适、口干、夜流口水。在长达20年的时间里，脾胃病及肺，肺病累脾胃，恶性循环也。肺病累母，脾病又传肾，其上窍不利则耳鸣。结合其3年的糖尿病病史，判断该患者有阴阳两虚、气虚血瘀之病机，故首投协4（一贯煎）合协16（黄芪桂枝五物汤）养阴润燥、益气温阳、活血通经，并加桃仁、红花、羌活、独活以活血祛风通络，苍术、玄参、天花粉、黄芪、川黄连调节其血糖；全瓜蒌、肉苁蓉振奋胸阳、温肾，使金水相生；白芷、辛夷、防风治在表之邪气。切中病机，兼顾相关脏腑，故而7剂后上证即明显减轻。

二、从心论治

滋补肝肾养心肺

【病案】王某，男，8 岁。2010-10-29 初诊。

鼻衄断续发生 2 年。

患者 2 年前即断续鼻衄。睡不安神，盗汗。余尚可。脉略数，舌红，尖尤甚，苔根白。证属心肝肾阴虚，心经热盛。治宜清养心肺，滋补肝肾。方投协 19+ 协 37+ 协 4+ 协 51+ 薏苡仁 20g，白茅根 15g。7 剂。

2010-11-13 二诊。上症有减。脉舌未见，患者家长要求续服。守上方。7 剂。

赏析：明代张介宾《景岳全书·卷三十·血证》云："血本阴精，不宜动也，而动则为病。血主营气，不宜损也，而损则为病。盖动者多由于火，火盛则逼血妄行；损者多由于气，气伤则血无以存。"心阴不足，失其所养，虚火内生，扰心传肺则盗汗、睡不安神、鼻衄，心病累肝、肺病传肝则致肝肾阴虚。故先用协 19（导赤散）合协 37（甘麦大枣汤）清养心肺，后用协 4（一贯煎）滋补肝肾，养肝以生心、滋肾以济心。据宋代严用和《济生方·血病门》"夫血之妄行也，未有不因热之所发。盖血得热则淖溢，血气俱热，血随气上，乃吐衄也"之论，结合脉略数、舌红尖尤甚，正合阴虚内热之象。再用协 51（四君子汤）益气健脾，补后天之本以化生气血，加白茅根凉血止血、薏苡仁渗湿清热。

清心养肝兼理肺

【病案】江某，男，14 岁。2007-08-16 初诊。

慢性鼻炎约 8 年。

患者大约 8 年前开始患鼻炎，发作时流黄白交替的鼻涕，秋冬较剧。两眼胞发胀，晨起咽中有痰，难排出，咽干。或头晕、心烦、心慌。常盗汗，头不由自主地摇晃。或左手心热、右手心凉，或两手心俱热。纳佳。大便日 1 ～ 2 行，小便黄。脉数，舌红，尖尤甚，苔白。咽红。证属心肺俱病，肝虚有热。治宜清养心肺，养肝利窍。方投协 19+ 协 4+ 协 21+ 黄芩 10g，辛夷 6g，白芷 6g，天花粉 15g，栀子

10g，白茅根 15g。7 剂。

2007-08-23 二诊。鼻涕减少，头晕消失，夜晚手心汗出有减。脉舌同上。守上方，加知母 10g。7 剂。

2007-08-30 三诊。上症又不同程度减轻，但吹空调则鼻塞、流清涕，余可。脉舌同上。守上方。7 剂。

2007-10-04 四诊。上症大都减轻，但有时流稠涕。晨起鼻干、打喷嚏，余可。脉微数，舌红，苔少。咽红。①守上方加茯苓 12g，白术 10g。7 剂。②于①方中加西洋参 10g。20 剂。蜜丸。

赏析：上已引及的《济生方·鼻门·鼻论治》又有“夫鼻者，肺之所主，职司清化，调适得宜，则肺脏宣畅，清道自利；摄养乖方，则清道壅塞，故鼻为之病焉”之论。患者自幼患病，恐是先天肺气较虚，日久反侮于心，则或心烦、心慌、盗汗。手心热，肝肾阴虚之象显。小便黄、脉数、舌红尖甚，提示心火较盛无疑。秋冬虽气温较低，但燥气稍甚，易重伤其阴，金水不相生，故剧。阴不上承，加之阴虚生风，故头晕、不由自主地摇头。心病及脾、肺病累脾、肝病乘脾，致湿邪内生上贮而苔白、眼胞肿胀、咽中有痰而干。心、肺、肝、脾、肾五脏俱病，营卫不和致手心寒热偏颇。遂处协 19（导赤散）合协 21（玄麦甘桔茶加射干）清在上之火热，加白茅根、栀子、天花粉、黄芩清热祛湿，使邪从下而出；又处协 4（一贯煎）滋养肝阴、退其虚热。二、三、四诊时清窍得利，阴虚得减，略作加味如西洋参等为丸，标本兼顾，以减少或杜绝复燃之机。

三、从脾论治

泻脾理肺兼清利

【病案】俞某，女，62 岁。2004-04-15 初诊。

鼻衄时发约 5 年。

患者 5 年前即鼻衄，后遇冷则发，血色鲜、黯兼具。咽中不适，左耳听力差。自汗，偶口臭。大便干，日 1 ～ 2 行，夜尿 10 余次（影响睡眠）。脉略数，舌淡红，苔中黄。证属中焦湿热，肺经不利。治宜泻脾理肺，利湿清热。方投协 13+ 协 21+

辛夷 10g，炒栀子 10g，牡丹皮 12g，板蓝根 12g，炒谷芽、炒麦芽各 15g，川厚朴 10g，白茅根 15g。6 剂。

2004-05-10 二诊。鼻衄及自汗均止，咽中适，睡眠可。但胃隐痛、口发木。大便调，小便可。脉濡，舌红，尖尤甚，苔白厚，浮黄。改投协 14+ 协 21+ 山豆根 8g，板蓝根 10g，生地黄 15g，干姜 5g，川黄连 5g，法半夏 10g，浮小麦 30g。5 剂。

赏析：金元时期李东垣《脾胃论·卷下·五脏之气交变论》："鼻乃肺之窍，此体也；其闻香臭者，用也。心主五臭，舍于鼻。盖九窍之用，皆禀长生为近。心，长生在酉，酉者肺，故知鼻为心之所用，而闻香臭也。"鼻衄 5 年，遇冷则发，血色见鲜或黯，且伴有咽中不适，自然可见其肺经不利。又诊见偶口臭、自汗、大便干（日 1～2 行）、夜尿多、脉略数、舌淡红、苔中黄，提示中焦湿热是导致肺窍出血的始动原因，而左耳听力差与此也不无关联，即中焦湿热侮肝、肺病乘肝也。首投协 13（半夏泻心汤）开降湿热治其标，加炒栀子、牡丹皮、板蓝根清热凉血止血，川厚朴、白茅根理气化湿、引热下行而助标治，合协 21（玄麦甘桔茶加射干）加辛夷养阴理肺，正邪兼顾，如此乃有良效。

培土养血祛风寒

【病案】徐某，女，5 岁。2015-10-28 初诊。

鼻塞 3 个月。

患儿 3 个月前即鼻塞较剧，遇寒则更重，大多需张口呼吸，但不流涕。胃纳好，大便调。指纹、舌质均淡红，苔白。鼻窦 CT：副鼻窦炎，左侧乳状蜂房密度增高，腺样体增大。西医予以糠酸莫米松鼻喷雾剂、头孢及欧马龙滴剂内外兼治均无效。证属脾气亏虚，风寒袭肺。治宜培土生金，养血祛风。方投协 51+ 当归 10g，炙黄芪 15g，防风 6g，辛夷 6g，白芷 6g，苍术 6g，玄参 10g。5 剂。

2015-11-02 二诊。鼻塞略减轻。指纹、舌、苔同上。守上方，加益智仁 5g。14 剂。

2015-11-16 其家长述，鼻塞消失，至今未再发作。

赏析：《灵枢·本神》："肺藏气，气舍魄，肺气虚则鼻塞不利少气。"鼻塞者，关乎其肺，职司清也，调适得宜则肺脏宣畅，清道自利。《素问·玉机真藏论》认为"夫子言脾为孤脏……其不及，则令人九窍不通"。脾气健旺，则能生肺金而鼻的生理功能正常。若肾气不足，子病累母，阳气不能充实于肺卫鼻窍，肺失温煦，易为风寒之邪所犯而鼻塞。故方投协 51（四君子汤）补脾祛湿以生肺金。所加当归、炙黄芪、防风融当归补血汤、玉屏风散两方之方义以补血、实卫。余药以祛风散寒兼养阴。二诊时加益智仁，藉温补肾阳以令母（肺）实。故收效甚捷。（王念莲）

补脾养心兼止血

【病案】胡某，男，4 岁。2012–11–18 初诊。

鼻衄半个月。

患儿半个月前即鼻衄，多隔日 1 次，有时量较多。喜俯卧，磨牙，夜晚流涎。脉细，舌红尖偏甚，苔白。证属脾气亏虚，阴虚有热。治宜健脾益气，养心清热。方投协 5+ 协 19+ 墨旱莲 20g，白茅根 15g，白及 6g。7 剂。

2012–12–06 二诊。鼻衄止，磨牙减，流涎亦减，无俯卧。近日口臭甚。脉细，舌红，苔白。守上方，去白及，加知母 10g，玄参 10g。7 剂。

赏析：《灵枢·经脉》曰："胃足阳明之脉，起于鼻，交頞中……下循鼻外……是主血所生病者……鼽衄。"患者鼻衄半月，有时血量较多，结合其喜俯卧、磨牙、夜晚流涎、脉细、舌红尖偏甚等看，可知患者脾气亏虚，心阴虚有热。脾气虚则血无以统、心阴虚生内热则血无所主，及肺、传肺，两者相合，气不摄血致鼻衄。方投协 5（参苓白术散）益气健脾，又投协 19（导赤散）加墨旱莲等养心滋阴清热，白茅根、白及凉血止血。标本兼顾，故收效迅速。

补脾养心兼止血

【病案】陈某，女，7 岁。2015–07–01 初诊。

鼻衄有规律性（或曰有条件性）发作或加剧 6 年。

患者 6 年前即鼻衄，夏天加剧。近 2 年每服抗生素即鼻衄。犹如《金匮要略·趺蹶手指臂肿转筋阴狐疝蚘虫病》之甘草粉蜜汤所主“蚘虫之为病，令人吐涎，心痛发作有时……”之例。鼻孔痒，打喷嚏，流浓涕。喜俯卧，鼾如雷，常磨牙，夜流涎。四季盗汗。纳少，大便 2 ～ 3 日 1 行，质干。尿黄。脉细，舌红，苔白。证属脾虚痰湿，阴虚有热。治宜健脾化痰，养阴清热。方投协 5+ 协 19+ 白茅根 20g，墨旱莲 20g，黄芩 10g，炒莱菔子 10g，制何首乌 15g。7 剂。

2016-06-07 二诊。其母王氏因便秘就诊时述，其女服药后仅鼻衄 1 次，观察 11 个月，至今未再复发。

赏析：《灵枢·经脉》有云：“足太阳之别，名曰飞阳，去踝七寸，别走少阴。实则鼽窒头背痛；虚则鼽衄……”患者盗汗、纳少、喜俯卧、常磨牙、夜流涎等，脾湿胃热之象。鼻孔痒、打喷嚏、鼾如雷、流浓涕，为湿热及肺、风邪扰肺、正邪交争之征。心阴虚所生之热，及胃与大肠则大便干、移热于小肠则尿黄。舌红乃阴虚之征。心火主令于夏，得天助则火益盛，故夏剧。以协 5（参苓白术散）加炒莱菔子以健脾化痰顺气，制何首乌又可缓泻通便，合协 19（导赤散）加黄芩、白茅根、墨旱莲养阴清热止血。药后仅鼻衄 1 次，医患皆喜。

又：以上两案病机均为脾气亏虚、阴虚有热，故悉用协 5 合协 19 加白茅根、墨旱莲加减以治之。只是本案之症状较上案稍显复杂，伴有鼻孔痒、打喷嚏、流浊涕等，更见便秘、尿黄等阴虚有热之症状，故加黄芩、白茅根、墨旱莲以清热养阴，方有良效。

四、从肺论治

润肺补脾兼祛风

【病案】胡某，男，41 岁。2008-03-20 初诊。

患过敏性鼻炎 10 年。

患者 10 年前即患过敏性鼻炎，每春秋必发，1 周前再发。现鼻、眼、喉俱痒，

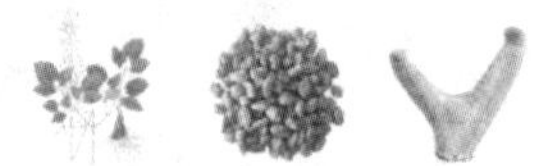

流清涕，打喷嚏。脉微数，舌红，苔白。证属肺阴不足，脾虚兼风。治宜润肺暖脾，益气祛风。方投协 21+ 协 7（去制香附、砂仁）+ 杏仁 10g，辛夷 10g，苍耳子 10g，川厚朴 10g，郁金 10g，黄芪 20g，薄荷 6g，防风 10g。7 剂。

2008-03-27 二诊。鼻痒大减，偶尔流清涕、打喷嚏。脉舌同上。守上方，加柴胡 6g。7 剂。

2008-05-08 三诊。鼻痒消失，但若遇香烟刺激则依然发痒。脉微数，舌红，苔白。守上方，去川厚朴、郁金、薄荷，加焦山楂 30g，鸡内金 10g，炒莱菔子 10g，制香附 10g，砂仁 8g，五味子 10g。7 剂。

赏析：《灵枢·本神》曰："肺藏气，气舍魄，肺气虚则鼻塞不利少气，实则喘喝胸盈仰息。"鼻炎见有鼻、眼、喉俱痒，流清涕，打喷嚏，乃外风侵袭、正邪交争之象，而 10 年迁延不愈，不仅肺阴乃伤，而且累脾，致正气不足，无力驱邪外出。子母俱病，致病情反复发作，润肺补脾方为正治。用协 21（玄麦甘桔茶加射干）合杏仁、辛夷、苍耳子等，润肺宣肺通窍，协 7（香砂六君子丸去制香附、砂仁）即六君子加黄芪、防风等品补脾益气，使能生肺金，脾肺之气俱旺则有助于祛风外出，故首诊之后痒症即大减乃至消失。

养肝润肺除湿热

【病案】张某，男，18 岁。2006-07-24 初诊。

鼻炎约 5 年，鼻衄 3 天。

患者大约 5 年前即鼻燥、鼻痒。经常打喷嚏、咽痒、咽中有痰。颈部不适。近由浙江来汉后连续 3 天鼻出血，每天 1 次。脉数，唇舌红，苔薄白。咽红。证属阴虚肺郁，肝肾不足。治宜养阴开肺，清热利湿。方投协 21+ 协 11+ 协 4+ 辛夷 10g，黄芩 10g，白茅根 15g，夏枯草 15g，杏仁 10g，浙贝母 10g。7 剂。

2006-07-31 二诊。服药期间上证未作，停药则发（但鼻衄未发）。现或喷嚏，咽部略痒，咽中有少许痰液，颈部发酸。2006-07-28 早晨因食梨致腹痛、发热，经查血常规白细胞 1.22 万，经治疗热退。脉细微数，唇舌红，苔少。咽红。守上方，加板蓝根 10g。7 剂。

赏析：金元时期刘河间《河间六书·焦干》云："鼻孔燥干者，金肺之本，肺藏气，以血液内损，气虚或风，则皴揭。风能胜湿，热能耗液，皆能成燥。"鼻燥、鼻痒、脉数、唇舌红，正阴虚肺热生风之征，打喷嚏为正邪交争，咽中有痰为湿热上泛。肺金燥热传肝及子，致肝肾阴虚。颈项不适亦责之肺阴虚而热。方用协 21（玄麦甘桔茶加射干）养肺阴、润肺燥，协 4（一贯煎）养肝肾之阴，协 11（四妙丸）引湿热下行（属陈师的经验用药，因脉证均不足以支持下焦有湿热）。黄芩、夏枯草、白茅根以强清热除湿之力。辛夷、杏仁、浙贝母清宣肺窍。共奏养阴开肺之功。

又：上述两案病机相似，均为肺阴亏虚，均以养阴润肺为法，故用协 21 加减以治之。只是上案加协 7 补脾益气、祛风外出，本案加协 4 养肝肾之阴、协 11 引湿热下行。

五、从多脏腑论治

养阴理肺兼祛风

【病案】胡某，女，50 岁。2013-04-20 初诊。

发现鼻咽炎 3 个月。

患者 3 个月前发现鼻咽炎，或鼻塞，咽中有痰。入睡难。近几日右少腹轻度不适。4 年多前发现甲状腺结节，当即行手术摘除，现感觉尚好。偶尔口苦、口干。经闭已 4 年。大便 2 ～ 3 日 1 行。脉细略沉，舌红，苔少。咽略红。证属阴虚肺滞，风邪外袭。治宜养阴宣肺，益气祛风。方投协 4+ 协 23+ 协 38+ 牛蒡子 6g，白芷 8g，辛夷 10g，苍术 10g，荆芥 10g，防风 10g，制附片 6g，黄芪 20g。7 剂。

2013-05-04 二诊。白天未曾鼻塞，但夜晚尚有。口干、口苦减轻，入睡稍好，右少腹不痛。肠鸣，矢气。两肩周疼痛约半年，右手或麻。大便 2 日 1 行。脉微弦，舌红，苔少。守上方，加羌活 10g，桑枝 20g，葛根 15g。7 剂。

赏析：《古今图书集成医部全录·卷一百五十一》曰："鼻为肺之窍，因心肺上病而不利也。有寒有热，是皆伤于皮毛，气不利而壅塞，壅塞清道气不利，宜通。"鼻咽炎3个月，或鼻塞、咽中有痰，结合其脉细略沉、舌红、少苔，可见其阴虚肺滞。肺病侮心，心阴虚内热则入睡难，传肝，肝经不利则右少腹轻度不适。或口苦、口干，脾湿化热也。用协4（一贯煎）合协38（百合地黄汤）养阴润肺，而协23（半夏厚朴汤）降气祛痰，又加牛蒡子、白芷、辛夷、苍术、荆芥、防风、制附片、黄芪等以益气祛风。诸药相合，肝、肾、心、肺四脏同治，使鼻炎向愈。

祛邪养阴兼畅胆

【病案】黄某，女，45岁。2013-04-23初诊。

经常鼻塞10余年。

患者10余年前即鼻塞，四季皆然，但夏天稍轻。流清涕，打喷嚏，不闻香臭酸辛。有口气。或伴两目干涩流泪，生眼眵。或右侧头痛，或腰痛，或手足麻。双下肢三阴交穴以下恶冷，以右侧为甚。饮水较多。脉略数，舌红，苔中根微黄。咽略红。证属湿热内蕴，上下失调。治宜清利湿热，养阴祛风。方投协11+协4+协49（去制何首乌）+苍术10g，防风10g，白芷8g，辛夷10g，川芎10g，黄芩10g，沙苑子10g，桔梗10g，黄芪20g。7剂。

2013-04-30二诊。打喷嚏、不闻香臭酸辛、两目干涩流泪、生眼眵及左侧头痛俱减。脉舌同上。守上方，加细辛6g。7剂。

2013-05-14三诊。鼻部有时尚能辨别味道，但依然不通。睡眠好转。余与上大同。脉细，舌红，苔白。改投协4+协51+黄芪20g，防风15g，羌活10g，白芷8g，苍术10g，细辛8g，辛夷10g，桃仁10g，红花10g。7剂。

2013-05-21四诊。上证俱减。脉舌同上。守上方。7剂。

赏析：《灵枢·脉度》曰："故肺气通于鼻，肺和则鼻能知香臭矣。"久病肺虚，失于宣肃，其窍不利，故流清涕、打喷嚏、不闻香臭酸辛。夏季得天之助，阳气有所恢复，是以稍轻。与《金匮要略·肺痿肺痈咳嗽上气病》

感受风寒之“不闻香臭酸辛”而先用小青龙汤有近似之处。肺病传肝，日久伤及肝阴，其窍不利而化热生风致目涩、流泪、生眼眵，及胆，经气不利致右侧头痛。肺病累母，下焦生湿热且无从排泄则腰痛，阻滞阳气下达而三阴交以下恶冷。下焦湿热侮脾及胃，化源不足，致口气、手足麻、饮水多。舌红、脉略数、苔中根黄，属阴液亏虚、中下焦湿热之象。乃用协 11（四妙丸）并加重苍术用量利湿燥湿清热，以协 4（一贯煎）合协 49（去制何首乌）即二至丸养肝肾之阴，加黄芩、川芎调畅胆经，黄芪、防风、羌活益气祛风，佐以白芷、辛夷、桃仁、红花等通窍活血，故二诊时诸症俱减。三诊时见其诸症好转，舌苔转白，湿热渐退，是故改用协 51（四君子汤）培补中气，以生肺金，正气充足则有力驱邪外达。

（李云海　张雪荣）

第四节　咽喉病

咽为胃之关，喉为肺之门。咽喉病多责之于肺胃两脏，故临床上亦多从之论治。然咽喉病病因繁多、病机复杂，环环相扣，如不抽丝剥茧，难取良效。陈师在临床中谨守病机，各司其属，有者求之，无者求之，盛者责之，虚者责之，必先五胜，疏其血气，令其调达，而致和平，治疗咽喉病成效显著。本章共 17 案，主要涉及咽痛、咽梗、咽干、咽痒、咽中异物感、声音嘶哑、咽部痰中带血及咽中不适等。初诊用方计 21 首，按使用频率多少依次为：协 21（11 次），协 2、协 23（各 4 次），协 1、协 13、协 39（各 3 次），协 7、协 17、协 19（各 2 次），协 4、协 8、协 15、协 22、协 33、协 47、协 48、协 51、协 52、协 55、协 61、协 63（各 1 次）。其中立足于治肺者为最多，其次是治脾，因培土可以生肺金。再其次为治肝，因肝病可以侮肺。

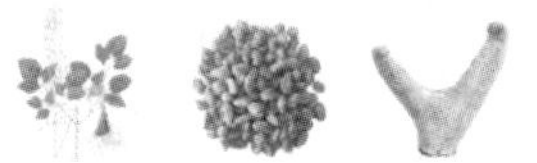

一、从肝胆论治

泻肝理肺祛痰瘀

【病案】刘某，男，60 岁。2014-12-23 初诊。

喉中有异物感 3 个月。

患者 3 个月前喉中有异物感，咯之不出，吐白色黏痰。2014-09 在同济医院行肺部手术，术后活检结果为肺结核瘤。有咽炎。头晕，或胸闷，入睡难，乏力。大便日 1 ～ 2 行，夜尿 1 ～ 3 次。糖尿病 10 年。脉数略弦，舌红，苔黄腻，边齿印。证属肝经湿热，胸中瘀毒。治宜清泻肝经，开肺解毒。方投协 17+ 协 23+ 协 61+ 协 55+ 重楼 10g，杏仁 10g，桔梗 10g。7 剂。

2014-12-30 二诊。咽中舒适，睡眠时好，头晕、胸闷俱减，乏力亦减，但手足冰凉。脉舌同上。守上方，去协 17，加协 2+ 白蔻仁 10g，砂仁 8g。4 剂。

2015-01-08 三诊。患者姨姐代述：2015-01-05 到比利时后因炒菜闻辣椒味而诱发上证，痰难出。脉舌未见。守上方，加黄芪 20g，防风 10g，龟胶 20g，西洋参 10g，山药 20g，天花粉 20g，川黄连 8g，炒谷芽、炒麦芽各 15g。20 剂。蜜丸。

赏析：咽中异物感发生于肺部手术后不久，说明其气血因手术而有所损伤，继之气滞痰凝于咽喉，似物堵塞，咯之不出，吐白色黏痰，与《金匮要略·妇人杂病》半夏厚朴汤所主“妇人咽中如有炙脔”近似。日久肺病传肝，疏泄不及致肝经湿热，故脉数略弦、苔黄腻、边齿印。湿热上冲而头晕，加之有属中医学癥病范畴的肺结核瘤而胸闷。肝病及心则入睡难。肺肝俱郁，正气难伸，故乏力。方选协 17（龙胆泻肝汤）以清利肝经湿热，又选协 23（半夏厚朴汤）加杏仁、桔梗行气散结，再选协 61（千金苇茎汤）合协 55（葶苈大枣泻肺汤）加重楼以开肺解毒。故二诊述诸症俱减，唯手足冰凉，此乃脾虚湿盛，阳气被郁所致，故去协 17，加协 2（五苓散）、白蔻仁、砂仁，以除湿通阳。三诊述因辣味刺激而诱发上证，基本病机未变，故守上方酌加补益之品蜜为丸，以防再次反弹。

泻肝理肺调脾胃

【病案】康某，女，63 岁。2003-06-19 初诊。

行走则咽痛、咽干 1 个月。

患者从 1 个月前开始凡行走则咽痛、咽干。或头痛，或反酸。大便干，小便黄。自诉有肾结石、肝管结石病史。脉弦，舌暗红，苔少而白。咽红。证属木火刑金，脾胃不和。治宜泻肝理肺，调和脾胃。方投协 17+ 协 21+ 枳实 15g，法半夏 12g，延胡索 10g，炒谷芽、炒麦芽各 15g，白茅根 20g，板蓝根 12g，山豆根 8g。3 剂。

2003-06-23 二诊。下楼时咽痛减。夜口干思水，或呃逆、腹胀。脉数，舌红，苔中厚微黄。守上方，去协 17，加协 13+ 协 70+ 石斛 15g，柴胡 10g。6 剂。

赏析：《灵枢·经脉》曰："三焦手少阳之脉，……是动则病……嗌肿喉痹。"行走则咽痛、咽干，又见头痛、大便干、小便黄及脉弦、舌暗红、咽部充血，可见其肺金之病，乃肝木化火所致，因"久行伤筋"（《素问·宣明五气论》）。肝，尤其是胆，与咽密切相关，故《素问·奇病论》云："夫肝者，中之将也，取决于胆，咽为之使。"选用协 17（龙胆泻肝汤）正可清泻肝胆实火，治肝之反侮。协 21（玄麦甘桔茶加射干）加山豆根、板蓝根、白茅根等则针对其咽痛、咽干即肺之本脏的主症。肝病传脾胃则反酸，故稍佐枳实、法半夏、炒谷芽、炒麦芽以体现《金匮要略》肝病实脾之旨，且可培土生金。二诊时见患者肝胆实火已减，而阴液亏虚与中焦脾胃不和较为突出，故去协 17 加协 13（半夏泻心汤）以消痞，协 70（芍药甘草汤）加石斛涵养肝之阴液，以体现治病求其根本。

又：以上两案，均具肝火偏盛、反侮肺金、肺失清肃之基本病机，是故均用泻肝理肺之法治之。无论前案之肝经湿热，还是后案之肝火偏盛，其具体病机虽略有差异，但均选用协 17（龙胆泻肝汤）泻肝之实，是为正治。正因具体病机有异，故分别选加不同方药，途稍异而归则大同也。

疏肝理肺兼扶阳

【病案】王某，男，37 岁。2008-06-17 初诊。

咽中不适约 2 个月。

患者 2 个月前即咽中似物阻塞，有痰，易出。头略昏，耳鸣，胸略闷，精神稍差，小腿酸。纳尚可，二便可。脉略弦，舌红，苔白。咽红。证属肝郁脾湿，阴阳两虚。治宜疏肝健脾，理肺扶阳。方投协 1+ 协 21+ 协 39（去法半夏，口服时饮少量白酒）+川厚朴 10g，延胡索 10g，薏苡仁 20g，鸡血藤 20g。7 剂。

2008-06-24 二诊。咽中较舒适，或有痰。精神振奋，耳鸣消失。但轻微头昏。脉舌同上。守上方，加郁金 10g。7 剂。

赏析：本案与《古今图书集成医部全录·卷一百六十一（下）》“七情气郁，结成痰涎，随气积聚，坚大如块，在心腹间，或塞咽喉如梅核粉絮样，咯不出，咽不下，每发欲绝，逆害饮食”相似。患者咽部似物阻塞且有易出之痰涎、不佳之精神、胸闷，乃脾虚痰湿，阻遏阳气，上贮于肺使然，结合脉弦、头昏、耳鸣等脉症，可判断其证属肝郁脾湿，阴阳两虚。因肝郁易克犯脾土，就症状而论，也不排除目前的肝郁实乃肺病传之。选协 1（逍遥散加赤芍）加川厚朴、延胡索、薏苡仁、鸡血藤等，正可疏肝理气、健脾祛湿、养血活血，协 21（玄麦甘桔茶加射干）合协 39（瓜蒌薤白半夏汤）去半夏即瓜蒌薤白白酒汤，既可清热滋阴、祛痰利咽，又可通阳祛痰消除胸闷。诸药相合，切中病机，故取效明显。

疏肝健脾理肺肾

【**病案**】**王某，女，**59 **岁**。2014-12-30 **初诊**。

冬天咽中不适 6 年。

患者 6 年前即咽中不适，后每逢冬天必发，今年系第 5 次复发。现咽中或有痰，或流涎水，干咳，夜间口干。胸闷，腰酸胀。纳佳。二便可。脉弦，舌淡，苔白。证属肝郁血虚，肺郁气滞。治宜疏肝养血，宣肺扶阳。方投协 1+ 协 23+ 全瓜蒌 20g，川续断 15g，玄参 10g，炒莱菔子 10g，丹参 20g。10 剂。

2015-01-10 二诊。咽部稍适，胸闷减轻，腰酸胀亦减。余同上。守上方，加射干 10g，桔梗 10g。14 剂。

2015-01-2 三诊。上证俱减。但腿、足俱麻，痰难出。脉弦，舌淡红，苔白。咽红。守上方。6 剂。

2015-01-31 四诊。胸闷失。夜间依然咽干，吐白痰、涎。腰痛多年，阴雨天加剧，劳累亦加剧。左腿麻。脉弦，舌淡，苔白。咽红。守上方，加鸡血藤 20g，杜仲 20g。7 剂。

赏析：明代龚信等《古今医鉴·卷之九·梅核气》云："梅核气者，窒碍于咽喉之间，咯之不出，咽之不下，有如梅核之状是也。始因喜怒太过，积热蕴隆，乃成厉痰郁结，致斯疾耳。"咽中不适，连续 5 年逢冬必发，提示或可有阳虚阴盛之机。咽中或有痰，或流涎水、干咳、胸闷，乃肺郁气滞之象。夜属阴，阳更虚，肺难布津，故口干。脉弦、舌淡，乃肝郁血虚之象。首选协 1（逍遥散加赤芍）加玄参、炒莱菔子、丹参疏肝养血健脾，次选协 23（半夏厚朴汤）加全瓜蒌以解郁化痰，川续断补肾以兼顾其腰酸。故首诊之后，咽部不适、胸闷等皆失。

又：以上两案，仍可见肝肺之不和，但二者均兼虚症，治疗时均疏肝理肺兼以扶阳，这与前两案之木火刑金大不相同。此处两案，一者见肝脾不调而肺郁气滞，一者见肝脾肾虚而肺郁气滞，若抛开肝木之病独开肺气，其取效势必不佳。而若疏肝肃肺与补益并行，标本兼顾，方可有良效。

疏肝开肺补脾气

【病案】周某，女，64 岁。2013-10-25 初诊。

咽痛半月。

患者半月前即咽痛而梗，痰少。近来额部常闷痛。曾胃痛 4 年，现方愈。脉沉弦，舌红，苔白。咽红。证属肝郁肺壅，脾虚兼风。治宜疏肝开肺，补脾祛风。方投协 47+ 协 21+ 协 23+ 协 51+ 牛蒡子 6g，延胡索 10g，郁金 10g。7 剂。

2013-11-01 二诊。咽痛减，前额适，但口干。脉稍弦，舌红，苔中微黄。守上方，加天花粉 20g，知母 10g，板蓝根 10g。7 剂。

赏析：本案主要病在肺与胃，且肺病乃胃病所致，即土不生金使然。《古今图书集成医部全录·卷一百六十一（下）》云："……风邪客于喉间，气郁而热，故为咽痛。"从脉象上看，虽无风象，但咽痛则不能排除风邪为之，除咽红、痛而梗外，尚少痰、额部闷痛，症状表现在肺胃，实则已传肝、侮肝，故脉沉弦。舌红、苔白昭示脾虚有湿。方选协 47（四逆散）加延胡索疏肝活血，再选协 21（玄麦甘桔茶加射干）合协 23（半夏厚朴汤）加

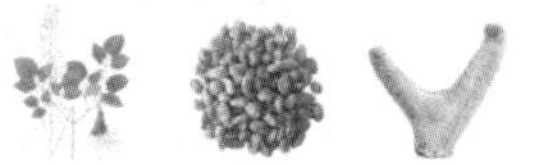

牛蒡子、郁金开肺之壅塞兼祛除外风，后选协 51（四君子汤）补其脾胃。诸药相合，疏肝开肺，补益脾气，良效立现。

清木扶阳兼开降

【病案】王某，女，35 岁。2013-03-27 初诊。

咽梗 2 年。

患者 2 年前即咽梗，时重时轻。近几天因吵架而致胸闷、头闷、两太阳穴附近痛。梦多，易醒。舌烂 2 天，白带黄。大便日 1 ～ 2 行。检查示：幽门螺杆菌弱阳性。脉略弦，舌红，苔白，边齿印。证属肝郁有热，阳虚气痞。治宜清木扶阳，辛开苦降。方投协 1+ 协 39+ 牡丹皮 10g，栀子 10g，干姜 6g，川黄连 6g，川芎 10g，黄芩 10g，槟榔 10g，苦参 10g，五倍子 10g，射干 10g。7 剂。

2013-04-04 二诊。药至 5 剂咽梗即失，舌烂亦失。但昨起咽灼，似头热（但体温正常），颈项发胀，多梦。白带不黄。守上方，去协 39、干姜、川黄连、五倍子，加协 21+ 板蓝根 10g，葛根 15g。7 剂。

赏析：咽梗 2 年时重时轻，又因吵架而胸闷、头闷、两太阳穴附近痛，与脉弦合参，肝郁之象明矣，且侮肺、及心、出胆。肝郁而热及其子，心神失主则梦多、易醒，心之苗失主而舌烂。肝热累母而白带黄。首选协 1（逍遥散加赤芍）加牡丹皮、栀子即丹栀逍遥散，以疏肝清热。黄芩、川芎清胆理气，共使其木条达。再选协 39（瓜蒌薤白半夏汤）以通心肺之阳。干姜、川黄连等辛开苦降，使气机顺畅，并体现肝病实脾之旨，且有利于舌烂之愈合，因子能令母实。故药至 5 剂，咽梗、舌烂均失，且白带不黄。因见咽灼、头热、颈项发胀等，故去协 39、干姜、川黄连、五倍子等，改用协 21（玄麦甘桔茶加射干）加板蓝根、葛根以养阴清热，解毒利咽。

二、从心论治

养阴除湿兼祛风

【病案】刘某，女，28 岁。2012–11–07 初诊。

咽干 7 天。

患者 7 天前即咽干。口周红疹，乏味。两肩胛区绷急，腰胀。经行腹痛，7～10 天方尽。B 超示：陶氏腔积液、输卵管积液、宫颈息肉。脉略数，舌尖红，苔中根白。咽红。证属阴虚有热，血瘀兼风。治宜养阴除湿，活络祛风。方投协 19+ 协 2+ 协 21+ 协 33+ 羌活 10g，防风 10g，神曲 10g。7 剂。

2012–11–16 二诊。咽干减，鼻塞轻，腰部适。但胸部红疹。纳可。脉略数，舌红，苔白。守上方，去神曲，加焦山楂 15g，连翘 10g，辛夷 10g。7 剂。

2012–11–23 三诊。上证俱减。入睡难，两肩胛区依然绷急。白带见红已 7 天。大便日 1 行，脉细，舌红，苔白。守上方，加炒酸枣仁 15g，炙远志 8g。7 剂。

赏析：《素问·脉解》："厥阴……所谓甚则嗌干热中者，阴阳相搏而热，故嗌干也。"咽干 1 周、咽红，且见舌尖红、苔中根白，可知其有心经之火热。心病传肺，致心肺阴液俱不足。两肩胛区绷急、腰胀、口周红疹，可见亦有风邪为患。中焦湿生郁阳，纳运失职则乏味。月经来潮时腹痛，7～10 天方尽，结合 B 超所示，考虑有血瘀在里。因《金匮要略·水气病》有"血不利则为水"之论。方选协 19（导赤散）合协 2（五苓散）正可养心退热、利水护阴，神曲有助于化中焦之湿。协 21（玄麦甘桔茶加射干）滋阴利咽，止其咽干，协 33（桂枝茯苓丸）活血化瘀，羌活、防风祛风活络。

养阴健脾兼祛风

【病案】李某，女，22 岁。2007–11–26 初诊。

咽喉干燥而痒，且有异物感半月余。

患者半月前突发咽喉干燥而痒，且有异物感。经省人民医院诊断为咽炎，但疗效不佳。现上证依然。脉数，舌红，尖尤甚，苔少，中根白略厚。咽红。证属阴虚有热，脾虚有湿。治宜养阴清热，健脾祛风。方投协 19+ 协 2+ 协 21+ 川厚朴 10g，牛蒡子 6g，板蓝根 10g。7 剂。

2007-12-13 二诊。咽干燥而痒消失。脉微数，舌红，苔少。守上方，去协 2、协 19、川厚朴，加协 4。7 剂。

赏析：《灵枢·经脉》言："小肠手太阳之脉……是动则病嗌痛颔肿。"咽喉干燥而痒、咽红，又见舌红尖尤甚、脉数，为心病传肺也。苔中根白略厚则提示脾虚生湿。以协 19（导赤散）合协 2（五苓散）清心退热、健脾除湿，协 21（玄麦甘桔茶加射干）加川厚朴、牛蒡子、板蓝根润肺理气，祛风利咽。二诊时咽部之病已去，故去协 2、协 19、川厚朴，加协 4（一贯煎）养阴疏肝，以防复燃。

又：以上两案颇为相似，同为咽干咽红，均见心经火热、阴虚兼湿，且有风邪为患，望诊都可见舌尖发红。治疗时均用协 19、协 2、协 21 及祛风之辈。然前案兼有血瘀在里，结合西医学的相关检查故用桂枝茯苓丸活血化瘀，后案乃脾虚生湿，故佐健脾之味以祛之。

三、从脾论治

泻脾润肺兼祛风

【病案】汤某，女，24 岁。2005-06-30 初诊。

音哑 2 天。

患者 1 年前曾声音嘶哑 7 个月。2005-06-28 晚上吃西瓜较多，翌日晨起即音哑加重（2005-06-27 也曾服西瓜）。小便先黄后清。脉略数，舌暗，苔中白。咽红。证属中焦湿热，肺虚兼风。治宜泻脾润肺，化湿祛风。方投协 13+ 协 21+ 炙甘草 7g，川厚朴 10g，佩兰 10g，牛蒡子 6g。5 剂。

2005-07-07 二诊。服毕首剂即音哑减轻，至第 2 剂时月经来潮，故自行停药。嘱尽剂后若尚未恢复正常则再复诊。

赏析：《素问·阴阳别论》："一阴一阳结谓之喉痹。"意即邪气郁结于厥阴与少阳，易致喉痹。从上述诸案可知，尽管肝胆与咽喉关系密切，但本案则主要责之中焦，与《金匮要略》甘草泻心汤所主声喝的病位乃至病机大致相同。患者声音嘶哑在食用西瓜之后，西瓜乃冷甘之物，夏日虽天气炎热，但暑湿偏重，晚上食西瓜，以阴从阴，更伤阳气，形成并加剧中焦之湿，循脾经达于舌根，气机不利而音哑。与中焦湿热反侮于肝也有一定关联，因肝主语。湿郁化热，见小便先黄后清。脉略数、舌暗、苔中白正湿热兼阳虚之象，咽红，肺虚兼风之征。选用协 13（半夏泻心汤）加重炙甘草即甘草泻心汤并增佩兰等调理中焦气机，祛湿清热。又以协 21（玄麦甘桔茶加射干）加厚朴、牛蒡子润肺理气祛风。故服毕首剂即音哑减轻。

泻脾养阴兼理肺

【病案】潘某，女，38 岁。2016-06-30 初诊。

声嘶 20 天。

患者 20 天前即声嘶。或胸闷，言语难。嗜睡，乏力，畏冷，脱发，或蜕皮。晨起口苦、口渴，纳呆。月经先期 5 ～ 7 天，呈块状，15 天方尽。白带多，色微黄。大便 1 ～ 2 日 1 行，尿黄浊。脉细，舌红，苔中根黄稍厚。证属中焦湿热，阴虚肺郁。治宜泻脾养阴，理肺行气。方投协 13+ 协 4+ 炙甘草 7g，玄参 10g，全瓜蒌 15g，白术 10g，茯苓 10g，萆薢 15g，制何首乌 15g，焦山楂 20g，炒莱菔子 10g，防风 10g。10 剂。

2016-07-21 二诊。声嘶减，蜕皮、乏力、口苦、纳呆、尿浊及白带亦俱减，但停药几天后轻微反弹。3 天前开始口腔溃疡。余同上。脉稍数，舌红，苔白根厚。守上方，加五倍子 10g，薏苡仁 20g。10 剂。

2016-12-22 面述，上证尽愈，且已怀孕 5 个月余。

赏析：《素问·至真要大论》曰："岁太阴在泉，……湿淫所胜……民病饮积，心痛，耳聋浑浑焞焞，嗌肿喉痹……"声嘶 20 天又见胸闷、言语难，自然有肝肺之郁。脱发，或蜕皮、口渴、脉细，又有阴虚之象。而晨起口苦、嗜睡、乏力、白带多、色微黄、舌红、苔中根黄稍厚等亦可见中下焦之湿热。投协 13（半夏泻心汤）加重炙甘草即甘草泻心汤，再加茯苓、白术、萆薢辛开苦降，调理中下焦，清热祛湿，协 4（一贯煎）加玄参、制何首乌养阴理气，又佐以全瓜蒌、炒莱菔子、防风等品理肺行气。二诊时述口腔溃疡 3 天，故加五倍子收敛之、薏苡仁以强利湿之功。诸药相合，患者诸多不适方能尽愈。

又：上述两案均为声音嘶哑，中焦均有湿热，故均以甘草泻心汤化裁以调理之，祛湿清热。但前案偏于肺虚，后案偏于肺郁，是以前者选协 21 滋阴利咽，后者则加玄参、全瓜蒌、炒莱菔子及防风等以润开其肺之郁。

暖脾养阴兼祛风

【病案】王某，女，61 岁。2016-04-27 初诊。

咽痒 20 余年。

患者 20 余年前即咽痒，波及胃部。易醒，复睡难。或咳，口干。左耳鸣，左腰及其以下灼热、不通。夜尿 2 ～ 3 次。脉濡，舌红，苔白。咽红。证属脾虚有湿，阴虚兼风。治宜暖脾祛湿，养阴祛风。方投协 7+ 协 21+ 牛蒡子 6g，羌活 10g，防风 10g，延胡索 10g，全瓜蒌 15g，黄芪 20g。10 剂。

2016-05-11 二诊。饮热水则痒减，或上火则咽痒剧。胃稍适，眠略佳，口干减，已不咳。脉舌同上。守上方，加紫苏叶 6g，吴茱萸 6g。10 剂。

2016-05-28 三诊。胃稍适，睡眠佳。脑鸣约 4 天。余同上。脉濡，舌暗红，苔少。咽红。改投协 4+ 协 13+ 协 21+ 炙甘草 7g，牛蒡子 6g，泽泻 20g，郁金 10g。10 剂。

赏析：咽痒 20 余年，波及胃部，显系子病累母。肺病侮心致易醒、复睡难。肺病及子，肾不摄水致夜尿 2 ～ 3 次。肾气由虚致郁，是以左腰及其以下灼热、不通。或咳、口干、左耳鸣皆关乎肺。又察其脉濡，脾虚有湿较为明显。协 7（香砂六君子丸）加黄芪正可暖脾祛湿，协 21（玄麦甘桔茶加射干）加牛蒡子、羌活、防风、延胡索、全瓜蒌等滋阴祛风、化痰利咽。三诊时将协 7 改为协 4（一贯煎），养肝以防反侮于肺，补肾以令母实。

健脾除湿调肺卫

【病案】艾某，男，38 岁。2016-04-04 初诊。

咽喉中常有痰梗阻约 10 年。

患者大约 10 年前咽中即有痰梗阻，晨起痰呈灰色继之变白，难以咽下，尚易咯出。四肢不温，行走时大汗淋漓，且主要在腰以上，髂关节以下则无汗。凌晨 5 点以前任一时间醒来头脑清醒，5 点之后方进入睡眠状态，经治疗有所好转。胸闷，叹气则舒。颈项部受凉则不适，怕冷，腰麻。性功能差约 2 年，阳痿、早泄。口干、口臭。大便日 1 行，不成形，量少，无夜尿。脉沉，舌红，苔白，中根稍厚。证属脾虚湿盛，阳气亏虚。治宜除湿温脾，扶助肺卫。方投协 2+ 协 22+ 协 39+ 协 63+ 茵陈蒿 20g，黄芪 20g，杏仁 10g，白蔻仁 8g，薏苡仁 20g，羌活 10g，独活 10g，防风 10g，川续断 15g。10 剂。

2016-04-14 二诊。咽中痰阻感稍好转，但依然痰多，晨起依然始呈灰色继而转白色，不易咯出。手心及身体易自汗，偶盗汗。睡眠同上。白天口干，饮水较多，依然口臭。喜叹气，偶腰酸。眼眵多，眼白上有不明突起。性格急躁易怒，白天精神较差，乏力。纳稍可。大便略黏，小便可。脉舌同上。改投协 19+ 协 11+ 协 22+ 协 39+ 炙麻黄 6g，葛根 20g，羌活 10g，茵陈蒿 20g，桔梗 10g，野菊花 10g。10 剂。

赏析：咽中有痰梗阻达 10 年之久，从晨起痰显灰白继之呈白色可知，此肺阳已虚。颈项受凉则不适足证肺卫不足，侮心则致心阳亦虚，心肺俱病而胸闷乃至叹气则舒。肺病累母、心病及子，中焦阳虚，营卫不和，湿阻阳气，故四肢不温、怕冷、口干、口臭、腰以上汗、腰髂以下无汗。此腰以上汗出、腰髂以下无汗与《金匮要略·水气病》第 29 条上焦阳虚、下焦湿盛之“腰以上必汗出，下无汗”极似。肺金不生肾水、心火复不下济，加之脾病传肾，致腰麻、性功能差、阳痿、早泄。脉舌足证阳虚湿盛。用协 2（五苓散）加茵陈蒿即茵陈五苓散健脾除湿，协 22（桂枝汤）加黄芪即桂枝加黄芪汤，调和营卫、益气固表，协 39（瓜蒌薤白半夏汤）通阳祛痰、宽胸理气，协 63（良附丸去香附子加制附片）温阳驱寒。酌加杏仁、白蔻仁、薏苡仁即浓缩之三仁汤以开上、宣中、导下而祛其湿，羌活、独活、防风以祛风，川续断以补肾阳。诸药相配，乃可收效。二诊时主诉证好转，根据其脉证，改投协 19、协 11、协 22、协 39 加炙麻黄、葛根、羌活、茵陈蒿、桔梗及野菊花，以养心祛邪、调和营卫、振奋胸阳，五脏同调，期收全功。

泻脾养血兼止血

【病案】邓某，女，23 岁。2015-06-05 初诊。

晨起痰中带血丝 1 年，口苦、咽干 3 个月。

患者 1 年前即早晨痰中带鲜红血丝。3 个月前即口苦、咽干。腰痛（椎间盘膨出、突出），上下楼梯时乏力。睡眠佳，纳可。二便尚调，但夜尿 1 ～ 3 次。脉左濡右弦，舌红，苔白稍厚，微黄。咽红。证属湿热内蕴，血虚兼风。治宜辛开苦降，养血祛风。方投协 13+ 协 15+ 炙甘草 7g，白茅根 20g，白及 10g，桃仁 10g，红花 10g，川续断 15g，杜仲 20g，桑寄生 15g，玄参 10g，川厚朴 10g，墨旱莲 20g，牛蒡子 6g。7 剂。

2015-06-12 二诊。血丝、口苦、咽干及腰痛俱大减，纳更佳。大便溏（湿热外出之征），夜尿仅 1 次。脉舌同上。守上方。7 剂。

2015-06-18 三诊。口苦失，口干减，涎中或见鲜红色液体。腰腿适。但睡眠时间短。近 2 天或胃痛，纳可。大便稀，日 2 ～ 3 行，尿可。脉弦，舌红，苔微黄厚。守上方，加延胡索 10g。7 剂。

2015-06-26 四诊。血色淡，胃痛失，纳可。脉弦，舌红，苔白，稍厚。守上方，去协 15，加协 4。7 剂。

赏析：明代汪绮石《理虚元鉴·卷上·咳嗽痰中带血珠血丝》曰："此症大约皆从郁火伤肺，肺金受邪，不能生水，水火不相济，则阴火亢阳，而为痰血凝结而成。若不早治，肺金受伤之至，火盛血逆，成块成片，夹痰而出，有时无痰而出，轻则见于清晨，甚则时时频见……"本案正是晨起痰中带血，虽病程长达 1 年之久，但尚属"轻"症范畴。口苦、咽干、咽红，结合其夜尿 1 ～ 3 次，脉左濡右弦、舌红、苔白稍厚微黄看，可知系内有湿热，血虚兼风，脾输太过，精无以正常上归于肺而然。选用辛开苦降之代表方协 13（半夏泻心汤）加炙甘草即甘草泻心汤合滋养肝血之协 15（四物汤），再加诸祛风、滋阴、活血、补阳之品，标本兼顾，乃收良效。

四、从肺论治

暖脾养阴祛风寒

【病案】张某，女，36 岁。2012-12-23 初诊。

咽痒、咽痛约 1 周。

患者 1 周前因感冒而致咽痒、咽痛而干，有少许痰，被基本控制后因洗头致感冒复发。现微咳、鼻塞、流绿或黄涕。恶冷，轻微胸闷，背略胀，腰腿不适。已 3 日未大便。脉细略沉，舌红，苔白。证属脾虚阴亏，风寒外袭。治宜暖脾润肺，祛风散寒。方投协 7+ 协 21+ 五味子 6g，荆芥 10g，防风 10g，紫苏叶 8g，淡豆豉 15g，神曲 15g，牛蒡子 8g，川厚朴 10g，黄芪 20g。5 剂。

2013-01-05 二诊。上证本已痊愈，但 5 天前复发，现咽痒，夜鼻塞，晨涕多、泪多。胸不适，背冷，腰痛，头重脚轻。恶油烟，乏味，唇干。脉细，舌红，苔白。咽红。守上方，去防风，加白芷 8g，瓜蒌仁 10g，羌活 10g。7 剂。

赏析：上已引及,《古今图书集成医部全录·卷一百六十一（下）》曰："……风邪客于喉间，气郁而热，故为咽痛。"此论偏于风热。本案之咽痛、咽痒显系风寒外感得来，就诊时表仍未解。除咽痒、咽痛外，尚微咳、鼻塞、流绿或黄涕、恶冷、背略胀、胸闷，一派肺系病证。风寒外束，肺失宣降，胸阳不振使然。肺病累母致腰腿不适，不与大肠相表里则 3 日未大便。诊得舌红、苔白、脉细略沉，可见表证并非尽见浮脉。治当暖脾养阴，祛风散寒。方选协 7（香砂六君子丸）加黄芪、神曲等以培土生金。协 21（玄麦甘桔茶加射干）加荆芥、防风、紫苏叶、淡豆豉、牛蒡子等祛风散寒，解表利咽。故 5 剂即愈。后又复发，因病机大同，故守方加祛风之辈，以防再燃。

润肺宣肺调阴阳

【病案】马某，女，52 岁。2005-08-01 初诊。

咽痛 1 周。

患者 1 周前觉咽痛甚，或胸痛，或咳嗽，或头晕。现视物模糊，汗多，手心热，身体亦发热。腰酸痛，翻身及起坐均觉痛甚。矢气多，大便溏，日 1 ～ 2 行，夜尿

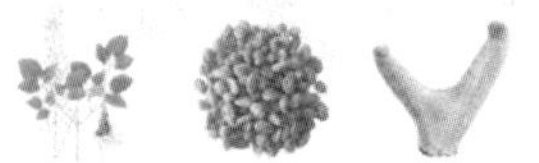

1～2次。脉细，舌红，苔白。咽红。证属肺燥津伤，气郁痰凝。治宜润肺宣肺，行气祛痰。方投协21+协23+杏仁10g，薤白10g，白茅根15g，浮小麦50g，地骨皮15g，郁金10g，枸杞子15g，菊花12g。3剂。

2005-08-04二诊。服毕第2剂即咽痛消失、手心热减、咳嗽亦减，但脚踝、小腿俱浮肿，关节微痛，握拳时手指酸痛，头顶及前额微痛，略晕。依然视物模糊，自觉汗臭，胸略闷。矢气仍多，大便溏，昨夜尿3次。脉细，舌暗，苔白。改投协2合协41加味，3剂善后。

赏析：金元时期朱丹溪《丹溪心法·卷四·缠喉风喉痹六十五》："咽喉生疮痛，是虚热血虚，多属虚火游行无制，客于咽喉也。"只是本案虚中夹实而已。身热咽痛，或胸痛、咳嗽、汗多、身热，阴液损耗明显，易致肺燥津伤，虚热内生，肺失清肃。从脉细、苔白、大便溏且日1～2行可知，又有痰湿在里。肺病传肝则头晕、视物模糊、手心热，及子则腰酸痛，以至翻身及坐起均痛剧。投协21（玄麦甘桔茶加射干）合协23（半夏厚朴汤）加杏仁、薤白、枸杞子等品，正可为滋阴利咽，顺气祛痰。况肺主一身之气，气顺则诸症皆减甚或消失。又加浮小麦养心以敛汗。服之立竿见影，第2剂即咽痛消失、手心热减、咳嗽好转。二诊时病机已变为阳虚水泛，与肺病累母（脾胃）、及子（肾）不无关联，故用协2（五苓散）健脾利水，合协41（真武汤加赤芍）温肾利水，共治其变。

润肺健脾理肝肾

【病案】左某，女，34岁。2006-03-10初诊。

慢性咽炎约8年，复发约8天。

患者8年前患咽炎，8天前再度复发。现咽中不适、口干、时饮水。自觉工作压力大，经常口腔溃疡，小腹不适。近来发现胆血管瘤（3个月前直径1.0cm，现直径1.6cm）、胆囊息肉。轻度痛经。尿黄。脉细，舌红，苔白。咽红。证属阴虚有热，脾虚络阻。治宜养阴清热，健脾通络。方投协21+协2+协48（去山药）+丹参20g，吴茱萸5g，玫瑰花6g，桃仁10g，板蓝根10g，制香附10g。7剂。

2006-04-28因他病就诊时述上证已愈，至今未发。

赏析：《素问·阴阳类论》："一阴一阳代绝，此阴气至心，上下无常，出入不知，喉咽干燥，病在土脾。"所论虽系肝木乘脾土而然，但主要责之脾土之虚，故不知饮食、二便失禁即"出入不知"，其喉咽不适只能退而居其次，远较本案为重。咽中不适、咽红、口干、时饮水及尿黄，可见其阴虚有热。自觉工作压力大，与小腹不适、常口腔溃疡、轻度痛经及胆血管瘤、胆囊息肉合参，可考虑为肺病传肝、络阻不通。选择协 21（玄麦甘桔茶加射干）加板蓝根等品清热养阴、润肺利咽，而协 2（五苓散）可助脾胃运化水湿，又以协 48（缩泉丸去山药）恢复膀胱气化，一利一收，相得益彰；又加丹参、玫瑰花、桃仁以活血通络。

又：以上两案，均见患者阴虚有热、肺燥津伤而咳，却又有痰湿在里，故祛痰利湿与养阴润肺并行不悖。前者肺燥津伤，但又气郁痰凝于咽部，故需协 21（玄麦甘桔茶加射干）合协 23（半夏厚朴汤）养阴润肺、顺气消痰，后者亦用协 21 润肺养阴，但因口干时而饮水，又见尿黄、脾虚有湿而小便不甚利，乃合用协 2、协 48 健脾益肾，方有良效。

五、从多脏腑论治

理肺益肾兼开降

【病案】李某，男，49 岁。2012-12-08 初诊。

咽中不适或梗阻 16 年。

患者一两岁时曾患支气管炎、哮喘，后随年龄增长而渐减，以至于暂时消失。从 1996 开始即咽中不适，常有梗阻感、痉挛感，上下楼时尤剧，经治疗或可控制。每秋末冬初必发，痰液排出后或暂时缓解。冬天腰以下发凉，或少量口水。脉微弦，舌红，苔根部剥脱，中部微黄。咽红。证属肺郁痰湿，肾气不足。治宜理肺益肾，辛开苦降。方投协 52+ 协 8+ 协 21+ 桂枝 3g，制附片 6g，杏仁 10g，浙贝母 15g，全瓜蒌 20g，干姜 6g，川黄连 6g，五味子 10g，野菊花 10g，沙苑子 10g。7 剂。

2012-12-15 二诊。梗阻感稍轻，自行配用喷雾剂后次数减半，痰液较前易排出，咳略减。血压 136/94mmHg。脉舌同上。守上方，去野菊花，加淫羊藿 15g。7 剂。

赏析：前已引及,《古今医鉴·卷之九·梅核气》“梅核气者，窒碍于咽喉之间，咯之不出，咽之不下，有如梅核之状是也。始因喜怒太过，积热蕴隆，乃成厉痰郁结，致斯疾耳”之论。患者秋末冬初咽中不适或梗阻必发，此时正乃金水交替之季，而患者咽喉不适久矣，常有梗阻感、痉挛感，待痰液排出后方可暂时缓解，可见痰湿郁于肺而致痰凝气滞。协 52（三子养亲汤）正可温肺化痰降气，而协 21（玄麦甘桔茶加射干）及浙贝母、全瓜蒌、野菊花等品，乃可理肺利咽，故两方合化。患者冬天腰以下发凉、苔根部剥脱等症，考虑其肾气不足，且肺肾常母子同病，投协 8（肾气丸去桂枝、附子）加桂枝、制附片即肾气丸，再加沙苑子等品，乃可益其肾气。肺气久虚，多传病于肾即母病及子，以至于肺肾同病，故肺肾同调，使金水相生，咽病乃愈。

（李云海　张雪荣）

参考文献

［1］ 陈国权．精华理论话金匮 [M]. 北京：人民卫生出版社，2014：251.

［2］ 陈甜甜，陈国权．陈国权教授治疗闭经经验举隅 [J]. 中医药通报，2014（3）：23–25.

［3］ 徐慧琛，陈国权．陈国权教授论治血证验案五则 [J]. 中医药通报，2014，4（13）：25.

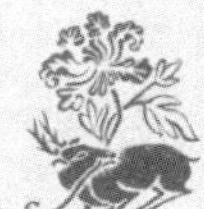

第3章　口腔病

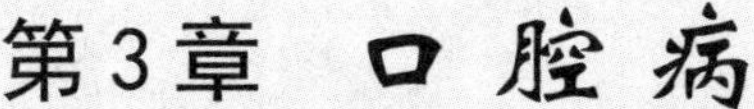

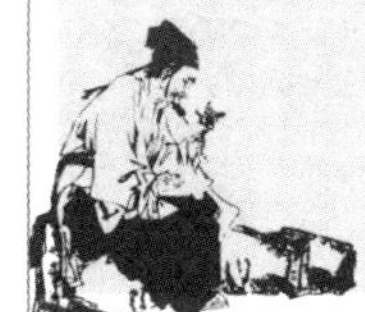

本章所载口腔病证验案包括口疮、口腔疼痛、上唇发麻、乏味、口苦、口臭、口干、口咸、牙病及舌病等。从《灵枢·经脉》所论看，足阳明胃经“入上齿中，还出挟口环唇”，足太阴脾经“挟咽，连舌本，散舌下”，足厥阴肝经“其支者，从目系下颊里，还唇内”，足少阴肾经“其直者……循喉咙，挟舌本”，手少阴之别“系舌本”等。可见，口腔病证的发生关乎多条经络乃至多个脏腑的功能失调。本章的重点是口疮（涵盖西医学的口腔溃疡）的辨证论治，其病机概言之大约有四：肝气郁滞，湿热上蒸；心经有热，上扰于口；脾虚湿盛，热扰上焦；肾阳虚衰，虚火上浮。可见口疮的发生虽涉及肝、心、脾（胃）、肺、肾等多脏腑，但与肝、脾（胃）关系最为密切。故就病变脏腑而言，清·齐秉惠《齐氏医案·口疮》中“口疮，上焦实热，中焦虚寒，下焦阴火，各经传变所致，当分辨阴阳、虚实、寒热而治之”之论不无道理。

本章所载40个案例中，与肝（胆）及脾（胃）相关者各13个，分别占33%。初诊用方计26首，按使用频率多少依次为：协4（20次），协2（11次），协11、协13（各7次），协20（6次），协21、协15（各5次），协1、协32（各4次），协37、协49（各3次），协7、协8、协12、协19、协25（各2次），协22、协34、协35、协38、协39、协48、协59、协62、协63及协70（各1次）。

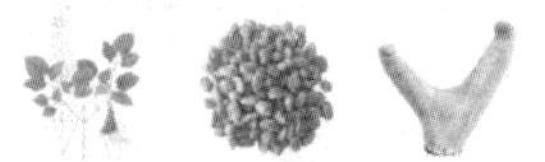

第一节 口疮（含口腔痛、上唇发麻、口中无味）

一、从肝胆论治

清肝健脾兼养阴

【病案】张某，女，73岁。2015-12-24初诊。

口中无味月余。

患者月余前即口中无味，伴胸部不适，且自觉有灼热感。心慌（曾做心脏搭桥手术），偶尔四肢有跳动感。睡眠一般，多梦，盗汗。纳差，大便不成形，日1行，小便短少，或伴血尿（经西药治疗过）。余可。脉弦，舌红，苔白。证属肝热脾湿，阴虚络阻。治宜清肝健脾，养阴活络。方投协1+协37+牡丹皮10g，栀子10g，炒莱菔子10g，茵陈蒿20g，车前子（布包）10g，地骨皮15g，天花粉15g，丹参15g，炒谷芽、炒麦芽各15g。7剂。

2015-12-31二诊。口中依然无味，胸部不适伴灼热感无改变，仍心慌，但自觉频率及程度皆减。或耳鸣、口干苦。纳增。大便日2行，不成形，血尿减，小便可。余同前。脉弦，舌红，苔中根微黄。守上方。7剂。

2016-01-07三诊。晨口苦、口干减轻。但背部沉重或痛，自觉血管跳动。耳鸣、盗汗轻。大便稀，日2行。脉濡，舌红，中根微黄。守上方，去协1，加协4+杜仲20g，白术10g。7剂。

2016-01-15四诊。饮食增加，但依然盗汗，喜汗量有减。背部肌肉或瞤动，腰部较前舒适。耳鸣依然，血压常波动。或肠鸣，大便日2行，偏稀，夜尿1～2次。脉弦，舌红，苔中根微黄，稍厚。守上方，加芡实20g，郁金10g。7剂。

2016-03-07五诊。盗汗减。依然梦多、乏力、耳鸣。或头昏，视物模糊。大腿肌肉有辛辣感，小腿肚似捆。脉弦，舌红，苔白。改投协2+协4+协37+协70+茵陈蒿20g，制香附10g，郁金10g，薏苡仁20g，沙苑子10g，炒谷芽、炒麦芽各15g。7剂。

2016-04-06述上诸证尽愈。

赏析：患者口中无味、纳差、大便不成形、胸部不适有灼热感，结合脉弦看，为肝郁乘脾生湿所致；肝郁侮肺及心，上焦阴虚生热则失眠、盗汗、心慌；湿阻气机，不主四肢，故四肢偶有跳动感。故以协1（逍遥散加赤芍）加牡丹皮、栀子即丹栀逍遥散合协37（甘麦大枣汤）以清肝健脾，滋养心肺，加茵陈蒿、地骨皮、天花粉利湿养阴清热，丹参活血通络，车前子清热利湿，炒莱菔子、炒谷芽、炒麦芽消食和胃。二诊部分症状减轻，故上方续进。三诊口苦、口干、耳鸣、盗汗症状减轻，但背部沉重或痛、自觉血管跳动，结合舌红、苔中根微黄看，为肝肾阴虚，失于润养，且化热所致，故去协1，加协4（一贯煎）增强滋阴疏肝之力，加杜仲、白术以益肾健脾。四诊症状好转，但肠鸣、便稀、耳鸣、脉弦、舌红、苔微黄，守上方加芡实、郁金以敛汗活血，疏肝祛邪。五诊仍多梦、乏力、耳鸣，且或头昏、视物模糊、脉弦为阴虚气滞湿留，正气尚未尽复，是以用协4合协37滋阴疏肝，养心安神；大腿肌肉有辛辣感、小腿肚似捆，为肝郁累母、脾虚传肾所致，以协2（五苓散）加茵陈蒿即茵陈五苓散健脾利湿，协70（芍药甘草汤）柔筋止痛，并加制香附、郁金，薏苡仁行气活血利湿，沙苑子补益肝肾，炒谷芽、炒麦芽消食和胃。

清肝养胃兼祛风

【**病案**】张某，男，64岁。2008–10–04初诊。

口腔左侧痛4个月余。

患者4个多月前即口腔左侧痛。近服西药（卡马西平片）略有减轻。脉弦数，舌红，苔薄黄。证属肝郁有热，胃虚兼风。治宜疏肝清热，养胃祛风。方投协1+协32+牡丹皮10g，栀子10g，细辛6g，威灵仙15g，瞿麦20g，全蝎6g。7剂。

2008–10–11二诊。上症减。脉舌同上，咽红。守上方，加夏枯草15g，龙胆6g，玄参10g。7剂。

2008–10–18三诊。脉证同上。守初诊方去细辛、威灵仙、全蝎，加协65+黄芩10g，天花粉15g。7剂。

2008–10–23四诊。口腔左侧痛大减，自觉较舒适。大便稀，无失禁。脉数，舌边红，苔白滑，边齿印。血压148/80mmHg。守上方。7剂。

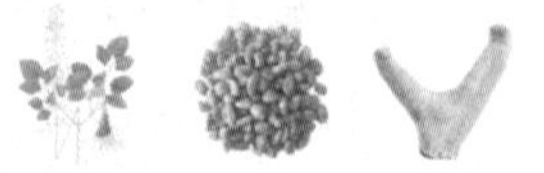

赏析：《灵枢·经脉》曰："肝足厥阴之脉……其支者，从目系下颊里，环唇内。""胃足阳明之脉……下循鼻外，入上齿中，还出挟口环唇。"肝失疏泄，郁而化火，循经上冲；肝病传胃，阴液不足，滋生内热，热势炎上，故患者口腔左侧痛、脉弦数、舌红、苔薄黄。以协 1（逍遥散加赤芍）加牡丹皮、栀子即丹栀逍遥散，合协 32（玉女煎）疏肝清热，凉胃养阴，加细辛、全蝎通络止痛，威灵仙、瞿麦祛风除湿，活血通络。二诊述上症有减，故守上方加夏枯草、龙胆、玄参欲增清肝滋阴功效。三诊述脉症无明显变化，是以守初诊方去细辛、威灵仙、全蝎，加协 65（小承气汤）、黄芩，行气导滞，清热燥湿，以体现肝病实胃肠，天花粉滋阴清热。四诊述面部左侧舒适，故守方巩固。

又：以上两案一为口中乏味，一为口腔疼痛，但同用协 1（逍遥散加赤芍）加牡丹皮、栀子即丹栀逍遥散，前者兼心肺阴虚内热，故合用协 37（甘麦大枣汤），后者兼胃阴虚内热，故合用协 32（玉女煎）。

平调阴阳理气血

【病案】赵某，女，46 岁。2006-10-08 初诊。

上唇发麻年余，夜晚手麻 10 年。

患者大约 1 年多前即上唇发麻，夜晚手麻 10 年（近 2 年白天亦麻）。近几天头昏，肩背发凉。月经量多，呈块状，白带多。有胆结石并胆囊炎。血压 136/80mmHg。脉微弦，舌红，苔白，根略黄。证属肝阳不足，血虚而瘀。治宜暖肝养血，理气通络。方投协 35+ 协 15+ 炒枳实 15g，青皮 10g，鸡内金 20g，焦山楂 20g，桃仁 10g，红花 10g，黄芩 10g，瓜蒌仁 10g，浙贝母 10g，薏苡仁 20g。7 剂。

2006-10-14 二诊。上唇发麻已除，肩背发凉减轻，纳香。但腿软，脉舌同上。守上方，加鸡血藤 20g。14 剂。

赏析：《灵枢·经脉》曰："肝足厥阴之脉……属肝络胆……其支者，从目系下颊里，环唇内。"患者口唇发麻、月经不调、胆结石并胆囊炎，结合脉弦看，陈师试辨为厥阴肝经病变。肝脉上出额，与督脉会于巅，肝阳不足，厥阴寒浊循经上干则口唇发麻、手麻、头昏，伴肩背发凉；肝失疏泄，调畅失职，胆汁疏泄不利，日久则煎熬成胆结石并胆囊炎；肝阳不足，损及肝所藏之阴血，调控血量异常，疏泄太过，故月经量多，有血块。以协35（吴茱萸汤）暖肝散寒，协15（四物汤）加桃仁、红花即桃红四物汤养肝血兼活血。舌红、苔白且根略黄为湿热交阻之象，以黄芩、瓜蒌仁、浙贝母、薏苡仁、枳实、青皮清热燥湿理气。二诊唇麻消失，守上方，加鸡血藤养血活血，以治其手麻、腿软。

养肝健脾除风热

【病案】郭某，女，48岁。2006-04-02初诊。

上唇溃疡约1周。

患者约1周前上唇溃疡。与此同时，面部起红疹，或瘙痒。背痛约2个月，或头昏。二便尚可。脉数，舌暗红，苔薄白。证属阴虚气滞，湿热兼风。治宜养肝健脾，清热祛风。方投协4+协2+怀牛膝10g，白茅根15g，桑枝20g，射干10g，羌活10g，延胡索10g，丹参20g。7剂。

2006-04-09二诊。上唇溃疡及头昏俱除，背痛略减。但药后肠鸣、矢气较多。余可。脉舌同上。守上方，去羌活，加桑叶10g。6剂。

赏析：上唇溃疡、面部红疹与脉数、舌暗红、苔薄白合参，知系肝肾阴虚生热，传脾侮土所致，瘙痒乃风象。《素问·阴阳应象大论》提到“脾主口……在窍为口”，其华在唇。脾虚水湿内生，与阴虚所生之热交蒸，熏灼于口，日久致上唇溃疡。风热上攻头面，则面部红疹。故以协4（一贯煎）合协2（五苓散）滋养肝阴，健脾利水，加白茅根、怀牛膝、丹参清热养血，桑枝、射干、羌活祛风清热。故二诊即述溃疡愈合。

利胆调肝除湿热

【病案】肖某，女，31岁。2013-08-10初诊。

口腔溃疡4天。

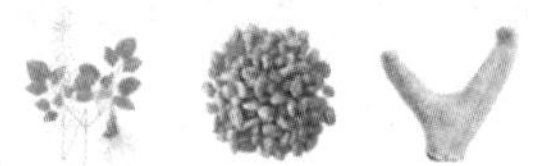

患者4天前口腔溃疡。月经来潮则下巴红疹剧，经尽则褪去已1年。余可。脉略数，舌暗红，苔薄白。证属胆郁肝虚，风热相搏。治宜利胆调肝，祛风清热。方投协20+协4+协11+桃仁10g，红花10g，天花粉20g，三七粉（另包，分冲）10g，连翘10g，金银花10g，苦参10g，延胡索10g，玄参10g，龙胆10g，五倍子10g。7剂。

2013-09-07二诊。溃疡早愈。但近来睡眠稍差，咽红。2013-08月经来潮两次。脉细，舌红，苔中根白。守上方，去三七粉、五倍子，加栀子10g，百合15g。7剂。

赏析：“女子以肝为先天”，肝藏血且调控血量而主疏泄，与月经关系密切。风热上攻，面部发红疹。胆与肝相照，红疹随月经来潮而加剧，显系胆经不利。尚有肝阴亏虚，兼风热相合。故全然不顾卒病，而是针对痼疾——下巴红疹加剧的规律而用药。以协20（小柴胡汤）和解少阳，利尿祛邪，合协4（一贯煎）滋阴疏肝，而协11（四妙丸）属陈师的经验用药，以引湿热下行。加延胡索、天花粉、玄参、龙胆、苦参以加强滋阴活血、清胆燥湿之力，金银花、连翘清热祛风，三七、红花、桃仁、五倍子活血解毒，以消面部红疹及促溃疡愈合。二诊疗效显著，但眠差、咽红，守上方，去三七、五倍子，加栀子、百合以清热安神。

和解少阳兼开降

【病案】相某，女，51岁。2013-10-06初诊。

口腔溃疡反复发作约30年。

患者大约从30年前开始，每年口腔溃疡2～3次。2年前尚未绝经时呈较规律性地复发，即多在经期前后，绝经后则多在秋季，今年尤剧，于15天前复发，此起彼伏。进饮食时则口腔疼痛。性急，自觉口中有火，夜晚忽冷忽热。曾经盗汗。大便1～2日1行。脉细，舌红，苔白微黄。证属胆经不利，湿热中阻。治宜和解少阳，辛开苦降。方投协20+协13+协37+炙甘草7g，五倍子10g，薏苡仁20g。7剂。

2013-11-02二诊。上证俱减。脉细，舌红，苔白微黄。守上方。7剂。

赏析：口腔溃疡的发生多与心、脾乃至于肾等脏腑相关。因“心气通于舌”“脾开窍于口”“舌为脾之外候”“少阴之脉，贯肾，系舌本”等。患者自觉口中有火、脉细、舌红、苔白微黄，属脾胃湿热（湿重于热）。清代庆云阁《医学摘粹·七窍病类·口病》记载：“土者水火之中气，水泛于土，则湿生。火郁于土，则热作。湿热熏蒸，则口气腐秽而臭恶。”无论是绝经前的发作与月经周期相关，还是绝经后的发作多在秋季，均呈规律性，加之夜晚忽冷忽热，此说明尚关乎少阳，故首选协20（小柴胡汤）和解之，次选协13（半夏泻心汤）加重炙甘草即成甘草泻心汤，以辛开苦降。胆病可及心、脾胃病可累母，故患者曾盗汗。后选协37（甘麦大枣汤）清养心肺以防再作。加薏苡仁利湿，五倍子收敛疮面。二诊效显，是以效不更方。

养阴理胆顾正邪

【病案】王某，男，40岁。2013-08-10初诊。

口腔溃疡复发已3天。

患者3天前口腔溃疡复发。中午入睡难，易醒。纳可。尿黄。脉略沉，舌红，苔白。证属胆经痰热，阴虚气滞。治宜清胆化痰，养阴理气。方投协34+协4+独活10g，川续断15g，制胆南星8g，川黄连6g，焦山楂20g，炒莱菔子10g，茵陈蒿20g，炙远志8g，藿香10g，五倍子10g。7剂。

2013-08-24二诊。每月下旬口腔溃疡剧，月底即愈。昨日腰略痛，纳减。二便可。脉略数，舌红，苔白，边齿印。改投协20+协4+独活10g，杜仲15g，炒莱菔子10g，黄精10g，炒酸枣仁20g，川芎10g，茯苓15g，山药30g。7剂。

2013-08-31三诊。上证已愈。入睡难，磨牙。今大便干，带血丝。脉濡，舌红，苔白。守上方，加炙甘草8g，知母10g。7剂。

赏析：清代沈金鳌在《杂病源流犀烛·卷二十三·口齿唇舌病源流》中提出：“脏腑积热则口糜，口糜者，口疮糜烂也。”陈师抓住患者睡眠时易醒这一不太引人注目的症状，将之辨为胆经痰热。正因此故，痰热及心、传脾则易醒、口腔溃疡（况舌为心之苗），累母则尿黄。舌红为肝肾阴虚之象，脉略沉征痰（湿）热之盛。以协34（温胆汤）合协4（一贯煎）清化痰热，滋养肝阴，加制胆南星、川黄连、茵陈蒿、藿香、炙远志强清热利湿化痰之功，独活、川续断以祛风湿、补肝肾，五倍子收敛溃疡面，焦山楂、炒莱菔子消食和胃。二诊时患者述每月下旬口腔溃疡剧，且月底即愈，属“休作有时”之例，这说明初诊辨为胆经痰热之正确，故改以协20（小柴胡汤）疏解清热，合协4养阴疏肝、邪正兼顾，茯苓、山药健脾扶助正气，以体现胆病实脾胃。黄精强滋阴之效，川芎行气活血，独活、川续断之功同初诊，炒酸枣仁宁心安神。古人虽云“晦不泻”，但在养肝、滋肾、补脾同时，仍需利胆除湿。三诊述上证已愈，守上方加知母、炙甘草与二诊所用炒酸枣仁、川芎、茯苓合成酸枣仁汤，养肝血以助入眠。

二、从心论治

养阴清热调阴阳

【病案】江某，男，10岁。2012-10-09初诊。

口腔反复溃疡4年，梦游3年。

患者4年前即口腔溃疡（其母亦然），每月必发舌痛。3年前即梦游，多坐起欲破门而出。闻异味则恶心，或流口水，咽中有痰。打鼾，说梦话。口干、苦（轻）。或夜尿。脉略数，舌红，苔薄黄。证属阴虚气滞，阴阳不和。治宜养阴疏肝，平调阴阳。方投协37+协38+协4+协22+煅龙骨、煅牡蛎各20g，五倍子10g，知母10g，黄芩10g，浙贝母10g。7剂。

2012-10-16二诊。舌痛、口干俱失，呕恶及口水均减，但夜或坐起。脉略数，舌红，苔薄白。守上方。7剂。

2012-10-24三诊。呕恶减，痰少，但依然夜坐起。脉舌同上。守上方。7剂。

2012-11-02四诊。家长代述：夜坐起仅1次，且未下床。近发现舌根部起水疱，偶恶心呕吐，但纳佳。脉舌未见。守上方。7剂。

2012-11-09五诊。刷牙时恶心呕吐5～6次，夜坐或站立于床2次。痰多易出，有鼾，或说梦话。二便可。脉略数，舌红，苔白。守上方，加协51+桃仁10g，炒莱菔子10g，焦山楂15g，益智仁10g。20剂。熬膏。

赏析：口腔溃疡在舌部，1年后又梦游、说梦话，可见均责之心，即心阴虚内热，脉略数，苔薄黄可征。见心之病，知心传肺，肺不布津致咽中有痰、打鼾、口干，或流口水。心肺俱阴虚内热，及胃、累胃则口苦，与《金匮要略》百合病之口苦酷同。清代沈金鳌《杂病源流犀烛·卷二十三·舌病源流》云："中焦气不足，虚火上泛，亦口糜，或服凉药不效宜理中汤。阴亏火泛，亦口糜宜四物汤加知柏。内热亦口糜……"本案正是内热所致。梦游除与阴虚内热有关外，与阴阳不调也相涉。故以协37（甘麦大枣汤）合协38（百合地黄汤）清养心肺，以协22（桂枝汤）加煅龙骨、煅牡蛎即桂枝加龙牡汤调和阴阳，黄芩、知母、浙贝母清热化痰，五倍子收敛疮面。服7剂后溃疡所致舌痛消失。五诊加协51（四君子汤）扶助正气，益气健脾，合桃仁、益智仁活血开窍，炒莱菔子、焦山楂消食和胃，熬膏以资巩固。

三、从脾胃论治

健脾养阴兼开降

【病案】林某，女，55岁。2015-06-29初诊。

口腔溃疡10余年。

患者10多年前即口腔溃疡，反复发作，熬夜则尤剧。经西医、中医治疗效果均不显。现溃疡面疼痛，涎水颇多。背痛，手麻。乘车或船均头晕，或右耳鸣。左腰疼痛、胀满。大便最少日2行，或伴腹痛，发则腹泻。余尚可。脉濡，舌红，苔少而白。证属脾虚湿盛，阴虚兼风。治宜健脾运湿，养阴祛风。方投协2+协4+五倍子10g，干姜6g，川黄连6g，茵陈蒿20g，炒莱菔子10g，瓜蒌壳10g，白茅根20g，独活10g，羌活10g，炒谷芽、炒麦芽各15g，炙甘草6g。7剂。

2015-08-12二诊。上症已愈，约20天未发作，10余天前又发。咽痒或干咳。近20天易醒，复睡难。大便日2～3行。余可。脉濡，舌红，苔微黄。改投协4+协13+炙甘草7g，五倍子10g，桔梗10g，制胆南星6g，栀子10g，白茅根30g，炒莱菔子10g。7剂。

赏析：脾开窍于口，其脉络胃，上行咽侧，连舌根，分布于舌下，唐代王焘《外台秘要·卷二十二·口疮方一十一首》谓："又心脾中热，常患口疮。"清代程文囿《医述·卷十一杂证汇参·舌》亦谓："舌为肉之聚者，何也？舌虽名为心苗，实与脾、胃相维系者也。"患者涎水颇多、或腹痛腹泻、脉濡为脾虚湿盛之表现。又耳鸣、头晕、手麻、背痛、腰痛且胀满、舌红、苔少，一派痰湿、阴虚之象。盖无痰不作眩（晕）、阴虚生内热也。脾虚运化无力，则水湿内停，湿与热蕴结脾胃，熏蒸于上，致口腔溃疡日久不愈，反复发作。以协 2（五苓散）加茵陈蒿即茵陈五苓散健脾利湿，协 4（一贯煎）滋阴清热，加干姜、川黄连辛开苦降，白茅根、瓜蒌壳扶阳利湿，独活、羌活祛风胜湿，炒莱菔子、炒谷芽、炒麦芽消食和胃。二诊述上症本愈，但 1 个月后复发，病邪未尽除也。犹如《金匮要略·呕吐哕下利病》中"下利已差，至其年月日时复发者，以病不尽故也"之例。据其脉证投协 4（一贯煎）合协 13（半夏泻心汤）加重炙甘草即甘草泻心汤以滋阴健脾，燥湿清热，寒热并调。《金匮要略·百合狐蜮阴阳毒病》云："狐蜮之为病，状如伤寒，默默欲眠，目不得闭，卧起不安，蚀于喉为蜮，蚀于阴为狐……甘草泻心汤主之。"狐蜮病涵盖西医学贝赫切特综合征，其必具症状为口腔溃疡。本案虽无咽喉及前阴的溃烂，仅有口腔溃疡，但两者病机非常相似，尽管病情有轻重之异，但异病依然可以同治，故同用其甘草泻心汤以治之。加制胆南星、栀子、白茅根以强清热利湿之功，桔梗为舟楫之药，载药上行，五倍子收敛疮面。

健脾理木兼开降

【病案】王某，女，51 岁。2014-01-29 初诊。

口腔溃疡 8 年。

患者 8 年前即口腔溃疡，食上火食物则复燃，1 周前复发。晨起或咳，左侧头部抽掣而痛，或耳鸣，或胸闷。手足心热，或口干，饮水稍减。性格中性。劳累则腰痛，夜尿后复睡难。白带黄。脉细，舌红，苔中白。证属脾虚湿盛，阴虚有热。治宜健脾除湿，养阴开降。方投协 2+ 协 4+ 干姜 6g，川黄连 6g，川芎 10g，黄芩 10g，苦参 10g，葛根 20g，羌活 10g，炒酸枣仁 20g，炙远志 6g。7 剂。

2016-03-14 就诊时述上证痊愈，已半年未复发。

赏析：脾胃之气在气机升降中有重要作用，脾升胃降，升降相因，“……清阳出上窍，浊阴出下窍”，清代黄元御《四圣心源·卷四·劳伤解》：“中气衰则升降窒……四维之病，悉因于中气。中气者，和济水火之机，升降金木之轴……”。故中焦脾胃虚弱，升降失常，水湿内停，浊邪上犯，则发口腔溃疡。患者食上火食物则口腔溃疡复燃，说明胃中宿有内热。脉细、苔中白征脾湿，湿与热合则溃疡。湿热漫溢于手足心故热；侮肝胆则左侧头掣痛、耳鸣；累心及肺则胸闷、口干、夏睡难；传肾致劳累则腰痛、白带黄。以协2（五苓散）合协4（一贯煎）健脾利湿，滋阴清热，加干姜、川黄连辛开苦降，助脾胃恢复升降之性，苦参燥湿，川芎、黄芩活血清胆而除头痛，加葛根、羌活祛风升阳，炒酸枣仁、炙远志宁心安神。是故初诊即愈。

又：以上两案同用协2（五苓散）合协4（一贯煎），前者湿邪偏重，故加茵陈蒿，与协2组成茵陈五苓散以强健脾除湿之功；后者兼胆经不利，故加川芎、黄芩，以通络清胆。

化湿清热养肝阴

【病案】牟某，女，70**岁。**2003-10-27**初诊。**

口腔溃疡每月发作5～6次约5年。

患者约5年前即口腔溃疡，每月发作5～6次。纳少，夜口干，大便秘结。脉缓，舌边尖红，苔白略厚。证属中焦湿热，腐败血肉。治宜化湿清热，活血滋阴。方投协13+协4+炙甘草7g，桃仁10g，红花10g，肉苁蓉15g，枳实10g，川厚朴10g，炒谷芽、炒麦芽各15g。7剂。

2003-11-03二诊。偶口臭。余同上。脉略弦，舌红，苔白略厚。守上方，加知母10g。7剂。

2003-11-10三诊。溃疡已愈，仍便秘。脉细，舌淡红，苔中黄而干。守初诊方，加火麻仁10g，何首乌20g，柏子仁8g，黄芪20g。7剂。

赏析：隋代巢元方《诸病源候论·卷三十·唇口病诸候》云：“手少阴，心之经也，心气通于舌；足太阴，脾之经也，脾气通于口。腑脏热盛，热乘心脾，气冲于口与舌，故令口舌生疮也。”口腔溃疡尤与脾胃关系密切，故有前已引及的“脾主口……在窍为口”、脾经“夹咽，连舌本，散舌下”等论。纳少、便秘责之胃肠阴虚，脉缓、苔白略厚责之脾湿，舌边尖红乃肝肾心阴虚有热之象。湿热熏蒸，循经上扰，则口腔溃疡。夜晚阳气逐渐收藏，不能升津于上则口干。故以协 13 加重炙甘草即甘草泻心汤辛开苦降，化湿清热，加枳实、川厚朴，调畅气机以助热清湿燥。口腔溃疡反复发作 5 年，“久病入络”，故合协 4（一贯煎）加桃仁、红花，滋养阴血、活血通络，肝疏正常则有利于便通，再以肉苁蓉温肾助阳以加速便通，炒谷芽、炒麦芽消食和胃。二诊溃疡依然且口臭，“水”未尽到也，故无效有时也守方，但加知母滋阴清热。三诊溃疡终愈，守初诊方加黄芪甘温益气，火麻仁、何首乌、柏子仁润肠通便。

开降湿热兼养阴

【病案】赵某，女，62 岁。2015-11-21 初诊。

口腔溃疡 50 余年，加重 2 年。

患者念小学不久即发口腔溃疡，发病频率随年龄增长而增加，从 2014 开始特别严重，几乎无不发之时。而今年则持续不愈，或遍布整个口腔，溃疡面疼痛常波及两太阳穴附近。常咽痛，觉疲劳，视物模糊，耳鸣，以右侧为剧。或入睡难，睡眠浅。腰痛且常波及双下肢。或脘胀不适，口干欲饮。便秘多年，3～4 日 1 行。无夜尿。脉沉细，舌红，苔薄微黄。咽甚红。证属湿热错杂，阴虚毒聚。治宜辛开苦降，养阴解毒。方投协 13+ 协 4+ 炙甘草 7g，五倍子 10g，黄芩 30g，芡实 20g，槟榔 10g，丹参 15g，玄参 10g，板蓝根 10g，白术 10g，茯苓 15g，炒莱菔子 10g。7 剂。

2015-11-29 去湖北中医药大学国医堂复诊时喜述溃疡尽愈。故守上方出入，以善其后。

解析：前已提及，口疮（口疳）涵盖了西医学的口腔溃疡病，多病在脾（唇乃脾窍）与心（舌乃心苗）。实践证明，本病与劳累、熬夜、工作压力大、人际关系紧张、家庭欠和睦、饮食不当及心情不好等因素紧密相关。其发病大多断断续续，甚或呈有规律性地发作，如月经前或月经后或月经期间。患者脉细主湿，苔薄黄主热，而脉沉主正气不足，湿热蕴积中焦脾胃，升降紊乱，不仅致脘胀不适、口干欲饮、便秘，而且日久气血腐败而致口疮。脾胃病侮肝胆，则肝血不能濡润、胆经不通利，故自觉疲劳、视物模糊、溃疡面之疼痛牵引两太阳穴附近亦痛；累心及肺则心不能主神明，阳不能入于阴乃至肺不能布津致入睡难、睡眠浅、常咽痛；传肾则津液不能上承也不能达于肾之外府，故耳鸣（以右耳为剧）、腰痛且常波及双下肢。病变波及五脏两腑(胆、胃)，但根本在于脾胃。故治宜化湿清热，养阴解毒。方投协13(半夏泻心汤）加重炙甘草即甘草泻心汤合协4（一贯煎）加味。上已提及，甘草泻心汤在《金匮要略·百合狐蟚阴阳毒病》中用以治咽喉与二阴溃烂及两目发赤为特征的狐蟚病。受示于此，临床上常用于治疗口疮，疗效多数不错，本案亦然。长达半个多世纪的口疮被7剂中药基本治愈，笔者自认为是在发挥处方整体功能的前提下，首次大胆尝试重用方中之黄芩。本方与《金匮要略·呕吐哕下利病》“呕而肠鸣，心下痞者”所用半夏泻心汤的药物组成完全相同，只是此重用炙甘草，彼重用半夏而已。本案之治则一反常态，喧宾夺主，重用黄芩达30g（平素只用10g）之多，原因何在?

成都中医药大学杨明钧教授研制的治疗各种血证的“血宁冲剂”就是根据《金匮要略·惊悸吐衄下血胸满瘀血病》中治“心气不足，吐血、衄血”的泻心汤（大黄、黄连、黄芩）经过长期实践与实验研制而成。“血宁冲剂”被原卫生部有关部门安排在全国23个省、市、自治区的156家大型医院临床观察了5600余例各种血证，除观察治疗吐血、衄血外，尚有咯血、呕血、便血、尿血、崩漏等，结果发现不仅对热性的血证有效，而且对部分寒性的血证也有效（故该项成果获得1990年卫生部10项重大科技成果的甲级奖)。寒者只能热之，为何寒者寒之也有效呢?尽管这符合中医的反治法，但临床使用的概率却极少。有鉴于此，有关机构采取了淘汰式的验证方法：去掉泻心汤中的大黄后能止血，去除黄连后亦能止血，而去除黄芩后则止血效果差，甚至不能止血。因此，有学者认为，由泻心汤研制而成的“血宁冲剂”的止血之功主要靠黄芩来实施。

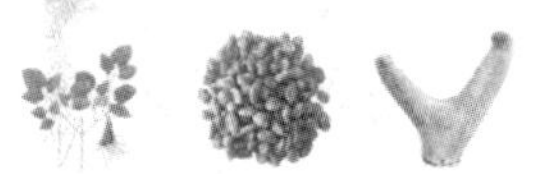

笔者查阅有关文献后发现,《名医别录》谓黄芩可治“淋露下血”,《滇南本草》谓其能治“女子暴崩”,《本草纲目》则谓其可治“诸失血”等。很显然，黄芩在泻心汤中不单是用来清热降气以间接止血，而且可以径止其血。

过去我们对《金匮要略》同篇治远血的黄土汤中用黄芩的解释是用以牵制该汤中的白术、附子，以防其温燥动血之弊，现在看来仅有如此解释是远远不够的。黄土汤之黄芩亦可止血，此其一。其二，相关文献资料明言黄芩尚可疗疮。如《神农本草经》言其治“恶疮，疽蚀，火疡”,《日华子本草》谓其能“疗疮，排脓，治乳痈，发背”,《本草正》谓其治“乳痈，发背，疮疡”等。其三,《金匮要略·妇人妊娠病》用于养胎安胎的当归散，其中的黄芩与白术被朱丹溪视为安胎圣药，后世医家在阐释黄芩的作用时，每每提及其“坚阴”之功，这个“坚阴”其实就是止血，至少涵盖了止血，以防止进一步损伤阴血。而口疮，顾名思义，无一不具口唇或舌或牙龈乃至口腔黏膜的溃烂之症，故在化湿清热、收敛解毒的同时，笔者考虑何不重用黄芩以“坚”之？况患者的舌苔仅仅只是呈现薄黄之象，此说明中焦之热并不严重。故重用黄芩多少有点冒燥以伤阴之险，但事实证明，冒险成功。尽管如此，尚乞同道切勿盲目跟进，因为此纯属一得之功，一孔之见。

又：以上两案，同用协 13（半夏泻心汤）加重炙甘草即甘草泻心汤合协 4（一贯煎），前者偏于气血瘀滞故加用桃仁、红花，后者湿热偏重，故加槟榔、板蓝根等化湿清热之品。

泻脾润肺兼清肝

【病案】杨某，女，66 岁。2009-01-01 初诊。

口腔溃疡反复发作约 4 个月。

患者 2008-09 始发口腔溃疡，经西药治疗未能控制。有时颈部疼痛。夜晚口干，天热则晨起潮热、自汗。大便日 1 ～ 2 行，尿黄。脉数左沉，舌红，苔白，中根厚微黄。咽红。证属湿热蕴积，肺阴不足。治宜化湿清热，养阴理气。方投协 13+ 协 21+ 炙甘草 7g，川厚朴 10g，枳实 10g，五倍子 10g，栀子 10g。7 剂。

2009-01-15 二诊。溃疡已痊愈，但舌边痛。近来感冒，经治疗亦基本痊愈，依然咳嗽、痰少。或潮热、自汗，或右足趾痛。脉微数，舌红，苔白腻。守上方，去栀子，加杏仁 10g，浙贝母 10g。7 剂。

赏析： 清代吴谦等在《医宗金鉴·卷六十五·口糜》中概括口腔溃疡病因病机的歌诀是："口糜阴虚阳火盛，膀胱湿水溢脾经。湿与热瘀熏胃口，满口糜烂色红疼。"此说明口腔溃疡与中焦湿热密切相关，而中焦湿热乃膀胱湿水侮脾所成，本案之湿热则源于中焦，与肺阴虚内热易累脾胃相关。两者相合，熏蒸于上，则发为本病。咽红、口干、脉数为肺阴亏虚之征。吴谦等治口糜，首用"导赤汤"即本书协 19（导赤散），使交于膀胱。陈师则以协 13（半夏泻心汤）加重炙甘草即甘草泻心汤辛开苦降，清热燥湿，川厚朴、枳实、栀子理气清热，五倍子增收敛之效，协 4（一贯煎）滋阴疏肝，以体现脾胃病实肝，即治"克我"之脏。二诊病已向愈，但咳嗽、痰少，加杏仁、浙贝母清热化痰以令母实。

清热化湿兼养阴

【病案】徐某，女，58 岁。2013-05-18 初诊。

口腔溃疡反复发作约 6 年。

患者 6 年前即口腔溃疡反复发作，2 天前再度复发，伴溃疡口疼痛。咽部有阻塞感，或喘气。头痛，以右侧为剧，有针刺感。睡眠时易惊醒。双目发胀、干涩、瘙痒，或流泪，两目内眦不适。脘腹胀满，或反酸。有腰椎间盘突出。阴道炎已 3 年，现外阴亦瘙痒。尿频、尿急。脉略数，舌红，苔少中部白。咽红。证属湿热内蕴，阴虚气滞。治宜清热除湿，养阴理气。方投协 13+ 协 11+ 协 4+ 炙甘草 7g，黄芩 10g，川芎 10g，苦参 10g，槟榔 10g，小茴香 6g，玄参 10g，板蓝根 10g，焦山楂 20g。7 剂。

2013-05-25 二诊。口腔溃疡及疼痛、喘气、反酸、头痛、双目干涩、瘙痒、流泪均不同程度减轻。补述有心律不齐、糜烂性胃炎。夜尿 2 次。余证同上。脉略数，舌红，苔白。守上方，加乌药 6g。7 剂。

2013-06-01 就诊时述溃疡已愈。

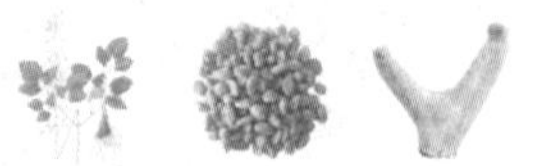

赏析：口腔溃疡与脘腹胀满，或反酸、苔中白、脉略数合参，知脾胃湿热（湿重于热）是导致口腔溃疡的根本原因。中焦湿热反侮于肝胆，日久致阴虚气滞而见双目发胀、干涩、瘙痒，或流泪、两内眦不适，乃至头右侧刺痛（与肺失肃降也相关）、睡眠中易惊醒；波及肺则咽部有阻塞感，或喘气；传病于肾，则外阴瘙痒、尿频、尿急乃至腰椎间盘突出。以协 13（半夏泻心汤）加重炙甘草即甘草泻心汤辛开苦降，合协 11（四妙丸）清热利湿，加槟榔、板蓝根、苦参清热燥湿杀虫，协 4（一贯煎）加玄参滋养肝肾肺之阴，小茴香温阳散寒，黄芩、川芎清胆活血行气，焦山楂消食和胃。二诊症状大减。鉴于夜尿 2 次，加乌药温肾缩尿，三诊续服而愈。

又：对甘草泻心汤用治狐蜮病，清代徐彬在《金匮要略论注》中道："药用甘草泻心汤，谓病虽由湿热毒，使中气健运，气自不能逆而在上，热何能聚而在喉，故以参甘姜枣壮其中气为主，芩连清热为臣，而以半夏降逆为佐也。"切中肯綮。

四、从肺论治

养阴理气兼润肺

【**病案**】刘某，女，52 岁。2016-12-03 初诊。

反复口腔溃疡 1 年。

患者 1 年前开始反复口腔溃疡。入睡难（致心烦），多梦，易惊醒，理疗后有改善。入睡之后全身有烘热感。右肩怕风，背部正中稍发凉，受风后则酸胀，理疗后也有改善。视力下降。咳嗽少许痰，夜卧口干。早餐若吃流质饮食则大便 3 ～ 4 行，若食干脆食品则每日 1 行。绝经 2 年。脉沉细，舌红，苔少。证属阴虚气滞，脾虚痰湿。治宜养阴理气，健脾燥湿。方投协 21+ 协 4+ 白茅根 15g，沙苑子 10g，炒莱菔子 10g，炒栀子 10g，白术 10g。10 剂。

2016-12-15 二诊。口腔溃疡痊愈，至今尚未复发。依然口干且舌燥，夜晚身热如故，右肩不恶风但发酸。睡眠好转。脉细，舌红，苔白。咽略红。守上方，加防风 10g，蔓荆子 6g，苦参 10g，阿胶（另烊）12.5g，西洋参 10g，山药 30g，炒谷芽、炒麦芽各 15g，焦山楂 20g，五倍子 10g。20 剂。熬膏。

赏析：前已提及，口腔溃疡的病变脏腑与脾胃相关，湿热阻滞于脾胃，循经上扰，多以甘草泻心汤辛开苦降，清热燥湿，但此患者失眠、多梦、入睡后烘热、绝经2年，为肝肾阴亏之象，阴虚则生内热。脉沉细乃脾胃有湿之征。早餐若吃流质饮食则增加其湿，湿盛则濡泄，故大便3～4行。湿郁化热，交蒸于上，致口腔溃疡反复发作，且全身有烘热感。湿邪累心及肺，致睡眠异常，咳少许痰。久之湿伤心肺之阳，故背凉，受风则酸胀。夜晚阳不化津致口干。以协4（一贯煎）加白茅根、沙苑子、栀子、白术滋阴清热，健脾燥湿。协21（玄麦甘桔茶加射干）润肺利咽。二诊述口腔溃疡痊愈，余症好转，守上方加味熬膏以巩固疗效。

五、从肾论治

调补肾脾除湿热

【病案】李某，女，24岁。2005-11-14初诊。

口腔溃疡、牙龈出血、腰右侧痛1个月。

患者1个月前即口腔溃疡、牙龈出血、腰右侧痛。白带呈黄绿色，尿黄。脉细弱，舌红尖尤甚，苔薄白。咽红。证属肾脾两虚，湿热内蕴。治宜调补肾脾，清热除湿。方投协8+协11+协2+黄柏10g，知母10g，白茅根15g，蒲公英20g，制香附15g。7剂。

2005-11-21二诊。溃疡依然，余症有减。脉舌同上。守上方，去协11、白茅根，加协19+五倍子10g。7剂。

2005-11-28三诊。溃疡已愈合。但咽中不适，轻微咳嗽，腰部略痛，月经量多。纳可。脉细，舌红尖偏甚，苔白。守上方，加牛蒡子6g。7剂。

赏析：肾生髓主骨，齿为骨之余。清代唐宗海《血证论·齿衄》中记载：齿衄“亦有肾虚火旺，齿豁血渗，以及睡则流血，醒则血止者，皆阴虚，血不藏之故”者。肾阴不足，水不制火，虚火上灼牙龈，脉络受损，则牙龈出血。脾气虚弱，湿浊内停，郁而化热，湿热熏蒸于上，则发口腔溃疡。流注于下焦，致白带黄绿色、尿黄。以协8（肾气丸去桂枝、附子，即陈师新六味地黄丸）加知母、黄柏，因方中所用为生地黄，取其滋阴清热之功（而唐宗海主张用六味地黄丸加牛膝、天冬、麦冬等，使金水相生），协 11（四妙丸）合协 2（五苓散）清热利湿、健脾益气，加白茅根凉血止血，蒲公英清热解毒，制香附理气止痛。二诊述溃疡未愈，是以去协 11、白茅根，加协 19（导赤散）以清心滋阴，使心肾相交，合五倍子收敛疮面。三诊述溃疡终愈，但咽不适，守上方加牛蒡子以利之。

第二节　口苦（含口臭、口干、口咸、流红涎）

一、从肝胆论治

口苦并非皆属热

【病案】艾某，女，58 岁。2013-05-13 初诊。

间断口苦 4 年，加重 1 个月。

患者 4 年前即口苦，时发时止，1 个月前复发。曾胃痛，服西药后消失。或反酸，偶尔呃逆。或头昏痛，轻微耳鸣。(腰椎骨刺致）腰痛。左足麻，或手亦麻。曾便血（2013-02)。现大便日 1 行，成形，不黑。高血压病 10 年，现血压 128/86 mmHg。检查示：十二指肠溃疡，血糖 6.04mmol/L。脉弦沉，舌淡，苔白。证属肝热血虚，脾湿络阻。治宜清肝养血，健脾通络。方投协 1+ 协 15+ 牡丹皮 10g，栀子 10g，夏枯草 20g，黄芩 10g，苍术 10g，玄参 10g，黄芪 20g，天花粉 20g，桃仁 10g，红花 10g，槟榔 10g。7 剂。

2013-05-23 二诊。服药之初，矢气多。仍口苦，但头适，未呃逆、耳鸣。脉弦，舌红，苔白。效亦更方。改投协 1+ 协 4+ 黄芩 10g，龙胆 10g，薏苡仁 20g，茵陈蒿 20g，知母 10g，槟榔 10g，制附片 6g。7 剂。

2013-05-31 三诊。依然口苦，胃脘不适且夜剧。偶尔呃逆，矢气则失。脉舌同上。无效更方。再改投协 1+ 协 40+ 槟榔 10g，法半夏 10g，生姜 10g，制附片 6g。10 剂。

2013-06-14 四诊。口苦减，腰痛亦减。胃脘稍适。入睡难，上楼时腿痛。从第 4 剂始大便黑，日 1 ～ 2 行，脉濡，舌淡红，苔白。守上方，加鸡血藤 20g，炙远志 8g。10 剂。

2013-06-28 五诊。口苦及腿痛又减，但前几天胃痛再次发作，断续约 1 周。若活动稍多则头中不适，背部得热则舒。脉濡，舌淡，苔白。守上方，加协 49（去制何首乌）+ 葛根 20g，羌活 10g。10 剂。

赏析：患者口苦、胃痛、反酸、呃逆、脉弦等，为肝郁脾虚之证。肝气郁滞，进而化火，火性炎上，上扰清窍，故头昏、耳鸣。肝血亏虚，筋脉失养，累肾致腰痛。脾胃虚弱，气血生化无源，不荣四肢则左足麻，或手麻。脾虚湿阻，经络不通，不荣则痛、不通亦痛，故可加重腰痛。用协 1（逍遥散加赤芍）加牡丹皮、栀子即丹栀逍遥散，并加夏枯草、黄芩疏肝健脾，清热除湿。再用协 15(四物汤)加桃仁、红花即桃红四物汤，养血活血，并加黄芪、槟榔、苍术、玄参、天花粉益气健脾、化湿通络、调节血糖。二诊时症状减轻，但仍口苦，改投协 1 合协 4（一贯煎）加黄芩、龙胆、薏苡仁、茵陈蒿、知母、槟榔、制附片等疏肝健脾，养阴清热，温阳活血。三诊仍口苦，胃脘不适。刘渡舟云：“凡见口苦，多为肝胆火郁之证。”患者服用清肝方药 14 剂后口苦仍不减且伴胃脘不适，考虑口苦并非肝热所致，乃脾阳不足，水饮上泛而成。正如明代张介宾《景岳全书·卷二十六·杂证谟·口舌》的“盖凡以思虑劳倦色欲过度者，多有口苦舌燥、饮食无味之证，此其咎不在心脾则在肝肾，心脾虚则肝胆邪溢而为苦，肝肾虚则真阴不足而为燥”之论。故再改投协 1 合协 40（苓桂术甘汤）加槟榔、法半夏、生姜等温脾化湿。四诊口苦减轻、胃脘稍适，但腿痛、失眠，加鸡血藤、炙远志养血通络，宁心安神。五诊口苦及腿痛均减轻，但胃痛时作，活动稍多则头中不适，背部得热则舒，守上方加协 49（去制何首乌）即二至丸、葛根、羌活，滋阴祛风。

泻肝养阴兼补肾

【病案】彭某，女，54 岁。2016-04-27 初诊。

口苦或反酸约12天。

患者2016-04-15起口苦或反酸。梦多。可久行且腰部舒适，汗出不显。大便成形，尿黄。脉弦，舌红，苔少。证属肝胆湿热，阴阳两虚。治宜清泻肝胆，养阴补阳。方投协17+协4+炒谷芽、炒麦芽各15g，川续断15g，杜仲15g，炒酸枣仁20g。7剂。

2016-05-10二诊。口苦、反酸均消失。依然有梦。或口干、汗出、手麻。脉舌同上。守上方，加天花粉20g，桑枝20g。7剂。

赏析：清代俞根初《重订通俗伤寒论·六经方药》云："肝为风木之脏，内寄胆府相火。凡肝气有余发生胆火者，症多口苦胁痛，耳聋耳肿，阴湿阴痒，溺血赤淋，甚则筋痿阴痛"。患者肝胆湿热，气机郁滞，胆汁外溢，故口苦、尿黄、脉弦。舌红、苔少乃肝肾阴虚之征。故以协17（龙胆泻肝汤）合协4（一贯煎）清泻肝胆湿热，滋阴疏肝，邪正兼顾。梦多为肝病及心侮肺所致。加炒酸枣仁养肝血以宁心安神，川续断、杜仲补益肝肾，且可阳中求阴。炒谷芽、炒麦芽消食和胃。二诊症状好转，但口干、汗出、手麻，守上方加天花粉滋阴生津，桑枝祛风湿利关节。

和利胆经兼清热

【病案】肖某，男，49岁。2013-09-03初诊。

丑时口干2个月。

患者2个月前每丑时即口干，饮漱1～2次水后即思睡，但入睡难。或头昏，呃逆，但纳佳。近2周大便日2～3行。血压136/94mmHg。脉略弦，舌红，苔薄白而润。证属肝胆不利，血瘀兼热。治宜和利肝胆，活血清热。方投协12+协20+桃仁10g，红花10g，夏枯草15g，枳实10g，葛根20g，天麻10g。7剂。

2013-09-20引荐者面告：上证已愈。嘱观察一段再议。

赏析：丑时乃肝经当令之时。患者丑时口干，为厥阴肝经病变。《伤寒论》曰："厥阴之为病，消渴，气上撞心，心中疼热，饥而不欲食，食则吐蚘，下之，利不止。"此"心中疼热，饥而不欲食……"等乃肝经寒热传脾胃所致。同理，肝气郁滞，疏泄失常，日久化热上冲则头昏，犯胃则呃逆，内寄之相火失其蛰藏，阴液损伤，则丑时口干。肝之疏泄太过，脾土运化失职，水湿内生，致患者大便日 2～3 行。综合观之，为寒热错杂、虚实相兼之证。以协 12（乌梅丸加广木香）合协 20（小柴胡汤）寒热并调，和利肝胆，加桃仁、红花活血化瘀，夏枯草清泻肝热，枳实燥湿理气，葛根、天麻为天麻葛根汤君药，平肝息风，祛风通络。是以初诊即愈。

清胆养肝理气血

【病案】段某，女，53 岁。2014-03-01 初诊。

口苦 7 年，加重 3 个月。

患者 7 年前即口苦，3 个月前每凌晨醒来则口苦加剧，或伴恶心（食油腻则加剧）。咽中有痰，耳鸣约 6 个月，偶胸刺痛。睡眠差，梦多。食入则胀，饥则胃痛，或反酸，大便黑、难，每 1～2 日 1 行，尿黄。脉弦，舌红，苔中根黄。证属胆经痰热，阴虚有湿。治宜利胆养肝，清热利湿。方投协 20+ 协 4+ 协 11+ 协 70+ 槟榔 10g，枳实 15g，延胡索 10g，黄芩 10g，泽泻 20g，郁金 10g，炒谷芽、炒麦芽各 15g，炒莱菔子 10g。20 剂。

2014-06-21 二诊。服毕 7 剂后口苦开始减轻，尽剂后则消失，停药 3 个月后则复燃，但胃痛不明显。余症均不同程度减轻。脉弦，舌红，苔微黄而腻。改投协 2+ 协 13+ 协 47+ 槟榔 10g，煅瓦楞子 20g，炒莱菔子 10g，郁金 10g，黄柏 10g。10 剂。

2014-07-05 三诊。口苦又减，胃脘较舒适，恶心不明显，睡眠好转。余可。近 2 日未大便。脉略濡，舌红，苔白。①守上方，加制香附 10g，丹参 15g。10 剂。②于①方基础上加协 49（去制何首乌）+ 龟甲胶 20g，黄精 10g，红参 5g，西洋参 5g。20 剂。蜜丸。

赏析：患者口苦，结合或伴恶心，且食油腻则恶心加剧、食多则胀、饥则胃痛，或反酸、大便黑而难等大量胃肠症状看，尚关乎胃，非独胆也。胆病入肝，日久致肝肾阴虚，故舌红。凌晨胆肝气旺，邪得天助而苦剧。胆胃气逆则耳鸣、失眠、多梦。累肾、传肾致下焦湿热而尿黄、苔中根黄。以

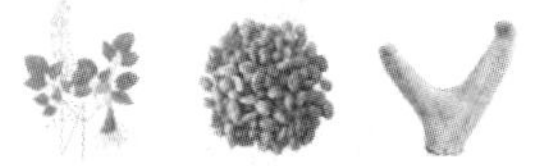

协20（小柴胡汤）利胆和胃，合协4（一贯煎）滋阴疏肝，加协11（四妙丸）清热利湿。槟榔、枳实、延胡索、黄芩、泽泻、郁金以强疏肝清热燥湿功效。再以协70（芍药甘草汤）酸甘化阴，柔筋止痛，炒谷芽、炒麦芽及炒莱菔子消食化痰和胃。二诊述症状消失，但停药3个月后复作，据脉弦、舌红、苔微黄兼腻而改弦易辙，以协2（五苓散）健脾除湿，协13（半夏泻心汤）辛开苦降，调理中焦，协47（四逆散）调和肝脾，合槟榔、郁金、黄柏清热燥湿，瓦楞子制酸止痛，炒莱菔子消食和胃。三诊症状好转，故守方加味，蜜丸善后。

利胆养肝兼健脾

【病案】柴某，男，37岁。2016-03-05初诊。

自觉火重、口苦、口干1周。

患者1周前即觉火重，晨起口苦、口干。每凌晨3～4点醒来，白日精神欠佳，易犯困。眼睛干涩，微有头晕，近来情绪低落。腹胀，无食欲。大便1～2日1行，小便可。脉沉，微数，舌红，苔白。证属胆郁阴虚，脾虚气滞。治宜调木健脾，理气通络。方投协20+协4+协2+槟榔10g，炒莱菔子10g，焦山楂20g，制香附10g，郁金10g，茵陈蒿20g，制何首乌15g，沙苑子10g。7剂。

2016-03-21二诊。火失，余症俱失。自觉脘部梗阻或痛，时聚时散、时轻时重。性欲低5年。或腰酸，或夜尿。脉沉，舌红，苔白。改投协7+协39+干姜6g，川黄连6g，川厚朴10g，川续断15g，杜仲20g，延胡索10g，韭子10g，巴戟天20g。14剂。

赏析：患者口苦、情绪低落、眼睛干涩、微有头晕为肝阴亏虚，气机不畅所致。肝郁阴虚则生内热，胆汁疏泄不利，上泛于口则发口苦。是以《素问·痿论》有“肝气热，则胆泄口苦筋膜干”之论。清代沈金鳌《杂病源流犀烛·口齿唇舌病源流》“肝移热于胆亦口苦”之论与此近似。腹胀、无食欲、精神欠佳，为脾虚湿生，运化无力所致。每凌晨3～4点醒来，与上案酷同，故首选协20（小柴胡汤）利胆祛邪，次选协4（一贯煎）养阴疏肝，后选协2（五苓散）加茵陈蒿即茵陈五苓散健脾除湿，佐制香附、郁金增理气活血，制何首乌、沙苑子补益肝肾，槟榔、炒莱菔子、焦山楂消食和胃。二诊效显，但胃脘不适、性欲低下、腰酸、夜尿，改投协7（香砂六君子丸）及协39（瓜蒌薤白半夏汤）以理气暖脾、化痰开结，加干姜、川黄连辛开苦降，川厚朴、延胡索理气活血，川续断、杜仲、韭子、巴戟天补益肾阳。

养肝健脾兼清热

【病案】刘某，女，30岁。2008-10-04初诊。

口干苦，饮水后口干不减年余。

患者年余前即口干而苦，且饮水后口干不减。自觉眼外突已半年，查血糖无异。耳鸣，多梦，或失眠。目干或流泪、生眵。咽干，有痰。大便日1～2行，尿黄。脉弦数，舌红，苔白，咽红。证属肝虚气滞，脾虚有热。治宜养肝行气，健脾清热。方投协4+协2+菊花12g，泽泻20g，郁金10g，炒酸枣仁12g，炙远志6g，黄芩6g，柴胡6g，玄参10g，板蓝根10g。7剂。

2008-10-18二诊。口干、眼外突、耳鸣俱减，流泪失，手心适，眠稍佳。余同上。脉细，舌边红，苔中白。守上方，加栀子10g，天花粉15g。7剂。

2008-10-25三诊。口干、耳鸣、眵俱失，唯口涎黏性大，目略胀且红。脉数，舌尖红，中根白厚。守上方加木通6g。7剂。

赏析：《伤寒论》：“少阳之为病，口苦，咽干，目眩。”本案口苦、咽干已具少阳证，其根本则在于肝肾阴虚，气机阻滞，进而波及胆腑所成。正因此故，郁而化火，上扰清窍则耳鸣。目失所养则眼外突、流泪、目干、生眼眵。肝病及子则多梦或失眠。脾虚有湿则苔白、大便或日2行。痰湿上贮于肺，故有痰。脉弦数、尿黄，为肝热累肾之征。以协4（一贯煎）养肝肾之阴，调畅气机。如以上所及，所加柴胡、黄芩乃浓缩小柴胡汤之方意，以和解少阳。上眼胞属脾，目下乃胃脉所过，故投协2（五苓散）健脾运湿，以体现肝病实脾。菊花、板蓝根、玄参清肝滋阴，炒酸枣仁、炙远志宁心安神，郁金、泽泻活血利水。二诊症状减轻，守上方加栀子、天花粉清热滋阴。三诊症状俱失，但口涎黏性大，鉴于舌尖红，故守上方加木通清心利湿。

养阴疏肝除湿热

【病案】刘某，女，35岁。2005-11-27初诊。

口臭多年。

患者多年前即口臭。现口渴，但只欲漱水不欲咽，夜咽干。梦多，左腰痛，白带多。纳尚可，二便调。脉细，舌红，苔薄白。咽红。证属肝肾阴虚，湿热内蕴。治宜养阴疏肝，清利湿热。方投协4+协11+知母10g，苦参10g，制香附10g，生石膏15g，神曲10g，延胡索10g，茯苓12g。7剂。

2005-12-20二诊。上症若失，但仍口渴不欲饮水。脉舌同上。守上方。7剂。

赏析：《金匮要略·惊悸吐衄下血胸满瘀血病》曰："病人胸满，唇痿舌青，口燥，但欲漱水不欲咽，无寒热，脉微大来迟，腹不满，其人言我满，为有瘀血。"有鉴于此，临床见但欲漱水不欲咽多考虑为瘀血内阻，但本案无明显瘀血之征。从左腰痛、白带多及脉细测知，多系下焦湿热反侮于脾所致。咽干、咽红、舌红乃子（肾）病累母（肺）致肺阴虚之征，肾水不上济心火则梦多。故以协4（一贯煎）合协11（四妙丸）滋补肝肾，清热利湿，加知母、苦参、茯苓、生石膏加强清热利湿之力，制香附、延胡索疏肝理气活络，神曲健脾和胃。

二、从心论治

养阴健脾除风热

【病案】刘某，女，23岁。2012-12-13初诊。

口苦1周。

患者1周前即口苦。面部斑点10个月，尿黄。脉细，舌红尖尤甚，苔白。证属脾湿阴虚，风热外袭。治宜养阴健脾，清热祛风。方投协19+协2+协15+防风10g，桑叶10g，紫苏叶8g，黄精10g，黄芩10g，乌药8g。7剂。

2012-12-21电话述：口苦依然。脉舌未见。守上方，去协15、桑叶、紫苏叶，加协32。7剂。

2013-01-04三诊。依然口苦。口干，饮水少。项、肩酸痛，手足冰凉。大便1～2日1行，尿黄。脉细，舌红，苔白厚。改投协13+协2+炙甘草7g，苍术10g，玄参10g，黄芪20g，天花粉15g，羌活10g，防风10g，葛根15g。7剂。

2013-01-17电话述：口苦减，月经后期1周。要求继服上方。7剂。

赏析：口苦多责之胆或胃，面部斑点、脉细、苔白，征脾湿。舌红尖尤甚系心阴虚内热之象。心热及胃、脾湿出胃，湿热相搏而致口苦。故本案之口苦与胆关联不大。面斑除脾湿上应以外，与风邪上扰不无关系。尿黄为心热移于小肠所致，犹如《金匮要略》百合病之“尿赤”。以协19（导赤散）清热养阴，合协2（五苓散）健脾利湿，协15（四物汤）养血活血，加防风、紫苏叶、桑叶、黄芩以祛风清热，黄精加强滋阴之效，乌药辛开温通，使药力上达于头面。直至三诊改投协13（半夏泻心汤）加重炙甘草即甘草泻心汤合协2辛开苦降，健脾利湿后，口苦方减。陈师认为，此乃重心而轻脾胃（湿热）之误，足见一二诊辨证欠严谨。

三、从脾论治

健脾养阴兼温阳

【病案】胡某，女，44岁。2013-04-27初诊。

口臭多年，加重10年。

患者多年前即口臭，近10年加重。口干但饮水少，常耳鸣。自觉视力下降。有颈椎病，月经量少。体检发现高脂血症，尿常规：红细胞（++）。脉细略沉，舌淡红，苔白。证属脾虚湿盛，气血亏虚。治宜健脾除湿，养血温阳。方投协2+协7+杏仁10g，白蔻仁10g，薏苡仁20g，葛根20g，羌活10g，当归15g，白芍15g，炒莱菔子10g，茵陈蒿20g，白茅根30g。7剂。

2013-05-05二诊。证同前。脉细，舌红，苔白。守上方。7剂。

2013-05-15三诊。口苦咽干，依耳鸣，白带多。纳佳。大便1～2日1行。脉细，舌红，苔少而白，边齿印。改投协2+协4+协49（去制何首乌）+茵陈蒿20g，知母10g，黄芪20g，黄精10g，郁金10g，沙苑子10g，制附片6g，玄参10g。7剂。

2013-05-26四诊。口臭、口苦略减，依然耳鸣，或咽干。白带清稀，大便日1行。脉细，舌红，苔白边齿印。守上方，加全瓜蒌15g。7剂。

2013-06-05五诊。口苦、口干俱减，白带多。行经期间臀部长红疹，抓之起包。

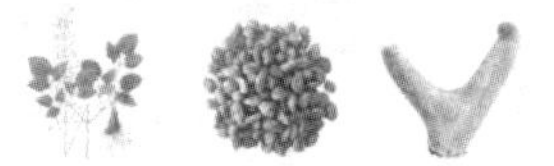

月经量少。大便1～3日1行，尿略黄。脉细，舌红，苔白。守上方，加苦参10g。7剂。

赏析：宋代《圣济总录·卷十九·口齿门》："口臭者，脾之候，心脾或热，蕴积于胃，变为腐臊之气，停聚不散，随气上出，熏发于口，故令臭也。"口干但饮水少、脉细、苔白，足证脾虚湿盛，日久腐化为秽浊之气或曰腐臊之气，故臭。前三诊均以化湿为治，但均未显效，直至四诊方述口臭、口苦略减，盖忽视养肝肾之阴也。于是不难得出结论：脾虚湿盛与肝虚传脾、肾虚侮脾相关联。故改弦易辙，在以协2（五苓散）加茵陈蒿即茵陈五苓散健脾利湿之同时，合协4（一贯煎）及协49（去制何首乌）即二至丸滋阴疏肝，加知母、黄精、玄参以强滋阴清热之力，黄芪、制附片、沙苑子益气通阳补肾。四诊守方加全瓜蒌清热化痰。五诊口臭续减，但臀部红疹，故守方加苦参清热燥湿以收全功。

健脾养阴祛湿热

【病案】贺某，女，52岁。2011-11-05初诊。

早起口苦1个月。

患者1个月前即早起口苦。过敏性哮喘17年，且多在秋天发作，发则胸闷疼痛，春夏较少，冬季舒适。自述外阴干、涩、痒。脉细，舌红，苔白。证属湿热内蕴，阴虚血燥。治宜清热利湿，养阴补血。方投协2+协11+协15+协49（去制何首乌），黄芪20g，防风10g，苦参10g，麦冬15g，玄参10g，黄芩10g，知母10g。7剂。

2011-11-12二诊。口苦略减，外阴干涩亦减，背部不适。脉细，舌红，苔白。守上方，加瓜蒌壳15g，羌活10g。7剂。

2011-11-19三诊。口苦又略减，背部舒适，叹气时自觉胸闷。脉微弦，舌红，苔白。守上方，加薤白10g。7剂。

赏析：虽言哮喘17年，又值好发的秋季，但无哮喘之证。现上有口苦，下有外阴之干、涩、痒，上下失调所致也。故方用协2（五苓散）健脾利湿，培土生金，杜绝痰湿之源，继用协11（四妙丸）加苦参、黄芩着眼于下焦，清热利湿，后用协15（四物汤）合协49（去制何首乌）即二至丸加麦冬、知母养血润燥，清热滋阴。西医学的过敏性哮喘多由于卫外不固所致，故药用黄芪、防风益气固表，以防复燃。二诊述口苦、外阴干涩减轻，但添背部太阳膀胱经脉不畅之症，效不更方，加羌活、瓜蒌壳祛除湿邪，通畅经脉。三诊气滞湿阻而致胸闷，加薤白以调畅之。

温暖脾肾兼和胆

【病案】雷某，女，49岁。2016-10-07初诊。

口苦月余。

患者月余前即晨起口苦，无口干。近2日白天背部自觉火辣辣的。轻微头晕、纳差（曾服西药无效）。近2个月月经每月2行，4～6天干尽。夜间肠鸣，大便软，不成形，小便可。脉细，两尺微弱，舌红，苔薄白。证属脾肾阳虚，胆经不利。治宜暖脾补肾，利胆行气。方投协7+协63+槟榔10g，枳实10g，延胡索10g，玄参10g，白茅根15g，黄芩10g，柴胡10g。10剂。

2016-10-18二诊。口苦失，胃脘胀满亦失，反酸好转，背部火辣感减轻（且渐向腰部转移）。头晕不显，但夜寐易醒，尚可复睡。受纳改善，易饥饿。仍觉口中乏味、腹中有气，肠鸣，偶打嗝。月经10-09来潮，色黯，量少，4天即尽。大便日1行，成形，小便可，夜尿1～2次。余可。脉舌同上，守上方，加炒酸枣仁15g，炙远志8g。10剂。

赏析：《灵枢·邪气藏府病形》："胆病者，善太息，口苦。"《素问·痿论》："肝气热，则胆泄口苦……"《伤寒论》："少阳之为病，口苦，咽干，目眩也。"前已提及，口苦多责之胆或胃，病因多不离湿热，但也不尽然，有时脾肾阳虚也可导致口苦。如金元·李东垣《脾胃论·肺之脾胃虚论》中"脾胃之虚，怠惰嗜卧，四肢不收。时值秋燥令行，湿热少退。体重节痛，口苦舌干，食无味，大便不调……"之论，秋燥，加之夏热及长夏之湿的残留脾胃而致口苦。晨起口苦，属"发作有时"之辈，故病机首责少阳。木郁不疏土，湿郁化热，上泛而口苦。肾阳虚则尺脉微弱。大便软、脉细为脾湿之征。湿热内蕴，累及心肺致背火辣、头晕，胃不与脾相表里致纳差。以协7（香砂六君子丸）合协63（良附丸去香附加制附片）温补脾肾，加槟榔、枳实健脾燥湿以助大便成形，玄参、白茅根清热滋阴，取小柴胡汤君药柴胡、黄芩升降相因，合延胡索疏肝利胆活血。二诊口苦失，余症减轻，但寐差，守上方加炒酸枣仁、炙远志宁心安神。

值得一提的是，协63之用体现了“见脾之病，知脾传肾，当先实肾”。脾气恢复，统血有力，月经方不致又“一月再见”。

四、从肺论治

养阴润肺利胆经

【病案】王某，女，53岁。2016-03-05初诊。

夜晚口流红色涎水半年。

患者半年前即夜晚口流红色涎水。咽干，且咽中异物感。头中空乏，偶胸闷，背部僵硬（运动后消失）。时入睡难，梦多。上下楼均喘气，时胃脘胀痛，呃逆，或夹杂轻度酸味。大便溏，日1行，或夜尿。脉细，舌红，苔白。证属阴虚有热，胆经不利。治宜养肺清热，和利胆经。方投协21+协20+协49（去制何首乌）+炒酸枣仁15g，白及10g，白茅根20g，炒黄芩10g，炒谷芽、炒麦芽各15g，延胡索10g，槟榔10g，茯苓15g，白术10g。7剂。

2016-03-19二诊。药后血止，近又复燃。头晕脑涨。面、鼻、咽俱痒，干咳5天。腿软亦复发，气短。肛周、尿道痒5天。脉濡，舌红，苔白，边齿印。守上方，加防风10g，苦参10g。7剂。

赏析：肺阴虚内热，上干清窍，伤及血络，故流红色涎水。咽干、咽中异物感、偶胸闷、背部僵硬、上下楼喘气，均关乎此。肺病累胃，气机上逆致胃脘胀痛、呃逆且时夹酸味。肺病侮心致时入睡难、梦多。以协21（玄麦甘桔茶加射干）滋肺阴清肺热，合协49（去何首乌）即二至丸养肝以体现肺病实肝、滋肾以令肺实。因系“发作有时”之例，故用协20（小柴胡汤）疏利胆经。加炒酸枣仁宁心安神，白及、白茅根、黄芩清热凉血止血，延胡索、槟榔、茯苓、白术疏肝健脾，炒谷芽、炒麦芽消食和胃。二诊血虽止，但病根未尽除而复发，加之外感诱导，故仍守上方加防风、苦参祛风燥湿止痒。

五、从肾论治

益肾扶阳除湿热

【病案】唐某，女，38岁。2014-08-26初诊。

口咸7天。

患者7天前突发口咸。或腰部发胀，耳鸣，乏力。白带偏多。或大便稀，或夜尿。脉沉，尺弱，舌淡红，苔白。证属肾气不足，本味上泛。治宜益肾扶阳，清热除湿。方投协8+协39+桂枝3g，制附片3g，黄柏10g，苦参10g，焦山楂20g。7剂。

2014-09-14二诊。口咸消失，精神略好。但近觉轻微胸闷。无夜尿。脉略沉，舌红，苔白。守上方，加白术10g，丹参15g。7剂。

赏析：清代张璐《张氏医通·卷八·七窍门下·口》记载："口咸，肾液上乘也，六味地黄丸加五味、乌贼骨。"患者腰胀、耳鸣、乏力、白带偏多、大便稀、夜尿、舌淡红、苔白、脉沉尺弱为肾气虚，失于濡润滋养，也不能除湿摄水所致。以协8（肾气丸去桂枝、附子）加桂枝、制附片即肾气丸益肾气，协39（瓜蒌薤白半夏汤）振奋心肺阳气，使心火交肾、金生肾水。加黄柏、苦参清热燥湿，焦山楂消食和胃。二诊口咸消失，但轻微胸闷，守上方加白术、丹参健脾益气，养血活血。

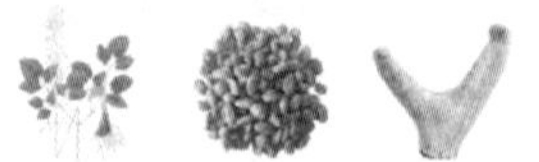

第三节 牙 病

一、从肝胆论治

清养肝胃除湿热

【病案】陈某，女，23岁。2011-03-14初诊。

牙龈红肿3年余，加重半年。

患者3年多前发现牙龈红肿，或伴出血，刷牙时也出血，近半年有所加重，进食则加剧，唇干。夜晚较兴奋。左耳下方发现硬结，不痛。白带黄，尿也黄。脉数略弦，舌红，苔少。证属肝胃阴虚，下焦湿热。治宜滋养肝肾，清利湿热。方投协4+协32+协11+瞿麦10g，白茅根20g，炒谷芽、炒麦芽各15g，栀子10g。7剂。

2011-03-22二诊。刷牙时出血减少，夜晚较安静。最近嘴唇或起疱，微痛。余如上述。脉舌同上。守上方，加炒莱菔子10g。7剂。

赏析：清代唐宗海《血证论·卷二·齿衄》曰："齿虽属肾，而满口之中皆属于胃，以口乃胃之门户故也。牙床尤为胃经脉络所绕，故凡衄血，皆是胃火上炎，血随火动，治法总以清理胃火为主。"患者3年前即牙龈红肿，或伴出血，为胃阴虚有热所致。久病损伤胃阴，清窍失养故现加重，且进食及刷牙时皆出血，乃至唇干、苔少、夜晚兴奋等。足阳明胃经沿下颌角上行过耳，故患者左耳下方生硬结。明代张介宾《景岳全书·卷之三十·贯集·血证》云："血从齿缝牙龈中出者，名为齿衄，此手足阳明二经及足少阴肾家之病。盖手阳明入下齿中，足阳明入上齿中，又肾主骨，齿者骨之所终也。此虽皆能为齿病，然血出于经，则惟阳明为最。"可见，牙龈出血关乎肾、胃及肠。故用协4（一贯煎）滋补肝肾，治胃之"克我"，合协32（玉女煎）养胃阴清胃火，加栀子既清胃热又凉血止血，使血不妄行；白茅根清热养阴，凉血止血；炒谷芽、炒麦芽消食和胃。下焦湿热导致尿黄、白带黄，加瞿麦以利尿通淋，导热从小便而出。脉数略弦，亦是邪稽日久，阴虚有热之征。故再用协11（四妙丸）加强清利湿热之功。二诊时已大见成效，药后嘴唇或起疱，乃胃热外出之征，故守方加炒莱菔子消食导滞。

调肝活血兼开降

【病案】郭某，男，67岁。2013-06-16初诊。

牙龈脓肿术后。

患者2013-06-03突发牙龈肿痛，经协和医院先后3次手术。现左面部略肿，牙龈或刺痛（尚未拆线）。昼夜咳嗽4天，吐泡沫痰。耳鸣多年。现头昏，面萎黄。只能进流质食物。二便可。余可。脉右弦左濡，舌红，苔黄厚。证属血虚而瘀，湿热蕴结。治宜养肝活血，利湿除热。方投协15+协59+桃仁10g，红花10g，柴胡6g，干姜6g，川黄连6g，天花粉15g，三七粉（另包，分冲）10g，杏仁10g，川厚朴10g，炒莱菔子15g，五味子6g，夏枯草15g，黄芩10g，川芎10g。7剂。

2013-06-23二诊。上症俱减，但耳鸣依然。现左面部、颈部有虫行感，头部发木。余可。脉略濡，舌红，苔微黄而腻。守上方，去五味子，加桔梗10g，细辛6g。7剂。

三诊去干姜、黄连，加协13（半夏泻心汤）以强开降之力。五诊改投协1（逍遥散加赤芍）、协4（一贯煎）以疏肝养阴。七诊则以协34（温胆汤）易协1，以清胆热。八诊又以协47（四逆散）易协34，以疏肝养肝。至08-18九诊止，共服药69剂，上证基本消失，身体几近康复。

赏析：《灵枢·经脉》曰："胃足阳明之脉……下循鼻外，入上齿中。"患者牙龈肿痛、面肿、舌红、苔黄厚，为脾胃湿热熏蒸，蕴结于上之征。头昏、面色萎黄、左脉濡，为血虚不荣，且血行不畅，滞而为瘀，以致不通则痛，从而加重牙龈肿痛。《灵枢·经脉》又曰："胆足少阳之脉……其支者，从耳后入耳中，出走耳前，至目锐眦后"。耳鸣、脉右弦为血虚肝脉失养所致。故用协15（四物汤）加桃仁、红花即桃红四物汤养血活血，加重川芎用量，与黄芩相合畅胆清热，而柴胡与黄芩相伍，又有浓缩之小柴胡汤方义，使升降相因。再用协59（赤豆当归散）加三七、夏枯草、川黄连、厚朴，以清热化湿、活血止痛。以干姜、五味子、炒莱菔子、杏仁温肺化饮，散收结合，降气止咳。二诊症状好转，但仍耳鸣、面颈部虫行感、头麻木，故守上方，去具收敛之性的五味子，加载药上行的桔梗及祛风开窍之细辛，以通络祛风。三诊加用协 13（半夏泻心汤）以辛开苦降，调畅气机。后随症加减，分别以协 1（逍遥散加赤芍）、协 4（一贯煎）、协 34（温胆汤）及协 47（四逆散）等疏肝、养肝、清肝胆热邪之剂收功。

又：以上两案，同为牙龈病证：一个表现为红肿出血，一个为脓肿术后，前者以养肝肾滋阴为主，兼以养胃阴；后者以养肝血活血为主，兼以辛开苦降、利湿清热、活络解毒。

养阴理胃除风热

【病案】陈某，男，23 岁。2008-09-22 初诊。

断续牙痛约 2 个月。

患者 2 个月前即牙痛，时作时止。咽中痰多约半年，伴咽燥。胸骨上端不适，手心汗出。纳可。大便日 1 行，尿黄。脉微数，舌红，苔少。咽红。证属阴虚有热，脾虚络阻。治宜养阴润肺，清热通络。方投协 4+ 协 21+ 知母 10g，生石膏 15g，威灵仙 15g，白术 10g，茯苓 12g，板蓝根 10g，栀子 10g，郁金 10g。4 剂。

2008-09-25 二诊。牙痛消失。但咽中依然有痰，咽燥。胸痛、背胀，叹气则舒。脉微数，舌红，苔薄白，咽略红。守上方，去协 21，加协 23+ 薤白 10g。3 剂。

赏析：隋代巢元方《诸病源候论·卷二十九·牙齿痛候》云："牙齿痛者，是牙齿相引痛。牙齿是骨之所终，髓之所养，手阳明之支脉入于齿。若髓气不足，阳明脉虚，不能荣于牙齿，为风冷所伤，故疼痛也。"牙痛至少分实虚，偏实者多以玉女煎清胃养阴，虚者多责之肝肾阴亏，虚热上扰所致，治当滋阴清火。患者除牙痛外，尚兼咽红、咽燥、手心汗出、舌红苔少、脉微数等一派阴虚内热之征，故以协 4（一贯煎）加知母、生石膏清热滋阴，肝、肾、胃同治，协 21（玄麦甘桔茶加射干）滋养肺阴利咽，加板蓝根、栀子、郁金清泄上焦之热，一可除咽中之痰、咽燥、胸骨上端不适，二可令胃实。茯苓、白术、威灵仙健脾燥湿，通络止痛。二诊述牙痛消失，但咽中依然有痰、胸痛，守上方去协 21，加协 23（半夏厚朴汤）降逆化痰，薤白通阳散结，以防复燃。

二、从心论治

养阴清热补心脾

【病案】刘某，女，29岁。2015-05-23初诊。

牙龈溃疡约1周。

患者约1周前左侧牙龈轻度溃疡，饮水、吃饭时均轻度疼痛。本次月经前天来潮，首日伴腰酸，今觉腹部不适，经色鲜红，呈块状。纳可。大便欠规则，一般凌晨5点小便1次。脉细，舌红尖尤甚，苔白。证属阴虚内热，心脾两虚。治宜滋阴清热，补养心脾。方投协19+协25+桑椹20g，小茴香6g，炒谷芽、炒麦芽各15g。7剂。

2015-06-06二诊。牙龈溃疡已消失。本次月经虽8天方尽，但较上次缩短了2天。余无明显异常。脉细，舌红，苔薄白。守上方。7剂。

赏析：宋代《圣济总录·卷十九·口齿门》谓："口疮者，由心脾有热，气冲上焦，熏发口舌，故作疮也。"患者心阴虚内热，心脾两虚，心病及胃、脾湿出胃，湿热相搏，日久则牙龈溃疡。舌红尖甚，正心阴虚内热之征。首投协19（导赤散）滋阴清热，次投协25（归脾汤）补益心脾，以体现治病求本，故首诊即愈。鉴于患者经行有块，伴腰酸、腰部不适，是故加小茴香散寒止痛，桑椹补益肝肾，炒谷芽、炒麦芽消食和胃。

三、从胃论治

养阴清胃兼祛风

【病案】彭某，女，54岁。2016-03-05初诊。

牙龈肿痛1个月。

患者2016春节后不久即牙龈肿痛，时轻时重。腰部不适，检查示：第4腰椎小关节滑脱（现已用腰带固定）。梦多，纳食稍少。大便溏，日1行。脉细濡，舌红，苔微黄，局部剥脱。证属阴虚气滞，湿热兼风。治宜养阴疏肝，清热祛风。方投协32+协4+威灵仙15g，葛根15g，杜仲20g，川续断15g，独活15g，桃仁10g，红花10g，桑寄生15g，炒谷芽、炒麦芽各15g，炒莱菔子10g，制香附10g，白茅根15g。

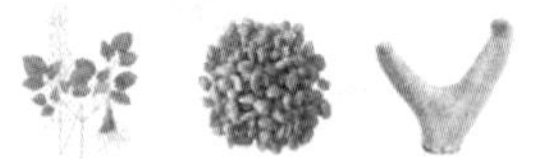

7剂。

2016–03–15二诊。牙龈肿痛、腰部不适俱减轻，但或腰胀。5天前曾感冒，现依然恶风，咽痒而痛，流浓涕，或夹有血丝。头晕（自觉似乎与服药有关），后项自觉僵硬。或胃胀，反酸，呃逆，口干、口苦。大便日1行，偏溏而细，小便黄。脉细略濡，舌红，苔白。守上方，去威灵仙，加荆芥10g，防风10g，牛蒡子6g。7剂。

2016–03–25三诊。牙龈舒适，行走无不适，鼻涕清，胃胀消失，反酸及呃逆明显减少。但依然梦多，大便先干后溏而细。脉数，舌红，苔少。守上方，加玄参10g，栀子10g。7剂。

赏析：明代陈实功《外科正宗·卷四》曰："齿病者，有风有火，亦有阳明湿热，俱能致之。"足阳明胃经"入上齿中，还出夹口，环唇"。上已提及，牙龈肿痛与足阳明胃经关系密切，胃火炽盛，循经上蒸齿龈，火热结聚不散，则牙龈肿痛。腰部不适、多梦、舌红、脉细濡，为肝肾阴虚兼湿所致。齿为肾之余，肝肾阴亏，无以滋养齿龈，不荣则痛。与陈实功同时代的张介宾《景岳全书·性集·十三卷·瘟疫》："若少阴水亏，阳明火盛，热渴失血，牙痛便结，脉空作喘而邪不能解者，宜玉女煎。"本案虚实相兼，但偏于虚，故以协32（玉女煎）合协4（一贯煎）滋养肝肾胃阴，兼清胃热。因患者第4腰椎小关节滑脱，致腰部不适，有风湿阻络、气滞血瘀之病机，故加葛根、威灵仙、独活祛风胜湿，杜仲、川续断、桑寄生补益肝肾，制香附、桃仁、红花以行气活血，缓解腰部不适，炒莱菔子消食和胃，白茅根清热利尿。二诊症状减轻，但感冒，守上方去威灵仙，加荆芥、防风、牛蒡子解表利咽，治痼疾兼顾卒病，故三诊述牙龈舒适。

清胃健脾兼养阴

【病案】吴某，女，29岁。2013–09–06初诊。

牙龈肿痛约1周。

患者1周前牙龈肿痛，刷牙时出血，有血腥味。最近因工作繁忙发现巅顶头屑较多，且脱发。大便较干。余尚可。脉细，略数，舌红偏淡，苔白。证属胃热阴虚，脾虚生湿。治宜清胃健脾，养阴祛风。方投协32（去熟地黄、麦冬）+协2+协4+白茅根20g，黄芩10g，玄参10g，墨旱莲20g，威灵仙15g，地肤子10g，白鲜皮

10g，苦参 10g，五倍子 10g。7 剂。

2013–09–28 二诊。刷牙时出血减少，血腥味亦减，头晕较轻。脉细，舌红，苔白。守上方，加夏枯草 15g。7 剂。

2013–11–30 述：药尽则渐愈。后复燃，守上方，加炒莱菔子而愈。

赏析： 马王堆汉墓出土的帛书《足臂十一脉灸经》有“病齿痛……皆久（灸）臂阳明温（脉）”，指出齿病与阳明相关，阳明胃热炽盛，循经上攻牙床，伤及龈肉，损及脉络，故牙龈肿痛、刷牙时出血，且有血腥味。热盛伤阴生内热，更加重齿龈肿痛。脱发、巅顶头屑多，为中焦湿热，侮肝生风而致。以协 32（玉女煎去熟地黄、麦冬）合协 2（五苓散）、协 4（一贯煎）清热养阴，健脾利湿，加白茅根、黄芩、玄参、墨旱莲清热燥湿，滋养阴液，威灵仙、地肤子、白鲜皮、苦参祛风渗湿，五倍子收敛止血。去熟地黄、麦冬，以防其滋腻而碍湿热之除。二诊病情好转，守上方加夏枯草清热泻火。三诊诉病渐愈。因停药近 2 个月而复发，病机与上大同，故守上方加炒莱菔子消食和胃而愈。

又：以上 2 案，同为牙龈肿痛，同用协 32（玉女煎）合协 4（一贯煎），但前者兼气血瘀滞，故加活血化瘀之品，后者脾虚有湿，故加协 2（五苓散）健脾除湿。

第四节 舌　病

一、从肝胆论治

疏肝健脾兼滋肾

【病案】王某，女，58 岁。2014–08–31 初诊。

舌麻 1 年。

患者 1 年前即舌麻，偶尔流涎。或腰似板状硬，汗出则舒适。或头晕(血压低)，记忆力差。或夜尿。脉右弦左细，舌淡，苔白。证属肝郁气滞，阴虚有湿。治宜疏肝健脾，养阴除湿。方投协 1+ 协 2+ 协 49（去制何首乌）+ 泽泻 20g，郁金 10g，川续断 15g，杜仲 15g，桂枝 10g，甘草 8g。7 剂。

2014-09-09 二诊。舌麻大减，腰部舒适，痰出则更舒适。喜叹息，呃逆则叹息少且胸部舒适。脉舌同上。守上方。7 剂。

赏析：舌为心之苗。从脉右弦左细及苔白看，为肝病及心、传脾，舌失其主，故麻。舌之反面金津（左）、玉液（右）两穴不能约束津液致偶流涎。肝肾阴亏，加之脾湿传肾，气机阻滞，致腰似板状硬。汗出则舒适，是因部分湿随汗泄。肝肾阴虚，髓海不足，则或头晕、记忆力差。以协 1（逍遥散加赤芍）合协 2（五苓散）疏肝理气，健脾除湿，加协 49（去制何首乌）即二至丸平补肝肾，川续断、杜仲补肾壮阳，使肝肾平调。以泽泻、郁金清热活血开窍，桂枝甘草汤以强温阳利水之功。二诊疗效显著，是故守方再进。

散寒清热兼温肾

【病案】姚某，女，56 岁。2006-10-29 初诊。

舌头中部疼痛 3 年，两侧疼痛 2 周。

患者大约从 3 年前开始舌头中部疼痛，2 周前舌头两侧亦不适，似乎有小米大小样的颗粒，或痛。前额亦隐痛，手麻，以左侧为甚（有颈椎病）。自觉胸中热、背凉、两小腿发冷。每夜尿 2 ～ 4 次已 5 年。脉细，舌红，苔中黄。证属下寒上热，肾阳不足。治宜散寒清热，温肾祛风。方投协 12+ 协 48+ 白芷 6g，葛根 15g，五倍子 10g。7 剂。

2006-11-05 二诊。舌头两边颗粒基本消失，下半夜舌痛减轻，前额略痛或不痛，手麻减或隔日一麻（左），右手发麻 1 次。胸中热减，背凉亦减。夜尿约 2 次。守上方，加桂枝 6g。6 剂。

2006-11-11 三诊。舌前部略痛，颗粒尽失。胸热、手麻均又减，前额或不痛，睡眠可。夜尿 1 ～ 2 次。脉细，舌红，苔中黄。守上方，加知母 10g，桂枝加至 10g。6 剂。

赏析：前已引及，《伤寒论》曰："厥阴之为病，消渴，气上撞心，心中疼热，饥而不欲食，食则吐蛔，下之，利不止。""伤寒，脉微而厥，至七八日肤冷，其人躁无暂安时者，此为脏厥，非蛔厥也。"小腿发凉、夜尿频，为肾阳不足，失于温煦，水无所摄。子病累母（肺）且不能上济于心，故肺心阳虚而背凉。阳明经行于身之前，胃热盛则胸中热、苔中黄。前额乃心之分野，心阳虚加之胃热则舌中痛。舌边属肝胆之部，湿热郁之，气机阻滞则痛、有颗粒状物。以协12（乌梅丸加广木香）散寒清热，温煦肾阳。加白芷引药入阳明而除额痛以令心实、葛根引药入太阳祛风活络而除手麻，五倍子收敛止痛。合协48（缩泉丸）固肾缩尿。二诊症状减轻，加桂枝振复心阳，温通经脉。三诊症状续减，再加重桂枝用量，并加知母滋阴清热。

二、从脾胃论治

泻脾养阴兼活血

【病案】李某，女，53岁。2013-10-06初诊。

舌痛2年余。

患者2年前即舌痛。睡不安神，睡眠时自觉舌头干涩，思水。常口腔溃疡。绝经1年。大便4～5日1行。脉缓，舌红，有裂纹，苔白，边齿印。证属中焦湿热，阴虚络阻。治宜化湿清热，养阴通络。方投协13+协4+炙甘草7g，五倍子10g，天花粉20g，制何首乌20g，丹参15g，桃仁10g，红花10g，苦参15g。7剂。

2013-10-15二诊。服第2剂时舌痛即减，舌干涩、口腔溃疡亦减。大便每日1行。脉细，舌红尖尤甚，苔白。改投协4+协7+五倍子10g，天花粉20g，玄参10g，桃仁10g，红花10g，苦参10g，制何首乌20g。7剂。

赏析：从前述可知，足太阴脾经挟舌本、散舌下，口为胃之门户，脾气通于口，故口舌之疾多与脾胃相关。脾胃湿热阻滞，循经上扰，致口腔溃疡常发。局部气血壅滞，不通则舌痛。舌干涩、舌红有裂纹、便秘，为阴液亏虚所致。以协13（半夏泻心汤）加重炙甘草即甘草泻心汤清热化湿，合协

4（一贯煎）滋阴疏肝，天花粉、制何首乌以强滋阴之效，丹参、桃仁、红花养血活血通络，苦参清热燥湿，五倍子收敛疮面。二诊症状好转，效亦更方，改协 4（一贯煎）+ 协 7（香砂六君子丸）加味，以养阴疏肝、暖脾除湿、活血敛疮而奏全功。

泻脾养肺理气血

【病案】李某，女，53 岁。2008-08-05 初诊。

舌痛且裂年余。

患者年余前即舌痛、裂口（服西药无效）。口干，乏味，自觉咽中痰阻，但吞咽正常。乏力，或头痛，腰痛，下肢痉挛。恶风，脘胀，呃逆，纳可。大便秘，尿黄。脉略沉，舌红，苔白稍厚，有裂纹。咽略红。证属湿热困脾，肺阴不足。治宜泻脾养肺，活血理气。方投协 13+ 协 21+ 炙甘草 7g，五倍子 10g，桃仁 10g，天花粉 15g，川厚朴 10g，白芍 10g，郁金 10g，白茅根 15g。7 剂。

2008-08-12 二诊。舌痛、呃逆、腰痛俱减，脘稍适，大便调，下肢痉挛除。或耳鸣。脉舌同上。守上方，去白芍，加牛蒡子 6g，当归 10g。6 剂。

赏析：从前述又可知，舌乃心苗。舌痛而有裂纹，当责之心，其治则当立足于脾乃至于肺，以令心实、治心之所克。口干、乏味、脘胀、呃逆、乏力，结合脉略沉、苔白稍厚看，为中焦湿热累心所成。湿热及肺则咽中有痰而气阻、恶风、头痛、咽略红，传肾则腰痛、下肢痉挛、尿黄，困脾致输运不及则大便秘。以协 13（半夏泻心汤）加重炙甘草即甘草泻心汤辛开苦降，祛湿清热，加苦辛温之厚朴理气燥湿。协 21（玄麦甘桔茶加射干）养阴润肺，天花粉清热滋阴，郁金、白芍疏肝养肝，白茅根清热利尿，五倍子收敛止痛。桃仁活血化瘀。二诊症状大减，守上方，加牛蒡子清热利咽，当归活血止痛。

又：以上两案同为舌痛，前者偏肝肾阴虚，故加协 4（一贯煎）以养之，后者偏肺阴虚，故合协 21（玄麦甘桔茶加射干）以滋之。

归脾加味愈舌裂

马某，女，27岁。2004-08-03初诊。

舌裂断续发生约6年。

患者大约6年前即舌部有较大裂纹一处，断续发生，时轻时重，苔剥脱且时有溃疡。初起尚不以为然，久之则自觉舌面难看，影响与人交流。望：面色萎黄、嘴唇干枯、舌面有1处较大的裂纹、苔剥脱。述：梦多、头胀痛。二便调。脉细，舌红，苔少。证属心血亏虚，肝脾不足。治宜补养心脾，调养肝胃。方投协25+协62+丹参15g，生地黄15g，炒白芍15g，天花粉10g，石斛10g。7剂。

2004-08-09二诊。舌面裂纹缩小、变浅，苔剥脱消失，且面色红润，精神转佳，头胀痛亦减轻。现偶尔失眠。服药期间曾腹泻。脉细，舌红，苔白。守上方，加炒白扁豆10g。7剂。

2004-08-15三诊。舌面已基本正常。要求继续服药以巩固疗效，遂守上方。20剂。蜜丸。

赏析：协25（归脾汤）一般用于治疗思虑过度、劳伤心脾、怔忡健忘、惊悸盗汗、发热体倦、食少不眠及妇人崩中漏下等证。陈师遵循“心开窍于舌，其华在面，脾在窍为口，其华在唇”的理论，得知患者在舌、在唇、在面的诸症均责之于心、脾二脏。面色萎黄、头胀痛、梦多、脉细等为气血不足；唇干、舌红、苔少当属阴虚。通过四诊合参，陈师将其辨为心脾两虚兼有阴虚之证。故投协25合协62（生脉散去党参，代之以丹参）补脾养心、益气养阴治主证，加炒白芍、生地黄、天花粉、石斛养阴生津调养肝胃疗兼证。全方补而不滞。复诊时加炒扁豆以强健脾之功。为巩固疗效，防止复发，遂予20剂蜜为丸，取“丸者，缓也，舒缓而治之”之意。经半年电话随访，患者诸证未发，精神、面色俱佳，感觉舒适。

（曾　兰　陈国权）

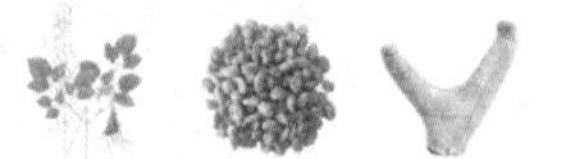

参考文献

[1] 《金匮要略》相反病症同治探析 [J]. 中国农村医学，1989（12）：40.

[2] 李雪松 . 陈国权教授用时方治杂症三则 [J]. 中医药通报，2006（5）：40.

[3] 陈国权 . 重用黄芩疗口疮 [N]. 中国中医药报，2017（4）.

[4] 徐慧琛，陈国权 . 陈国权教授论治血证验案五则 [J]. 中医药通报，2014，4（13）：25.

第4章 男性病

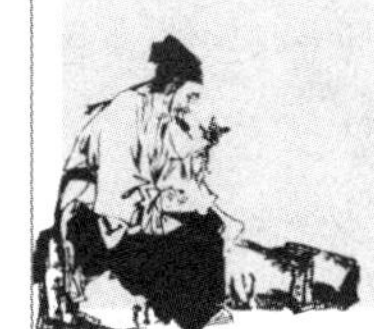

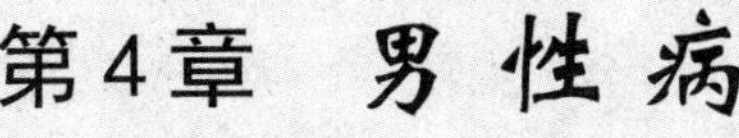

本章论述的男性病主要包括遗精、早泄、性功能障碍、不育、乳房病及阴睾病。共16案，初诊用方计17首，按使用频率多少依次为：协4（8次），协1、协39（各3次），协2、协7、协8（均加桂枝、附子，各3次），协13、协21、协48（各2次），协14、协15、协19、协34、协35、协37、协49、协58(各1次)。可见，绝大多数都立足于养肝、疏肝、暖肝乃至于清胆，其次立足于健脾、暖脾、泻脾，再其次是养肾阴、益肾气，最后方是振奋心肺之阳，或清养心肺。单纯用补者几乎没有，大多是补泻兼施。特别是单纯治肾者极少，因此，不宜动不动就把男性病尤其是性功能障碍等归罪于肾虚。二阴虽为肾之窍，但足厥阴肝经过阴器，尤其是在工作压力大、生活节奏快、事业竞争激烈、时间紧张的当今社会，肝郁乃至于肝虚致病者大有人在。

第一节 遗　精

一、从肝论治

疏肝理气和脾胃

【病案】杨某，男，21岁。2008-09-16初诊。

遗精年余。

患者2007年春节期间即开始遗精，每周3～5次。但无其他任何不适。是年暑假从武汉某大学返回老家郑州后通过熟人引荐请某中医诊治，服药月余，遗精反而有所增加。暑假结束返校后找某军医诊治，长达1年之久，非但没减少，约半年后每天必遗，又过约半年后有时午睡也遗。但始终无任何明显不适。除有时郁闷外，多数情况下是精神较以往稍亢奋，且精力充沛。观其所服之药，无一不是用补，其中不乏西洋参、红参、鹿茸乃至冬虫夏草之类。故转而求治于我。脉弦略数，舌红，苔白稍厚。证属肝郁脾虚，湿邪化热。治宜清肝解郁，健脾除湿。方投协1+协2+牡丹皮10g，栀子10g，佩兰10g，玄参10g，炒谷芽、炒麦芽各15g。7剂。并嘱其告诉父母，并非病态的遗精，是身体超健康的表现。

2008-09-30二诊。述遗精依然，但精神没以前亢奋，且身心俱轻松。其父大惑不解，治疗了1年的遗精居然不是病，并说“将近10万元岂不是白花了？！”为了安慰父子俩，只得守上方，再进7剂。并嘱无须再诊。

2010年国庆节后不久其父因病就诊于我时述其子一切正常。

解析：该案其实并非病态，前医只闻“遗精”，而忽略了遗精后身体是否有不适之感，结果是越遗越补、越补越遗，恶性循环，长达年余。故只能从脉舌入手，以清肝解郁、健脾除湿为治。二诊虽述遗精依然，但精神没以前亢奋，身心俱轻松，此健康之佳兆也。故守方再进，以安慰性调治。

二、从多脏腑论治

益肾养肝兼补脾

【病案】王某，男，23岁。2013-05-20初诊。

半个月遗精5次。

患者从2013-05-02至05-17遗精5次（或在憋尿之后，久坐、行走皆然）。晨起口干苦，纳佳。尿频，或尿黄，夜尿2次。脉滑，舌红，苔少中部白。证属气阴两虚，湿热内蕴。治宜养阴益气，健脾清热。方投协4+协8+桂枝3g，制附片6g，川续断15g，杜仲20g，桑椹20g，芡实20g，黄柏10g，白术12g，炒白扁豆15g，炒莱菔子15g。7剂。

2013-05-26二诊。遗精减，腰痛亦减。晨起口干苦稍轻。脉舌同上。守上方，加干姜6g，川黄连6g。7剂。

2013-06-11三诊。本周遗精3次、遗尿1次，或伴梦，腰痛剧。夜尿2次以上。

脉稍数，舌红，苔白。改投协 8+ 协 22+ 协 48+ 桂枝 3g，制附片 6g，煅龙骨、煅牡蛎各 20g，芡实 20g，白术 10g。10 剂。

2013-06-23 四诊。服药期间仅遗泄 1 次，腰痛减轻，夜尿 1 次。余可。脉缓，舌红有裂纹，苔中部白。守上方，加茯苓 15g，炒白扁豆 15g。12 剂。

解析：上述案例每周虽遗精 3 ～ 5 次，但并非病态。本案则不然，憋尿或久坐、久行皆可致遗精。从晨起口干、口苦、昼尿频、夜尿 2 次、尿黄及脉滑、舌红、苔少且中部白可知，此虚实夹杂，扰动精室所致。所谓虚是指肝阴虚、肾气虚，憋尿之后，破坏了膀胱乃至于肾与肺的子母关系，不仅扰动精室而遗精，且水无所制而尿频、遗尿。久坐伤脾所主之肉，久行伤肝所主之筋，俱能扰动精室。舌红乃阴虚之象。苔中白乃肝病传脾之征。晨起阳始旺，加重了中下焦之湿热，故口干、口苦。用协 4（一贯煎）加桑椹养肝阴，合协 8（肾气丸去桂枝、附子）加桂枝、制附片即肾气丸再加川续断、杜仲益肾气乃至于肾阳，黄柏、白术、炒白扁豆、炒莱菔子清热除湿。二诊述遗精减少，腰痛（初诊未述）亦减，口干口苦减轻，恐中焦湿热偏重，故守方加干姜、川黄连开降之。三诊述 1 周内遗精 3 次、夜尿 2 次以上且遗尿 1 次，故改投肾气丸、桂枝汤（协 22）加煅龙骨、煅牡蛎即桂枝加龙牡汤及缩泉丸（协 49）加白术、芡实，以补益肾气，调和阴阳，健脾收敛。四诊述 12 天中仅遗精 1 次，此正常之象也。

第二节　早　　泄

从多脏腑论治

疏肝健脾兼扶阳

【病案】杨某，男，25 岁。2012-02-26 初诊。

早泄 1 年。

患者1年前即早泄，或胸闷，夜尿2次。脉弦，舌红，苔白，边齿印。证属肝郁脾虚，阳虚有湿。治宜疏肝健脾，扶阳除湿。方投协1+协2+协39+协48+杜仲15g，川续断15g，桃仁10g。7剂。

2012-03-12电话述：早泄减轻，胸闷亦减。脉舌未见。守上方。20剂。

解析：本案除早泄外只有或胸闷及夜尿两症，无法切入辨证。年甫25，其夜尿两次似不足以辨为肾气乃至肾阳虚而导致早泄，只能舍证从脉至少是轻证重脉了。脉弦、舌红、苔白，肝郁脾湿之象也。疏泄太过，精关不固致早泄。正因此故，加之轻度肾阳虚，故夜尿。下病碍上致胸阳不振而有时胸闷。投协1（逍遥散加赤芍）合协2（五苓散）疏肝理气、健脾除湿，用协39（瓜蒌薤白半夏汤）、协48（缩泉丸）振扶上下焦之阳，杜仲、川续断、桃仁补肾活络，是以首诊即初见疗效，故守方再进，以奏全功。

第三节　性功能障碍

一、从肝胆论治

扶阳养阴理气血

【病案】石某，男，36岁。2014-01-08初诊。

举之不坚3个月。

患者自2013-10包皮环切后即举之不坚。或头昏，梦多，乏力。大便量少，欠通畅。脉稍沉，舌红暗，苔白。证属阴阳两虚，气滞血瘀。治宜养阴扶阳，活血行气。方投协35+协39+协4+桃仁10g，红花10g，制香附10g，郁金10g，淫羊藿15g，巴戟天15g。7剂。

2014-01-15二诊。举之稍坚，睡眠稍佳。脉舌同上。守上方，加柴胡10g。7剂。

解析：包皮环切术后是否破坏了肝经正常地过阴器尚未可知，但从目前所呈现的脉证看，患者具备阴阳两虚之证：或头昏、梦多、舌红，偏于阴虚；乏力、大便欠通畅、脉稍沉、舌暗，偏于阳虚。如是阴阳两虚，是以举之不坚。用协 35（吴茱萸汤）合协 39（瓜蒌薤白半夏汤）加淫羊藿、巴戟天振复肝、肾、肺、心之阳，协 4（一贯煎）加制香附、郁金养肝肾之阴兼疏肝活络，试加桃仁、红花以防环切术后所遗留的阴血瘀滞。阴阳双补、气血并调，故首诊即初显成效，二诊时仅添柴胡一味，借进一步疏肝以调畅气机而助其坚。

清胆活血养肝肾

【病案】陈某，男，48 岁。2013-06-08 **初诊。**

性功能差约 2 年。

患者年轻时即性功能稍差，近 2 年有所加剧，或淡漠、早泄、举之不坚。4 年前曾经腰扭伤，右腿麻木，发现腰椎间盘病变。偶尔心悸，两目干涩或痒。尿黄。脉略滑，舌红偏暗，苔白。证属胆经痰湿，阴虚络阻。治宜清胆化痰，养阴通络。方投协 34+ 协 4+ 桃仁 10g，红花 10g，柴胡 10g，三七粉（另包，分冲）10g，天花粉 15g，杜仲 15g，川续断 15g，韭子 10g，细辛 6g，淫羊藿 15g，黄芪 20g。10 剂。

2013-06-27 二诊。双目稍适，或早勃，膝部酸。停药则反弹。余同上。脉缓，舌红，苔中薄黄。守上方，加沙苑子 10g，菊花 10g。20 剂。

解析：本案性功能差的表现是：性冷淡，或早泄，或举之不坚。从两目干涩或痒、尿黄、偶尔心悸及脉略滑、舌红偏暗、苔白看，并非纯虚证，而是虚实夹杂证。特别是 4 年前的腰扭伤，可能为性功能差埋下了祸根。腰扭伤不仅伤肾，而且间接伤及肝所主之筋，故 2 年后开始性功能差。肝血虚则右腿麻木、两目干涩或痒、举之不坚。肝病累母，日久致腰椎间盘病变乃至性冷淡、早泄。肝病及心则偶尔心悸。肝病出胆，致胆经痰湿而见脉略滑、舌偏暗、苔白。用协 34（温胆汤）清胆化痰，协 4（一贯煎）养肝肾之阴，加桃仁、红花、三七粉、黄芪、天花粉活血益气，生津养筋，杜仲、川续

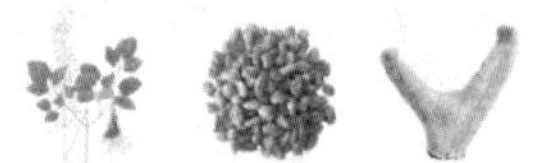

断、韭子、淫羊藿、细辛补肾通络。二诊时述或有早勃，这是性功能开始恢复之佳兆，故守方加味继服。

二、从脾论治

泻脾养心补肝肾

【病案】刘某，男，36岁。2014-01-22初诊。

性欲几乎丧失3个月。

患者3个月前即性欲几乎丧失。2年前即腰酸背痛，或失眠，纳差。余可。脉沉，舌红尖甚，苔黄厚。证属中焦湿热，阴阳两虚。治宜辛开苦降，养阴助阳。方投协13+协19+炒酸枣仁20g，川厚朴10g，韭子10g，淫羊藿15g。20剂。

2014-04-01二诊。性欲稍增，失眠则减。磨牙多年。脉弦，舌红，苔黄厚。守上方，去协13，加协17+知母10g，桑叶10g，炒莱菔子10g。15剂。

解析：患者两年前腰背痛的原因虽难以查明，但3个月前开始的性欲差不能说与此不无关联。脉沉、舌尖红甚、苔黄厚足以说明，脾胃湿热、心阴虚内热兼轻度阳虚是本案的基本病机。脾胃病侮肝、心病累母，肝经不能过阴器致性欲下降。湿热在脾胃则纳差，累心则或失眠。首用协13（半夏泻心汤）开降湿热以防继续侮肝，继用协19（导赤散）滋阴清心，使不累母，炒酸枣仁、韭子、淫羊藿补肝益肾，厚朴宽胸行气。故二诊述性欲稍增。

暖脾理血扶阳气

【病案】乔某，男，56岁。2015-05-22初诊。

无性欲4个月。

患者2014年年底曾行房颤术，2015-01即无性欲且牙齿发酸。2015-03心电图示心房扑动。上楼时腿乏力，肝功能亦高。脉略濡，舌红，苔白。证属脾肝两虚，阳虚络阻。治宜暖脾理血，助阳通络。方投协7+协15+协39+桃仁10g，红花10g，天花粉20g，三七粉（另包，分冲）10g，川厚朴10g，茵陈蒿20g，炒莱菔子

15g，丹参15g，炒谷芽、炒麦芽各15g，五味子10g。20剂。

2015-06-19二诊。性功能恢复正常，牙酸亦消失，查肝功能已正常。胸中舒适，继之腿渐有力，感觉全身轻松。饮食、睡眠及二便均可。脉舌同上。守上方，去五味子，加黄芪20g，韭子10g。20剂。

解析： 行房颤术后是否会导致性欲丧失，尚无更多的病例来加以验证，但手术损伤了气血是毋庸置疑的。肝血亏虚，累母、传胃则牙齿发酸，传脾生湿则脉濡、苔白。肝脾俱病，不主筋脉和肌肉，故上楼乏力。脾主思，日久湿伤阳气则渐致性欲丧失。鉴于脉略濡、苔白，故首投协7（香砂六君子丸）暖脾益气，次投协15（四物汤）加桃仁、红花即桃红四物汤加丹参、天花粉、三七粉以养血、活血、通络，以利脾气之复，后用协39（瓜蒌薤白半夏汤）是参考了西医的“心房扑动”之诊断，而五味子可助其降低转氨酶，同样是考虑了西医学的化验结果。川厚朴、茵陈蒿、炒莱菔子及炒谷芽、炒麦芽以健脾除湿，调和肝胃。故首诊大捷。

三、从多脏腑论治

化湿疏肝益肾阳

【病案】段某，男，49岁。2015-10-09初诊。

性功能突降1个月。

患者1个月前突发性功能下降，天亮前或有勃起。5年前曾患痛风。睡眠时间短，醒来较早。余可。脉沉细，略滑，舌淡，苔白厚。证属湿邪弥漫，气滞阳虚。治宜除湿疏肝，温阳行气。方投协14+协1+协39+玄参10g，制香附15g，韭子10g，淫羊藿15g，肉苁蓉20g，桑寄生15g，桃仁10g。10剂。

2015-12-03二诊。性功能改善，酒量亦增。余可。脉沉弦，舌红，苔白。守上方，加巴戟天20g，制龟甲30g。10剂。

解析： 患者1个月前突发性功能下降，但天亮前生殖器或有勃起，说明病情尚不甚严重。5年前曾患痛风，而痛风之成多不离湿热。该患者因经营

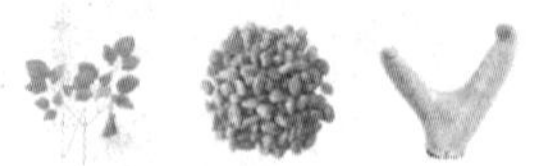

房地产，经济宽裕，酷爱饮酒，且非茅台、五粮液不饮，致多年来湿热缠身，脉沉细略滑、苔白厚则是明证。正因湿邪内盛，阳气难以伸展，进而导致肝郁乘脾而加重湿邪，影响宗筋发挥其正常功能，致性功能突降。湿邪弥漫，肝病及子、脾湿累母，则睡眠时间短、醒来较早。湿邪困脾，主思异常，加剧了性功能下降。用协 14（三仁汤）开上、宣中、导下以除三焦之湿，协 1(逍遥散加赤芍)疏肝健脾运湿，协 39(瓜蒌薤白半夏汤)加淫羊藿、肉苁蓉、桑寄生、韭子振奋心肺肾之阳，制香附行气活血。故二诊述性功能改善、酒量亦增。是故守方加味再进。

第四节 不　育

从多脏腑论治

滋补肝肾培脾土

【病案】刘某，男，38 岁，2011-02-22 初诊。

精子活力差约 2 个月。

患者约 2 个月前发现精子活力差，有少许痰液。余尚可。脉沉细，舌红，苔少。证属肝肾俱亏，脾气不足。治宜调补阴阳，暖脾益气。方投协 4+ 协 7+ 协 58+ 黄芪 20g，韭子 10g。7 剂。

2011-03-01 二诊。药后无明显不适，脉舌同上。守上方。7 剂。

2011-03-12 三诊。证如上述，脉舌同上。守上方。7 剂。

2011-03-18 四诊。夜尿 1 次，余同上。守上方。7 剂。

其妻 2012 年生 1 女，其精子活力正常，已无须赘言。

解析：本案除精子活力差外，可辨之症不多，唯少许痰液耳！故脉象只能作为主要的辨证依据。舌红、苔少及脉沉细只能试作肝肾阴虚、脾虚湿盛观。故试投协4（一贯煎）养肝肾之阴，协7（香砂六君子丸）加黄芪补脾益气以促气血生化，协58（五子衍宗丸）加韭子以益肾生精。4诊共服药28剂，不忘初方，一以贯之，水到渠成，其女问世。

补肾健脾理气血

【病案】郭某，男，27岁。2011-12-14初诊。

婚后2年未育。

患者2年前结婚，其妻曾孕2胎，均50天后流产。检查示：左睾丸精索静脉曲张、精子质量差。前阴或潮湿，偶感坠胀，自觉阳物小，或早泄，或遗精（有手淫史）。近年来常感头晕，劳累后加重，动则易汗出。口水多。尿频，夜尿1～2次。脉沉弱略涩，舌淡红，苔白。证属脾肾气虚，精元清冷。治宜补肾健脾，益气固精。方投协8+协7+桂枝3g，制附片6g，橘核10g，荔枝核20g，桃仁10g，红花10g，柴胡6g，薏苡仁20g。7剂。

2011-12-21二诊。前阴潮湿减，下坠感失，未早泄、遗精。但夜尿依然1～2次。脉舌同前。守上方。7剂。

2011-12-29三诊。夜尿仅1次，余可。脉沉弱，舌淡红，苔白。守上方，加协58。10剂。

患者先后6诊，共服药49剂。2013-09-03患者岳父因病就诊时告知其女将于2013-10分娩。

赏析：《金匮要略·血痹虚劳病》曰："男子脉浮弱而涩，为无子，精气清冷。"肾为先天之本、脾为后天之本，先后两"天"俱虚，精血衰少，致精清血冷，宛如冰铁，无以使胎受，故无子。脉浮弱而涩正阴阳两虚之征。本案与之非常相似，脾气虚，不能散精上归故头晕，劳累耗伤肾脾之气故头晕加重，脾气虚输化异常，故动则易汗出（脾汗）、口水多。正因如此，湿邪下注，致前阴或潮湿，且偶感坠胀，久而久之便自觉阳物小。肾气虚不能摄精，以致或早泄，或遗精及尿频、夜尿1～2次。脉沉弱略涩与上述"浮弱而涩"相似，与舌淡红、苔白合参，皆脾肾两虚之候。故陈师以协8（肾

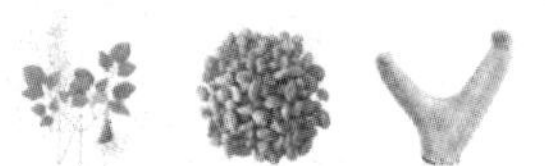

气丸去桂枝、附子）即新六味地黄丸加桂枝、制附片即肾气丸补益先天之不足，又以协7（香砂六君子丸）培补后天之虚弱，使气血生化有源，合协58（五子衍宗丸）使肾中精气充盛。精旺血足，故药后诸证悉减，并成功育子。

第五节　乳房病

从多脏腑论治

泻脾散结养肝肾

【病案】段某，男，31岁。2009-12-27初诊。

左乳房硬块2个月余。

患者2个月前即发现左乳房硬块，触痛。颈部两侧常发红疹。或眼花、耳胀。咽中不适。二便尚可。脉略弦，舌边尖红，苔黄厚腻。证属阴虚气滞，中焦湿热。治宜养阴疏肝，辛开苦降。方投协13+协4+协21+夏枯草15g，瞿麦10g，延胡索10g，炒谷芽、炒麦芽各15g，川芎10g，丹参15g，白茅根15g，青皮10g。7剂。

2010-01-09二诊。痛略减，红疹亦减。脉略弦，舌边红，苔中黄厚。守上方，去协4，加协15+桃仁10g，红花10g，川厚朴10g。7剂。

2010-01-28三诊。左乳疼痛极轻微，未曾眼花。或右耳鸣。睡眠欠深，近来食欲有所减退。脉微数，两寸稍弱，舌边红，苔中微黄。守初诊方，加协49（去制何首乌）+黄芪20g，桃仁10g，红花10g，西洋参10g，泽泻20g，郁金10g。20剂。熬膏。

解析：肝经循经胸中、胆经循经颈侧，故乳房硬块乃至眼花关乎肝经，颈部两侧常发红疹乃至耳胀、咽中不适关乎胆经，皆虚中夹实使然也。舌边红、脉略弦可证。肝胆病传脾，输运不及，日久湿邪内生化热则苔黄厚腻。用协4（一贯煎）合协21（玄麦甘桔茶加射干）养肝肺之阴，既防肝病传脾，又体现心病（舌尖红为心阴虚甚至内热）实肺，加夏枯草、瞿麦、青皮、川芎、延胡索、丹参清肝畅胆，理血散结。白茅根、炒谷芽、炒麦芽利湿和胃。首诊初见成效，故二三诊药稍异而大法不变，是以三诊即述疼痛极轻。

第六节 阴睾病

一、从肝论治

疏肝健脾兼软坚

【病案】陈某，男，65岁。2001-10-11初诊。

右侧睾丸结节伴肿大、不适2年。

患者2年前发现右侧睾丸结节，先后经3家省级医院（含肿瘤医院）、1家副省级医院诊治，效均不佳，建议手术切除。患者拒绝。2011-08上旬发现左侧睾丸亦然。经服中药20余剂，效亦不佳。经穿刺检查，排除恶性之可能。肿块随心情好坏而减增。大便欠畅，夜尿3次。脉左细右弦，舌红，舌体胖大，苔白厚而滑。证属肝郁脾湿，前阴失司。治宜疏肝健脾，理气软坚。方投协1+橘核20g，荔枝核30g，牡蛎30g，杏仁10g，瞿麦15g，桂枝6g，生姜10g。6剂。

至2001-12-17止，共9诊，上方略作损益，服药49剂，结节消失。

2002-03-11十诊。述2002年春节前，患者痛失爱子，悲伤太过。其唯一的女儿又下岗，且考研落败，将气全出在其头上，导致老病复燃。述睾丸肿复如前，阴囊潮湿。经西医诊断为：①睾丸肿块（TB待排）；②鞘膜积液。脉细濡，舌暗，苔白滑，中部厚。证属肝肾气虚，脾虚生湿。治宜温暖肝肾，健脾利湿。方投协35+协2+协49（去制何首乌）+防己12g，橘核20g，荔枝核30g，苦参12g，延胡索15g。3剂。

从2002-03-14至05-09共14诊，服药36剂，肿块时小时大。2002-05-14第

25诊。述除睾丸肿胀外，又尿偏急，欠畅，两下肢略肿，大便日1行，质稀。脉弦，舌暗，苔白。证属肝肾阳虚，水无所制。治宜温暖肝肾，宣肺利水。改投协41+协31+防己12g，车前子（布包）10g，花椒8g，杏仁10g。5剂。

从2002-05-21至10-13计19诊，服药82剂，以上方为主，适当出入，其中从08-19至08-25去了协31（五皮饮），导致病情轻度反复，恐多系宣肺利水解郁之力不足使然。制附片从8g一直加到30g，肿块方逐渐乃至完全消散。为防复燃，又以上方加枸杞子、生地黄、淫羊藿、浙贝母，为丸1料。以补肾理气，使金水相生。追访至今，未再复发。

解析：前已论及，虽肾开窍于前后二阴，但肝经亦绕阴器。故初诊时尽管脉不弦，加之其受情绪影响，故仍舍脉从症治从肝。肝肾同源，肾阳虚，不能温养肝木，也易致肿块不消，故借治肾以疏肝。在炎炎盛夏，大胆使用附片，乃因白滑苔迟迟无改善；性功能几乎丧失。故只能舍弦数脉（05-14起）而从症。服含制附片（与余药同煮，沸后以文火煮50～60分钟即可）者达99剂之多，竟未显伤阴之弊。在长达1年的治疗中，前后共44诊，服药计175剂，终于免除了睾丸被切之苦。患者积极配合，坚持不懈，发挥了重要作用。

调肝养阴理气血

【病案】杨某，男，83岁。2008-03-02初诊。

左睾丸硬、肿、痛近1个月。

患者约1个月前突发左睾丸硬、肿、痛。其前不久大便带血（直肠息肉），色鲜红。耳聋，走上坡路时气短、左小腿疼痛。嗜甜食，夜口干苦，纳可。尿频、急、余沥。夜尿3～5次。脉略数而弦，舌红，苔中根白。证属肝郁阴虚，气滞有热。治宜疏肝清热，养阴理气。方投协1+协4+延胡索10g，川楝子10g，荔枝核20g，橘核10g，牡蛎30g，夏枯草20g，鸡内金15g，瞿麦15g，小茴香6g。7剂。

2008-03-09二诊。睾丸痛消失，肿、硬俱减。大便溏年余，服上药后有所加剧（早3次，中、下午约3次）。走上坡路时腿痛减。余同上。脉微弦，舌红，苔白。守上方，去协1、瞿麦，加协2+广木香10g。7剂。

解析： 上已述及，肾虽开窍于前后二阴，但肝经过阴器，结合脉略数而弦、舌红、苔中根白可知，左睾之硬、肿、痛除肝郁而热兼脾虚有湿外，尚有肝肾阴虚。肝热上冲则耳聋。肝疏太多、肝经不利则尿频、尿急、尿余沥、夜尿3～5次、走上坡路时左小腿疼痛，并非主要责之肾虚也。肝病侮肺则走上坡路时尚气短。嗜甜食乃脾之本味外露，脾虚兼湿之征也。脾湿夜得阴助而更盛故口苦，脾更难输津于上而口干。用协1（逍遥散加赤芍）合协77（金铃子散）加夏枯草、牡蛎、荔枝核、橘核、小茴香疏肝清热、理气软坚，瞿麦、鸡内金通淋和胃。初诊效佳，故稍事增损，以巩固疗效。

滋阴疏肝养心肺

【病案】叶某，男，35岁。2007-01-07初诊。

睾丸冷痛、夜潮热易发2周。

患者大约2周前即睾丸冷痛、夜晚潮热。头顶痛，额头汗出，左耳鸣。大便秘。脉弦，舌红，苔白。证属肝虚气滞，阴虚有热。治宜滋阴疏肝，清养心肺。方投协4+协21+协37+地骨皮15g，栀子6g，白术10g，乌药6g，川厚朴10g。7剂。

2007-01-21二诊。睾丸痛减，每夜潮热、耳鸣、头顶痛亦均减。昨夜口干，或尿黄。脉弦，舌暗，苔白。改投协12+协37+麻黄根10g。7剂。

2007-01-28三诊。睾丸痛除，但依然冷且潮湿，头顶痛减。依然潮热（半小时左右即失，多在天亮前，具体时间不确定），汗出不能。脉略弦，舌红，苔白。守上方，加柴胡6g。7剂。

解析： 从上述可再知，肝经过阴器。睾丸冷痛，结合头顶痛、左耳鸣及脉弦、舌红看，不仅病在肝，且偏于肝阴虚气滞。夜晚阴气来复，阴虚得天之助，有所恢复，但尚不足以引阳归阴，阳气浮游于外故潮热。额乃心之分野，肝阴虚内热及子，致心亦阴虚内热而逼津外溢。肝经交巅，阴虚内热，经络不畅则头顶痛。用协4（一贯煎）合协37（甘麦大枣汤）养肝肾肺心之阴，以阴中求阳。虽冷，但径助其阳者仅乌药而已。白术、川厚朴虽温，但旨在燥化湿邪。反用苦寒的栀子、性凉的地骨皮退虚热也。此说明冷者并非径补、但补其阳。用协21（玄麦甘桔茶加射干）是基于大肠与肺相表里，润肺以除大便之秘也。是以二诊即痛减，据其脉证加强祛邪之力，故三诊述痛除、头顶痛减，唯睾冷、潮湿、身潮热也，故守方续服。

二、从脾论治

健脾养肝除湿热

【病案】袁某，男，24岁。2014-05-23初诊。

阴囊潮湿2年，减轻半年。

患者2年前即阴囊潮湿，近半年减轻。咳嗽2天，痰少（2013年检查示：结核性胸膜炎）。或口干。大便不成形，尿毕现黏液。脉细，舌红，苔中白厚。证属脾虚阴亏，下焦邪阻。治宜健脾养阴，燥湿清热。方投协2+协4+杏仁10g，川厚朴10g，五味子10g，苦参10g，蛇床子10g，萆薢15g。7剂。

2014-06-07二诊。若跑步则阴囊潮湿。余证俱失。早起两肩不适，活动后则消失。脉细，舌红，苔中黄而厚。守上方，去五味子，加干姜6g，川黄连6g，羌活10g，葛根20g。7剂。

2014-06-25三诊。上证又减，昨小便毕现果冻状物，色白。脉舌同上。守上方，去协2、干姜、川厚朴；加协13+炙甘草7g。7剂。

解析：阴囊潮湿，结合大便不成形、尿毕现黏液、脉细、苔中白厚可知，此脾虚湿盛传病于下焦而成。脾不输津于上则或口干，反侮于肝，日久致肝肾阴虚。脾湿不生肺金，故近两天咳嗽。用协2（五苓散）加苦参、萆薢、蛇床子健脾除湿，清热散寒，杏仁、川厚朴、五味子宣肺敛咳。用协4（一贯煎）养肝肾之阴，以防脾湿侮之、传之。二诊述阴囊潮湿是有条件的，即跑步后，不跑步则不潮，结合苔中黄厚看，此说明湿已化热，跑步加剧其热，与湿合而下注则潮。故守方加川黄连、干姜以苦降辛开，除其热与湿。三诊述潮湿又减，且尿毕排出果冻状物，乃湿热外出之象也。是以乘胜追击，去川黄连、干姜，代之以甘草泻心汤，全歼其湿热。

三、从肾论治

阴冷并非尽温阳

【病案】杨某，男，25 岁。2011-07-19 初诊。

阴冷 5 年。

患者 5 年前即阴部发冷，性欲冷淡，下肢不温。19 岁时患前列腺炎，服前列腺舒乐颗粒，基本康复。但小便清长，偶有淋漓 6 年。畏寒肢冷，上大学后自服真武汤、五苓散，艾灸关元、气海、命门、肾俞等穴，有时好转。脉微数，舌边红，苔微黄。证属阴阳两虚，下焦湿热。治宜益气养阴，清利湿热。方投协 8+ 协 49（去制何首乌）+ 协 48+ 桂枝 3g，制附片 3g，菟丝子 15g，萆薢 10g，沙苑子 15g。7 剂。

2011-07-26 二诊。阴冷有所好转，余同上。脉舌同上。守上方，加佩兰 10g。7 剂。

2011-08-03 三诊。近几天气温下降，自觉尿频、尿清。白天阴冷基本消失，但夜晚依然。脉细，舌红，苔白略厚。守上方，制附片加至 8g，另加川厚朴 10g。7 剂。

2011-08-15 四诊。尿频略减。余同上。脉舌同上。守上方。7 剂。

2011-08-23 五诊。感觉尚好，但天阴则尿次略多。夜晚阴部发凉程度略减，近几天大便略干。脉略数，舌红，苔中白厚。守上方，加肉苁蓉 15g。7 剂。

解析：长达 5 年的前阴发冷且性欲冷淡、下肢不温、畏寒肢冷及小便清长，似属阳虚而寒，但自服真武汤、五苓散及艾灸后只是有所好转，此说明患者并非单纯阳虚，尚有阴虚而热，故脉微数、舌边红、苔微黄。即症状为阴、脉舌为阳。故必须以益气养阴且清利湿热为治。用协 8（肾气丸去桂枝、附子）加桂枝、制附片即肾气丸合协 48（缩泉丸）补益肾气乃至肾阳，协 49（去制何首乌）即二至丸加沙苑子、菟丝子滋养肝肾之阴，萆薢清热利湿。以扶正为主，兼顾祛邪。是以服药 28 剂，长达 5 年之痼疾即大为好转。故不能闻阴冷即一味温其阳，否则即生伤阴生热之弊。不可不防。

（陈国权　张　勇　温志歌　黄晓宇　陈　旭）

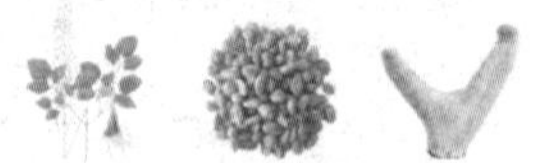

参考文献

［1］ 张志峰 . 陈国权运用《金匮》肾气丸治验举隅 [J]. 时珍国医国药，2014，25（1）：234.

［2］ 陈国权 . 立足肝木疗杂症三则 [J]. 中国临床医生，2004（11）：54.

附：陈国权协定处方（第3版）

协1 （《太平惠民和剂局方》逍遥散加赤芍）

当归12g　赤芍15g　白芍15g　柴胡8g　薄荷8g　茯苓15g　炙甘草8g　炒白术12g　生姜3片（10g）

协2 （《伤寒论》《金匮要略》五苓散）

泽泻24g　桂枝4g　茯苓10g　猪苓10g　炒白术10g

协3 （《伤寒论》《金匮要略》茵陈蒿汤）

茵陈30g　大黄10g　栀子10g

协4 （《柳州医话》一贯煎）

生地黄15g　当归10g　川楝子8g　北沙参10g　麦冬10g　枸杞子15g

协5 （《太平惠民和剂局方》参苓白术散去人参加太子参）

太子参10g　茯苓12g　炒白术10g　炒白扁豆10g　陈皮10g　山药15g　炙甘草6g　莲子肉10g　砂仁6g　薏苡仁20g　桔梗6g　大枣10枚（20g）　生姜3片（10g）

协6 （《太平惠民和剂局方》藿香正气散去半夏曲，加半夏、神曲）

藿香10g　大腹皮10g　紫苏梗8g　生甘草8g　桔梗8g　陈皮10g　茯苓15g　炒白术12g　川厚朴10g　法半夏10g　神曲15g　白芷8g　大枣10枚(20g)　生姜3片（10g）

协7 （《古今名医方论》香砂六君子丸去木香、人参、生姜、大枣，加制香附、党参）

制香附10g　砂仁8g　党参10g　炒白术12g　陈皮10g　法半夏10g　茯苓12g　炙甘草6g

协8 （《金匮要略》肾气丸去桂枝、附子，名“新六味地黄丸”）

生地黄24g　泽泻10g　茯苓10g　牡丹皮10g　山茱萸12g　山药12g

协9 （《金匮要略》温经汤去生姜、人参，加干姜、党参）

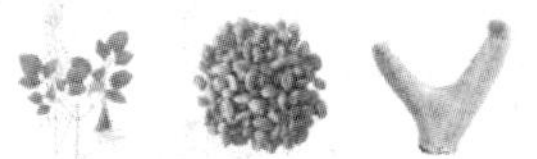

当归 12g　白芍 12g　桂枝 6g　吴茱萸 8g　川芎 6g　干姜 6g　法半夏 12g　牡丹皮 10g　麦冬 10g　党参 10g　炙甘草 8g　阿胶（另烊）15g

协 10　（《温病条辨》银翘散去牛蒡子）

金银花 15g　连翘 12g　薄荷 6g　荆芥 10g　淡豆豉 10g　竹叶 10g　甘草 10g　桔梗 10g　鲜芦根 30g ～ 60g（干品 10 ～ 20g）

协 11　（《丹溪心法》四妙丸）

苍术 10g　黄柏 10g　怀牛膝 10g　薏苡仁 20g

协 12　（《伤寒论》《金匮要略》乌梅丸去人参，加党参、广木香）

乌梅 40g　北细辛 6g　党参 10g　制附片 6g　桂枝 6g　蜀椒 8g　干姜 6g　川黄连 10g　黄柏 15g　当归 10g　广木香 15g

协 13　（《伤寒论》《金匮要略》半夏泻心汤去人参，加党参）

法半夏 10g　川黄连 8g　黄芩 12g　炙甘草 8g　干姜 6g　党参 10g　大枣 7 枚（14g）

协 14　（《温病条辨》三仁汤）

杏仁 12g　白蔻仁 6g　薏苡仁 20g　川厚朴 10g　法半夏 10g　通草 5g　滑石 20g　竹叶 10g

协 15　（《太平惠民和剂局方》四物汤）

熟地黄 10g　当归 10g　川芎 10g　白芍 10g

协 16　（《金匮要略》黄芪桂枝五物汤）

炙黄芪 10g　桂枝 10g　白芍 10g　大枣 12 枚（24g）　生姜 6 片（20g）

协 17　（《兰室秘藏》龙胆泻肝汤，其中栀子、黄芩系近代所加）

龙胆 8g　栀子 10g　黄芩 10g　柴胡 8g　生地黄 15g　车前子 10g　泽泻 12g　木通 10g　甘草 8g　当归 10g

协 18　（《太平惠民和剂局方》八正散）

木通 10g　车前草 10g　萹蓄 10g　煨大黄 8g　滑石 20g　炙甘草 8g　瞿麦 20g　栀子 10g　灯心草 3g

协 19　（《小儿药证直诀》导赤散）

生地黄 15g　木通 10g　甘草 8g　竹叶 10g

协 20　（《伤寒论》《金匮要略》小柴胡汤去人参，加党参）

柴胡 15g　法半夏 12g　党参 10g　甘草 6g　黄芩 8g　大枣 12 枚（24g）　生姜 3 片（10g）

协 21 （《简明中医辞典》玄麦甘桔茶加射干）

玄参 12g　麦冬 10g　甘草 8g　桔梗 10g　射干 10g

协 22 （《伤寒论》《金匮要略》桂枝汤）

桂枝 10g　白芍 10g　大枣 12 枚（24g）　炙甘草 6g　生姜 3 片（10g）

协 23 （《金匮要略》半夏厚朴汤）

法半夏 12g　川厚朴 10g　紫苏叶 6g　茯苓 15g　生姜 6 片（20g）

协 24 （《脾胃论》补中益气汤）

炙黄芪 20g　炒白术 12g　陈皮 10g　升麻 6g　柴胡 10g　党参 10g　炙甘草 8g　当归 12g

协 25 （《妇人良方》归脾汤去人参、茯苓，加党参、茯神）

党参 12g　炒白术 10g　炙黄芪 20g　当归 12g　炙甘草 8g　茯神 12g　炙远志 6g　炒酸枣仁 12g　广木香 10g　龙眼肉 12g　大枣 12 枚（24g）　生姜 6 片（20g）

协 26 （《伤寒论》《金匮要略》附方炙甘草汤去人参，加党参）

炙甘草 15g　桂枝 10g　大枣 10 枚（20g）　麦冬 10g　火麻仁 8g　党参 15g　阿胶（另烊）15g　生地黄 15g　生姜 6 片（20g）

协 27 （《伤寒论》当归四逆汤）

当归 12g　白芍 12g　桂枝 10g　北细辛 8g　大枣 10 枚（20g）　炙甘草 8g　通草 3g

协 28 （《金匮要略》桂枝芍药知母汤）

桂枝 10g　白芍 15g　知母 10g　炙麻黄 6g　防风 10g　制附片 6g　白术 20g　甘草 10g　生姜 3 片（10g）

协 29 （《金匮要略》乌头汤）

制川乌 10g　炙麻黄 8g　白芍 10g　炙甘草 10g　黄芪 20g（服药时每次加蜂蜜 20 ～ 30ml）

协 30 （《医门法律》清燥救肺汤去人参，加北沙参）

北沙参 12g　炙甘草 8g　炙枇杷叶 10g　生石膏 15g　杏仁 10g　阿胶（另烊）15g　麦冬 10g　炒胡麻仁 8g　桑叶 10g

协 31 （《古今图书集成医部全录》引《澹寮方》五皮散）

陈皮 10g　大腹皮 10g　生姜皮 6g　桑白皮 20g　赤茯苓皮 15g

协 32 （《景岳全书》玉女煎）

熟地黄 15g　生石膏 15g　知母 10g　怀牛膝 10g　麦冬 10g

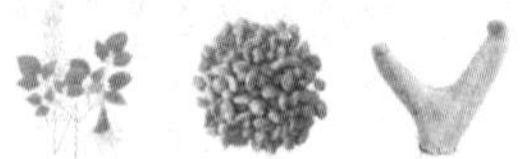

协 33 （《金匮要略》桂枝茯苓丸）

桂枝 10g　茯苓 10g　白芍 10g　牡丹皮 10g　桃仁 10g

协 34 （《备急千金要方》温胆汤加茯苓）

枳实 10g　竹茹 10g　陈皮 15g　法半夏 10g　茯苓 15g　甘草 6g　生姜 3 片（10g）

协 35 （《伤寒论》《金匮要略》吴茱萸汤去人参加党参）

吴茱萸 8g　党参 10g　大枣 10 枚（20g）　生姜 6 片（20g）

协 36 （《伤寒论》旋覆代赭汤去人参加党参）

旋覆花（布包）10g　代赭石 20g　党参 6g　法半夏 10g　炙甘草 10g　大枣 10 枚（20g）　生姜 6 片（20g）

协 37 （《金匮要略》甘麦大枣汤）

甘草 15g　浮小麦 50g　大枣 10 枚（20g）

协 38 （《金匮要略》百合地黄汤）

百合 15g　生地黄 15g

协 39 （《金匮要略》瓜蒌薤白半夏汤）

全瓜蒌 15g　薤白 10g　法半夏 10g　米醋或白酒少许

协 40 （《伤寒论》《金匮要略》苓桂术甘汤）

茯苓 15g　桂枝 10g　炒白术 12g　炙甘草 8g

协 41 （《伤寒论》真武汤加赤芍）

茯苓 20g　炒白术 12g　白芍 15g　赤芍 15g　制附片 10g　生姜 6 片（20g）

协 42 （《医学心悟》止嗽散。非风寒感冒初期则不加生姜）

桔梗 15g　荆芥 15g　百部 15g　白前 15g　紫菀 15g　陈皮 12g　甘草 6g　生姜 3 片（10g）

协 43 （《外科理例》荆防败毒散去人参加党参，《摄生众妙方》无人参）

荆芥 10g　防风 10g　羌活 10g　独活 10g　前胡 10g　柴胡 10g　桔梗 10g　枳壳 10g　茯苓 10g　川芎 10g　甘草 10g　党参 10g

协 44 （《金匮要略》猪苓汤）

猪苓 10g　茯苓 10g　泽泻 10g　滑石 10g　阿胶（另烊）10g

协 45 （《温病条辨》桑菊饮）

桑叶 15g　菊花 8g　桔梗 10g　连翘 8g　杏仁 10g　甘草 6g　薄荷 6g　芦根 10g（鲜品 20 ～ 40g）

协46 （《金匮要略》酸枣仁汤）

炒酸枣仁20g　川芎10g　知母10g　茯苓15g　炙甘草8g

协47 （《伤寒论》四逆散）

柴胡10g　枳实15g　白芍15g　炙甘草8g

协48 （《妇人良方》缩泉丸）

乌药8g　益智仁8g　山药20g　白酒少许

协49 （《医方集解》二至丸加制首乌）

女贞子20g　墨旱莲20g　制何首乌20g

协50 （《金匮要略》苓甘五味姜辛汤）

茯苓20g　炙甘草8g　五味子6g　干姜6g　北细辛6g

协51 （《太平惠民和剂局方》四君子汤去人参加党参）

党参10g　茯苓15g　白术10g　炙甘草8g

协52 （《韩氏医通》三子养亲汤）

紫苏子6g　白芥子6g　炒莱菔子10g

协53 （《金匮要略》甘姜苓术汤）

炙甘草10g　干姜6g　茯苓15g　白术10g

协54 （《太平惠民和剂局方》平胃散去生姜、大枣）

苍术10g　厚朴10g　陈皮10g　炙甘草8g

协55 （《金匮要略》葶苈大枣泻肺汤）

葶苈子10g　大枣15g

协56 （《金匮要略》当归贝母苦参丸）

当归10g　浙贝母10g　苦参10g

协57 （《金匮要略》当归芍药散）

当归15g　白芍30g　泽泻25g　川芎10g　茯苓15g　白术10g

协58 （《证治准绳》五子衍宗丸）

菟丝子20g　枸杞子20g　覆盆子15g　车前子10g　五味子8g

协59 （《金匮要略》赤豆当归散）

赤小豆15g　当归15g

协60 （《备急千金要方》独活寄生汤去人参加党参。若需引热下行则改用怀牛膝）

独活10g　桑寄生15g　杜仲15g　川牛膝10g　北细辛6g　秦艽10g　茯苓

15g　桂枝 10g　防风 10g　川芎 10g　党参 15g　甘草 10g　当归 10g　白芍 10g　生地黄 15g

协 61　（《备急千金要方》苇茎汤）

苇茎 30g（鲜品 60 ～ 100g）　桃仁 10g　薏苡仁 30g　冬瓜仁 10g

协 62　（《景岳全书》引《医录》方生脉散，其人参现常用西洋参）

西洋参 10g（阳虚改用红参）　麦冬 10g　五味子 10g

协 63　（《良方集腋》良附丸去香附子加制附片）

高良姜 10g　制附片 10g

协 64　（《金匮要略》芪芍桂酒汤）

黄芪 20g　白芍 20g　桂枝 10g　醋或米酒 20 ～ 30ml

协 65　（《伤寒论》《金匮要略》小承气汤）

大黄 10g　枳实 10g　川厚朴 10g

协 66　（《金匮要略》泽泻汤）

泽泻 30g　白术 15g

协 67　（《金匮要略》人参汤、《伤寒论》理中汤）

西洋参或红参 10g　白术 10g　干姜 6g　炙甘草 8g

协 68　（《伤寒论》麻杏甘石汤）

炙麻黄 6g　杏仁 10　炙甘草 8g　生石膏 20g

协 69　（《伤寒论》《金匮要略》小青龙汤）

炙麻黄 6g　桂枝 10g　北细辛 6g　干姜 6g　法半夏 10g　白芍 10g　炙甘草 6g　五味子 6g

协 70　（《伤寒论》芍药甘草汤）

白芍 20g　炙甘草 10g

协 71　（《金匮要略》麦冬汤去人参加党参）

麦冬 30g　法半夏 10g　党参 15g　甘草 8g　粳米 30g　大枣 12 枚（24g）

协 72　（《金匮要略》甘草麻黄汤）

炙甘草 12g　炙麻黄 6g

协 73　（《丹溪心法》左金丸）

川黄连 10g　吴茱萸 5g

协 74　（《温病条辨》青蒿鳖甲汤）

青蒿 10g　制鳖甲 25g　生地黄 20g　知母 10g　牡丹皮 15g

协75　（《外科发挥》仙方活命饮）

金银花20～40g　防风10g　白芷10g　当归10g　陈皮10～30g　甘草10g　赤芍10g　浙贝母10g　天花粉10～30g　制乳香10g　制没药10g　炮山甲6～10g　皂角刺10～20g　白酒少许

协76　（《太平惠民和剂局方》二陈汤去生姜、乌梅）

陈皮10g　法半夏10g　茯苓10g　炙甘草8g

协77　（刘完素《素问病机气宜保命集》金铃子散）

金铃子10g　延胡索10g

注：(1) 本书协定处方在《陈国权八法验案——经方临证要旨》（中国科技出版社，2018年5月出版）的基础上增加了2方，并对其疏漏进行了修补。

(2) 凡两方或两方以上合用者相同药物的分量务必叠加。

(3) 凡“甘草”“牡蛎”即“生甘草”“生牡蛎”，免添蛇足。

后　记

《金匮要略》以脏腑辨证为主，故首篇以“脏腑经络先后病……”冠其名。其余各篇除第七篇提及“肺”、第九篇提及“心”、第十八篇提及“肠”、第十一篇整体提及“五脏”外，余概以病名篇，不像以六经辨证为主的《伤寒论》——以“辨太阳病脉证并治”“辨厥阴病脉证并治”等为篇名。而言六经必离不开脏腑，如言太阳经必提膀胱或小肠，言厥阴必提肝或心包等。以卫气营血及三焦辨证为主的温病亦不能外此，因肺主气属卫、心主血属营等。两者均贯穿或连属了脏腑。故《金匮要略》未能以脏腑病作为篇名，似成为其不足。

但与仲景共同生活了约19年的王叔和，其在《脉经·卷六》首列“肝足厥阴经病证第一”，先总论肝气虚、肝气盛两大类病证之特点，再具体论及“病在肝……”“病发于肝……”，继论肝病之脉，再承上论证，如肝中风、肝中寒等，四论其刺灸，五又论其乃至于胆病之特征，最后论肝经循行及其所生病。对于与其相表里的胆腑之病，径论其证，同样无外乎虚实两端，故最后方有“却调其虚实以祛其邪”的点睛之笔。其余脏腑经络病证之论均准此。毫无疑问，这是将仲景所说的脏腑乃至经络辨证具体化了，这为后世理解其卷八、卷九所戴《伤寒杂病论》的杂病部分（即《金匮要略》）做了很好的铺垫，垂范于后世，可喜可贺！

中医学注重整体观念，认为人的生命活动主要以五脏为中心，六腑相配于五脏，气、血、精、津、液则是脏腑功能产生的物质基础，通过经络系统把五脏六腑、四肢百骸、皮肉筋脉、七窍二阴联系成一个有机的整体。脏与脏、脏与腑、腑与腑之间，在生理上相互依存、相互制约，在病理上相互影响、相互传变。中医理论要突破，脏腑相关研究是最有希望的切入点！脏腑相关理论的阐明将会极大地推动中医学及整个医学科学的发展，为现代生命科学开拓出一个新的研究领域。陈师临床治疗疾病往往在脏腑相关理论的指导下进行整体辨治，多法合用。《经方临证要旨：内科病证验案析》《陈国权八法验案：经方临证要旨》连同本书共三辑，共收入陈师临床验案750余个，全面归纳和总结了脏腑相关理论与临床研究成果。三辑

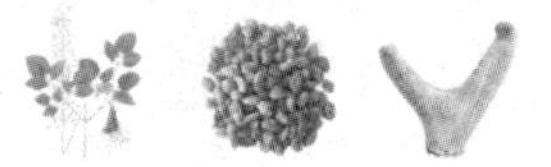

涵盖内科、皮外科（多在第二集）、妇科、五官科及男科，而其中儿科验案多达35个，涉及咳嗽、鼻衄、腹痛、发热、饮食异常、睡眠异常、梦游、过敏性紫癜、尿血、小便异常及关节积液等17个病证，其所以没有专门标示于书名中，是因为陈师认为儿科病的辨治方法与成人无大异，尽管小儿有脏腑娇嫩、形气未充，生机蓬勃、发育迅速的生理特点，但也有发病容易、变化迅速，脏气清灵、易趋康复的病理特点。故小儿处方用药与成人基本无异。但服用方法有异，即文前编著说明中所强调的，小儿每剂分3～15次，于1～5天内服完，且多数要面嘱“中病即止，不必尽剂”。

《经方临证要旨：内科病证验案析》《陈国权八法验案：经方临证要旨》连同本书是近年来脏腑研究的重要学术著作，内容丰富，既突出了理论指导实践的实用性，又反映了实践验证理论的科学性，具有很高的学术参考价值。

李云海